CHRISTIAN ZEHENTER

DER GROSSE GESUNDHEITS SELBSTCHECK

60 einfache und bewährte Selbsttests
Mit Strategien für ein gesundes Leben

humboldt

INHALT

VORWORT

Liebe Leserin, lieber Leser,

Hand aufs Herz: Kennen Sie Ihr wahres Stressniveau oder die Leistungsfähigkeit Ihrer Lunge, Leber, Nieren oder Muskeln? Wie steht es um Rücken, Magen, Herz, Schilddrüse und Gelenke oder die Versorgung mit lebenswichtigen Mineralstoffen und Vitaminen? Mit diesem Buch erhalten Sie eine umfassende und in dieser Form einmalige Möglichkeit, Ihre Gesundheit aktiv auf den Prüfstand zu stellen, Gewohnheiten zu hinterfragen und achtsamer mit sich umzugehen. Dabei geht es nicht um Fragen der Moral: Kein Zustand, kein Weg und keine Lebensweise ist richtig oder falsch. Wir sollten aber die Zeichen des Körpers und Geistes erkennen und auf dieser Grundlage unseren Kurs bestimmen – und auf Problemanzeigen reagieren, „bevor der Arzt kommt". Dieses Buch gibt Ihnen dazu nicht nur aussagekräftige Kriterien, sondern auch die jeweiligen Strategien für eine gesunde Lebensgestaltung mit auf den Weg.

Das Gute daran: Sie können direkt mit den Checks beginnen. Weder besonderes Zubehör noch Anleitungen oder Vorkenntnisse sind dazu erforderlich: Jeder Check startet mit Fragen, die nur eine Antwort zulassen, gefolgt von weiteren mit möglichen Mehrfachnennungen. Zählen Sie einfach die für Ihre Antworten angegebenen Punkte zusammen und erhalten Sie über die darauf folgende Auswertung Ihr Ergebnis mit entsprechenden Handlungsempfehlungen. Ein Infoteil fasst abschließend die wichtigsten Informationen zum jeweiligen Thema zusammen.

Manche Fragen, z. B. zu Körpergewicht, Stress, Alkohol- und Nikotinkonsum, werden Sie an mehreren Stellen im Buch finden. Denn es handelt sich um Schlüsselrisiken für viele Belastungen und Krankheiten. Sie werden aber auch testen, wie viele Liegestützen Sie schaffen oder wie schnell Sie Logikrätsel lösen können.

Dieses Buch liefert keine Diagnosen. Diese können nur Heilberufe, insbesondere Ärzte, im persönlichen Kontakt und nach ausführlicher Anamnese und Untersuchung stellen. Es konkurriert auch nicht mit internationalen Diagnoseskalen, obwohl es diese berücksichtigt. Stattdessen bietet es eine wichtige Orientierung in Sachen Gesundheit, Wohlbefinden und Lebensweise. Wer sich darauf einlässt, kann vieles über sich lernen, neu entdecken und mehr Selbstbestimmung, Achtsamkeit und Wohlbefinden erschließen. Seien Sie dazu bei Ihren Antworten schonungslos ehrlich: Wer ebenso ungeschönt wie verständnis- und humorvoll auf seine Situation blickt, kann sie am besten nach eigenem Wunsch gestalten und wandeln. Dieses Buch liefert dazu die passenden Instrumente.

Ihr

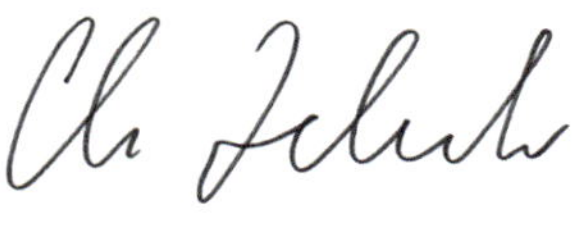

Christian Zehenter

ADHS

Die **A**ufmerksamkeits**d**efizit-**H**yperaktivitäts**s**törung ADHS wird häufig allein (Vor-)Schulkindern zugeschrieben. Doch auch rund 3 % der Erwachsenen zeigen das Vollbild der Krankheit, etwa jeder Fünfte mehrere Symptome. Vor allem Umwelt und Lebensgestaltung entscheiden, ob es sich dabei um ein Hemmnis oder wertvolles Potenzial handelt. Sind Sie hyperaktiv oder einfach nur kreativ?

Ihre Empfindungen äußern sich besonders intensiv, schlagen aber auch schnell um.
- O meistens 3
- O manchmal 1
- O selten bis nie 0

Sie können sich nicht länger als einige Minuten auf etwas konzentrieren, das Sie nicht besonders interessiert.
- O meistens 3
- O manchmal 1
- O selten bis nie 0

Sie verlieren beim Lesen oder Zuhören den Faden.
- O meistens 3
- O manchmal 1
- O selten bis nie 0

Sie fühlen sich innerlich unerfüllt und getrieben.
- O meistens 3
- O manchmal 1
- O selten bis nie 0

Sie sind schnell gelangweilt, können aber nur schwer Langeweile ertragen.
- O meistens 3
- O manchmal 1
- O selten bis nie 0

Sie geraten in Konflikte, weil Sie spontan Gedanken äußern, ohne die Konsequenzen zu bedenken.
- O häufig 3
- O manchmal 1
- O selten bis nie 0

Sie sind auch im Sitzen ständig in Bewegung (z. B. Fingertrommeln, Fußwippen, Aufstehen, mit Stiften spielen).
- O meistens 3
- O manchmal 1
- O selten bis nie 0

Sie neigen zu nervösen Zwängen wie Nägel- oder Hautabkauen, Kratzen, Nase- oder Ohrenbohren.
- O meistens 3
- O manchmal 1
- O selten bis nie 0

Ihre Gedanken stehen nicht still, auch wenn Sie dies wollen.
- O meistens 3
- O manchmal 1
- O selten bis nie 0

Kreuzen Sie Zutreffendes an (Mehrfachnennungen möglich):
Sie ...

- O finden sich nur schwer in neue Situationen ein. 1
- O denken laut Aussagen anderer überdurchschnittlich schnell. 1
- O führen zu Ende, was Sie begonnen haben. 1
- O übersehen oder überhören häufig etwas. 1
- O können sich nur schwer an Regeln halten. 1
- O unterbrechen andere häufig. 1
- O haben einen starken Rededrang. 1
- O können schnell und gut formulieren, argumentieren und schlussfolgern. 1
- O treffen Vereinbarungen, die Sie nicht einhalten können. 1
- O handeln voreilig, ohne über die Folgen nachzudenken. 1
- O driften mit Tagträumen oder Gedankenketten vom Geschehen weg. 1
- O suchen die Aufmerksamkeit anderer. 1
- O verspüren oft Rückzugswünsche. 1
- O fühlen sich oft müde oder erschöpft. 1
- O haben eine schwer lesbare Handschrift. 1
- O laufen meistens hochtourig, auch in Pausen. 1
- O brauchen feste Abläufe und Strukturen. 1

Sie sind (0 = selten/kaum, 1 = häufig/ ausgeprägt,
2 = meistens/sehr ausgeprägt, Mehrfachnennungen möglich) ...

__ sprunghaft
__ leicht ablenkbar
__ unsicher
__ ängstlich
__ nervös
__ jähzornig
__ verträumt
__ vergesslich
__ ungeduldig
__ chaotisch
__ sexuell sehr aktiv
__ unangepasst
__ technisch oder künstlerisch begabt
__ kreativ
__ ein Mann (2 Punkte)

Um sich wohlzufühlen brauchen Sie (0 = selten bis nie, 1 = häufig, 2 = täglich, Mehrfachnennungen möglich) ...

__ intensive körperliche Bewegung
__ Alkohol
__ Tabak

__ Kaffee
__ Cola
__ Schokolade
__ Schwarztee/grünen Tee
__ Schlafmittel
__ Aufputsch- oder Beruhigungsmittel
__ Angstlöser

Sie ... (0 = selten, 1 = häufig, 2 = meistens, Mehrfachnennungen möglich):
__ verlieren oder verlegen oft Dinge, was Sie dann wütend macht.
__ verursachen durch hektische Aktionen Alltagsunfälle (z. B. Schürfungen, Prellungen, zerbrochene Gegenstände).
__ gehen und fahren schnell.
__ sind lärm- oder lichtempfindlich.
__ wollen nichts verpassen.
__ leiden unter Kopf- oder Magenschmerzen.
__ handeln eher intuitiv als strategisch.
__ haben eine Fülle neuer Pläne und Interessen.
__ wechseln bei Ihren Ausführungen oft die Ebenen und Themen.
__ verdrängen vieles.
__ verzetteln sich in Details.
__ haben ein ausgezeichnetes Vorstellungsvermögen.
__ irritieren oder verärgern andere, ohne es zu merken.

Folgende gegensätzliche Tendenzen treten bei Ihnen besonders intensiv sowie häufig wechselnd oder gleichzeitig auf (0 = selten/kaum, 1 = häufig/ausgeprägt, 2 = meistens/sehr ausgeprägt, Mehrfachnennungen möglich):
__ Optimismus und Pessimismus
__ Spontanität und Planung
__ Perfektionismus und Toleranz
__ Rebellion und Anpassung
__ Offenheit und Rückzug
__ Ordnungsliebe und Anarchie
__ Nachsicht und Rachegedanken
__ Idealismus und Frustration
__ Mitgefühl und Distanzierung
__ Friedfertigkeit und Konfliktbereitschaft
__ Selbstzweifel und -überzeugung
__ Vorsicht und Leichtsinn

Auswertung

0–15 Punkte: Sie tragen Ihren Ruhepol in sich. Ihre Empfindungen entspringen einer starken Persönlichkeit und geraten nicht so schnell aus dem Gleichgewicht. Daher sind Sie in jeder Gemeinschaft ein wertvoller Quell der Kontinuität, behalten auch in schwierigen Situationen den Überblick und tragen eine sehr geringe Wahrscheinlichkeit für eine ADHS-Symptomatik. Achten Sie auf der anderen Seite darauf, ausreichend Dynamik, Kreativität und Abwechslung in Ihrem Alltag zuzulassen.

X **16–30 Punkte:** Sie befinden sich im idealen Gleichgewicht zwischen dynamischen und stabilisierenden Tendenzen. So können Sie kreatives Gestalten mit der nötigen Distanz zum Geschehen und Entspannung kombinieren.

31–45 Punkte: Ihre innere und äußere Aktivität macht Sie zu einem kreativen, engagierten und interessanten Menschen. Gleichzeitig kann diese Dynamik Ihre Mitmenschen und Sie selbst überfordern oder ermüden. Suchen oder schaffen Sie daher immer wieder bewusst Ruhepunkte, die Gelegenheit zum Verschnaufen bieten.

46–65 Punkte: Ihre Gedanken und Empfindungen sind immer in Bewegung, und dies mit besonderer Tiefe und Dynamik. Andere können von Ihnen lernen und profitieren. Damit verbunden ist allerdings auch eine innere Anspannung, die Sie immer wieder abbauen sollten. Achten Sie gezielt auf Ruhephasen und Entspannung, damit Sie wieder neue Kräfte für Ihre aktiven Phasen schöpfen können.

66–90 Punkte: Sie sind überdurchschnittlich kreativ, dynamisch und innerlich immer unterwegs. Wenn Sie von etwas fasziniert sind, widmen Sie sich ihm mit Hingabe und Leidenschaft. Anderes entgeht Ihnen allerdings, darunter häufig auch die Bedürfnisse anderer Menschen. Auch können Sie selbst kaum noch mit Ihrem eigenen Tempo mithalten und stehen unter einer hohen inneren Anspannung, die Sie und Ihre Mitmenschen nur selten zur Ruhe kommen lässt. Schaffen Sie daher bewusst und konsequent Räume für Achtsamkeit, Zuhören, Besinnung und Langsamkeit.

über 90 Punkte: Sie zeigen viele typische ADHS-Symptome, sind wahlweise auf der Flucht oder Jagd, und dies ständig und am Limit Ihrer Kräfte. Sie sprühen vor Ideen, Empfindungen und Engagiertheit, tun dies allerdings hochtourig und im ständigen Bemühen um Erfüllung und Ausgleich. Begeisterung stellt sich ebenso schnell ein wie Frustration. Andere sind von Ihrer Tiefe, Spezialisierung und Bewegtheit fasziniert, jedoch auch irritiert durch Ihre fixierte Aufmerksamkeit für einzelne Gedanken oder Vorhaben, Ihre Nervosität, Grundspannung, Sprunghaftigkeit und Getriebenheit. Dies führt nicht selten zu Missverständnissen, weil Sie für introvertiert, acht- oder rücksichtslos gehalten werden, tatsächlich aber in einer Art Tunnelblick nur bestimmte Vorgänge wahrnehmen oder andere Menschen in Ihrem Tempo unwillentlich allein lassen. Gedanken, Empfindungen, Problemlösungen und Bewegungen laufen bei Ihnen beschleunigt ab. Schalten Sie daher wann immer möglich einen oder zwei Gänge zurück und nehmen Sie sich bewusst Zeit für die Dinge und Bedürfnisse (auch anderer), die Sie nur im Schritttempo wahrnehmen und würdigen können. Zu den bewährten Entschleunigungsstrategien zählen Entspannung (z. B. Meditation, Tai Chi, Autogenes Training, Progressive Muskelentspannung), regelmäßiger Ausdauersport, Naturerleben, Gärtnern, Haustiere und künstlerische Tätigkeiten wie Musik, Singen, Malen oder Schnitzen. Gehen Sie bewusst mit der ADHS-Symptomatik um und sprechen Sie auch mit nahestehenden Menschen darüber, um Missverständnisse zu vermeiden. Entscheidend ist auch, ob und wie Sie Ihre hohe Geschwindigkeit und Spezialisierung nutzen, z. B. im technischen, künstlerischen oder handwerklichen Bereich.

ADHS – hyperaktiv oder nur spontan?

Seit 1978 wird ADHS im internationalen Diagnoseschlüssel ICD gelistet, allerdings erst seit 1987 in der heutigen Definition. Die Störung wurde bis vor wenigen Jahren fast ausschließlich Kindern zugeordnet: Rund 5 % – darunter rund 80 % Jungen – leiden darunter. Doch auch etwa 3 % der Erwachsenen haben ADHS. Das Syndrom ist überwiegend organisch bedingt: Unter anderem scheint der Nervenbotenstoff Dopamin, der auch als Belohnungshormon bezeichnet wird, bei Betroffenen nicht ausreichend übertragen zu werden. Als wichtige Symptome werden beschrieben:

- reduzierte Aufnahmefähigkeit, Konzentrationsschwäche
- leichte Ablenkbarkeit
- Vergesslichkeit
- starke Impulsivität, z. B. Wutausbrüche
- erhöhte Aktivität, Nervosität
- Angst, Depression, Aggressivität
- intensive, häufig wechselnde Empfindungen
- Regelverstöße
- erhöhte Suchtneigung
- bei Kindern außerdem: verzögertes Lernen, Schreien, motorische Schwierigkeiten (z. B. Besteckbenutzung), Stören im Unterricht, Lese-Rechtschreib-Schwäche

Zunehmend zeigt sich, dass ADHS nicht als Krankheit, sondern als Reaktion auf Anpassungszwang zu verstehen ist: Während der Zwang zu stundenlangem Sitzen, Wohlverhalten und Zuhören die Symptomatik hervorruft oder steigert, verschwindet sie häufig bei handwerklichen, technischen, kreativen oder sportlichen Aktivitäten.

Jungen als Problemkinder?

Bei Kindern lässt sich die Störung häufig bereits damit ausgleichen, dass der Sitzzwang in Kindergarten, Schule und Wohnräumen aufgehoben und häufige Bewegung eingebaut wird. Bis heute setzen die meisten Bildungs- und Betreuungseinrichtungen Lernen mit Anpassung gleich. Löst ein Schüler eine Rechenaufgabe richtig, aber auf seine eigene Art, wird sie als ganz oder teilweise falsch gewertet. Erfüllt er alle Lernziele, passt sich aber in Sachen Stillsitzen, Heftführung und Mitarbeit nicht den Vorschriften der Lehrerin an, wird er abgewertet. Häufig können ADHS-Kinder jedoch gerade aufgrund ihrer Engagiertheit, Intelligenz und Neugier nicht den langatmigen Theorieeinheiten folgen oder sich Inhalte merken, deren Sinn sie nicht erkennen.

In den meisten Fällen müssen bei ADHS daher nicht die Betroffenen, sondern deren Umwelt und Alltagsumstände behandelt werden. In nur einem Teil der Fälle kommt eine Verhaltenstherapie oder die umstrittene medikamentöse Behandlung (bei Kindern z. B. Methylphenidat = Ritalin) in Betracht, weil sich chaotische und für die Umwelt und soziale Entwicklung unverantwortbare Umstände einstellen. Doch ADHS stellt nicht per se eine Krankheit dar: Die meisten Betroffenen sind zwar für ruhe- oder sicherheitsliebende Menschen anstrengend, häufig aber auch überdurchschnittlich intelligent, begeisterungsfähig, kreativ und – sofern sie von etwas fasziniert sind – sogar besonders leistungsfähig und konzentriert.

Angststörungen

Händezittern, weiche Knie, schneller Atem und Puls, Schwitzen, fehlende Worte und Logik: Ob in der mündlichen Prüfung, bei einem Unfall oder körperlicher Bedrohung – jeder von uns hat schon einmal eine Angstreaktion erlebt. Sie ist ein lebenswichtiger Ratgeber, auf den wir hören sollten. Doch wenn sie sich verselbstständigt, macht sie krank. Jeder Sechste in Deutschland leidet unter Angststörungen, die sein Leben in Mitleidenschaft ziehen. Wer sich ihrer bewusst wird, kann ihnen wirksam begegnen. Wie steht es mit Ihnen?

Fühlen Sie sich in Ihren verschiedenen Lebensbereichen überwiegend gut unterstützt und aufgehoben?
- ☐ ja 0
- ☐ nein 2

Freuen Sie sich auf den nächsten Tag?
- ☐ ja 0
- ☐ nein 2

Sind Sie von finanziellen Problemen betroffen oder bedroht?
- ☐ ja 2
- ☐ nein 0

Fassen Sie leicht Vertrauen in Menschen und Situationen?
- ☐ ja 0
- ☐ nein 2

Können Sie für 30 Sekunden die Augen schließen?
- ☐ ja, problemlos 0
- ☐ eher nicht 2

Sind Sie oft ausgelassen und lachen gerne?
- ☐ ja 0
- ☐ nein 2

Denken Sie häufig über Krankheit oder Tod nach?

- ☐ ja 2
- ☐ nein 0

Nehmen Sie wöchentlich oder häufiger psychoaktive Medikamente wie Antidepressiva oder Beruhigungsmittel ein?

- ☐ ja 4
- ☐ nein 0

Leben Sie in einer stabilen Lebensgemeinschaft?

- ☐ ja 0
- ☐ nein 2

Fühlen Sie sich von Ihren täglichen Aufgaben über- oder unterfordert?

- ☐ ja 4
- ☐ nein 0

Waren Sie in den letzten Jahren starken seelischen Belastungen ausgesetzt (z. B. durch private oder berufliche Probleme)?

- ☐ ja 2
- ☐ nein 0

Fliegen Sie gerne mit dem Flugzeug?

- ☐ ja 0
- ☐ nein 2

Freuen Sie sich auf Veränderungen und Neues?

- ☐ ja 0
- ☐ nein 2

Reden und kommunizieren Sie gerne?

- ☐ ja 0
- ☐ nein 2

Wie reagieren Sie auf Kritik oder Misserfolge?

- ☐ frustriert oder aggressiv 2
- ☐ eher konstruktiv, versöhnlich 0

Haben Sie als Kind Anerkennung und Geborgenheit erfahren?

- ☐ ja, ausreichend 0
- ☐ nein, nicht ausreichend 4

Ergreifen Sie gerne die Initiative?

- ☐ ja 0
- ☐ nein 4

Fühlen Sie sich in Gesellschaft wohl?

- ☐ ja 0
- ☐ eher nicht 2

Empfinden Sie Dankbarkeit und Sinnhaftigkeit für Ihr Leben?

- ☐ ja 0
- ☐ eher nicht 2

Ist es Ihnen wichtig, alles richtig zu machen?

- ☐ ja, unbedingt 2
- ☐ wenn möglich 0

Denken Sie täglich über Ängste nach?

- ☐ ja 2
- ☐ nein 0

Haben Sie Ihr Leben geändert, um angstauslösende Situationen (z. B. im Mittelpunkt stehen) zu vermeiden?

- ☐ ja 2
- ☐ nein 0

Unter welchen der folgenden Symptome leiden Sie regelmäßig (Mehrfachnennungen möglich)?

- ☐ Rastlosigkeit, Nervosität oder Reizbarkeit 1
- ☐ Rücken-, Kopf-, Muskel- oder Gelenkschmerzen 1
- ☐ Über- oder Untergewicht 1
- ☐ Schreckhaftigkeit (z. B. bei Geräuschen) 1
- ☐ Herzklopfen oder Herzjagen 1
- ☐ Übelkeit oder Magen-/Darmreizungen 1
- ☐ Wut, Hassgefühle 1
- ☐ Schwitzattacken oder Kälteschauer 1
- ☐ Grübeln, Sorgen 1
- ☐ Händezittern, trockener Mund 1
- ☐ Atemnot 1
- ☐ Kraftlosigkeit, Müdigkeit oder Erschöpfung 1
- ☐ Ein- oder Durchschlafstörungen 1
- ☐ Engegefühl in der Brust 1
- ☐ Harn- oder Stuhldrang 1
- ☐ Selbstmordgedanken 1
- ☐ Schwindel, Benommenheit oder Neben-sich-Stehen 1
- ☐ Niedergeschlagenheit, Depression 1

Welche Gedanken verursachen bei Ihnen regelmäßig eine Angstreaktion (Mehrfachnennungen möglich)?

- ☐ Herd vergessen 1
- ☐ krank werden, sterben 1
- ☐ Gewalt, Überfall 1
- ☐ verlassen werden 1
- ☐ bewusstlos werden 1
- ☐ ersticken 1
- ☐ Blamage, bloßgestellt werden 1
- ☐ Herzanfall 1
- ☐ Krieg, Naturkatastrophen 1
- ☐ Kontrollverlust 1
- ☐ verrückt werden 1

Welche Dinge oder Situationen rufen bei Ihnen regelmäßig Angstreaktionen hervor (Mehrfachnennungen möglich)?

- ☐ Verlassen der Wohnung 1
- ☐ Alleinsein 1
- ☐ Menschenmengen, öffentliche Verkehrsmittel, Kaufhaus 1
- ☐ enge Räume, Fahrstühle 1
- ☐ Dunkelheit 1
- ☐ Essen und Trinken in Gesellschaft 1

- ☐ berührt werden 1
- ☐ Nacktsein in Gegenwart anderer 1
- ☐ Spritzen, Zahnarzt 1
- ☐ Spinnen, Insekten 1
- ☐ sonstige Tiere (z. B. Hunde, Mäuse, Vögel, Katzen) 1
- ☐ Hygienemängel (z. B. Essen, Toiletten, Hände) 1
- ☐ Höhen 1
- ☐ Fliegen mit dem Flugzeug 1
- ☐ Veränderungen 1
- ☐ Ablehnung, Kritik 1
- ☐ im Mittelpunkt stehen, vor anderen sprechen 1
- ☐ Partys, Treffen, Tagungen 1
- ☐ beobachtet werden 1
- ☐ Innehalten, Loslassen 1
- ☐ Respektspersonen (z. B. Chef, Vermieter, Eltern, Arzt) 1

Auswertung

51–100 Punkte: Sie leiden möglicherweise unter einer Angststörung, die Ihren Alltag stark beeinträchtigt. Auch wenn Ihr Leben subjektiv funktioniert, sollten Sie es dringend seelisch entschleunigen. Denn es stecken große Anspannung, Abwehr und Getriebenheit darin, die Sie darin hindern, zu gestalten und sich auf Beziehungen oder Aufgaben einzulassen. Daher sind Sie mehr Reagierender als Agierender und unterschätzen damit bei Weitem Ihre Möglichkeiten. Eine Psychotherapie wäre in Ihrem Fall ein wichtiger Schritt zur Besserung, denn mit ihrer Hilfe können Sie die zahlreichen Bedrohungs- und Verhaltensmodelle, die Sie über Jahre im Kopf entwickelt haben, durch ein zunehmend versöhnliches, kreatives Miteinander ersetzen. Bei entsprechender Diagnose werden die Therapiekosten für Verhaltenstherapie, analytische Psychotherapie oder tiefenpsychologisch fundierte Psychotherapie eines psychologischen oder ärztlichen Psychotherapeuten von den gesetzlichen Krankenkassen übernommen.

Auch von starken Angstattacken haben Sie in aller Regel nichts zu befürchten. Versuchen Sie nicht, durch Vermeidungsstrategien (z. B. Rückzug) davor zu fliehen, sondern stellen Sie sich und gehen Sie durch sie hindurch. Ziel ist weniger, Ängste loszuwerden, sondern vielmehr, richtig mit ihnen umzugehen. Gleichzeitig sollten Sie mit Ihrer Lebensführung möglichst viel für Ihre innere Stabilität tun. Regelmäßiger Sport oder intensive mehrstündige Bewegung (3 x pro Woche) fördern diese ebenso wie ein regelmäßiger Lebensrhythmus, ausreichender Schlaf (mindestens sechs, maximal neun Stunden), Suchtmittelverzicht, Arbeit an stabilen Beziehungen und tägliche Meditation (je zehn Minuten nach dem Aufstehen und vor dem Schlafengehen).

Als mild beruhigendes Mittel gegen leichte bis mittlere Angststörungen dient ein Tee aus fünf Kräutern: Passionsblumen- und Johanniskraut, Baldrianwurzel (Stinkwurz), Melissenblätter und Hopfenzapfen (getrocknet aus der Apotheke): 2 gehäufte TL dieser Mischung mit ¼ l kochendem Wasser übergießen, nach zehn Minuten abseihen, 2–3 x täglich über vier bis sechs Wochen.

X **21–50 Punkte:** Angst, Abwehr und Anspannung hindern Sie immer wieder daran, zu vertrauen, sich zu öffnen, loszulassen und Ihr Leben zu gestalten. Dies macht sich auch in Beziehungen und beim Erledigen von Aufgaben bemerkbar, bei denen Sie sich nur selten wirklich locker machen können. Geben Sie sich daher immer wieder einen Impuls, stärker zu vertrauen und zuzulassen. Spielen Ängste vor besonderen Dingen oder Situationen eine Rolle oder wird Ihr Leben durch die Angst stark beeinträchtigt, bietet sich eine Psychotherapie, insbesondere eine Verhaltenstherapie an, in der Sie das Schlüssel-Schloss-Prinzip der Angst verlernen können. Wie grundsätzlich bei emotionalem Ungleichgewicht gelten die Grundregeln stabilisierender Lebensführung: Sport oder intensive Bewegung, Arbeit an stabilen Beziehungen, regelmäßiger Lebensrhythmus, Verzicht auf täglichen Suchtmittelkonsum (z. B. Alkohol, Tabak, Tabletten, Süßes), ausreichend Schlaf (sechs bis neun Stunden) und Meditation bzw. Entspannungsverfahren wie Progressive Muskelentspannung, Yoga oder Autogenes Training. Ein wichtiger Schlüssel ist auch, von einer wachsenden inneren Mitte der Überzeugung, Gelassenheit und Persönlichkeit zunehmend neugieriger nach außen zu blicken, statt um das eigene Auf und Ab zu kreisen. Man geht davon aus, dass etwa 90 % unseres erlebten Lebens vorgestellt sind. Erwartungen bestätigen sich also meist selbst, so auch die Angst. Durchbrechen Sie diesen Regelkreis mit Optimismus!

0–20 Punkte: Durch eine relativ entspannte Sicht der Dinge sind Sie in der Lage, sich zu öffnen und Situationen wie Menschen unvoreingenommen zu begegnen. Sie sind neugierig und können auch einmal innehalten oder ankommen. Dies befähigt Sie, aktive Beziehungen zu führen, Ihr Leben in einem hohen Maß zu gestalten, Neues auszuprobieren und immer wieder die Initiative zu ergreifen. Achten Sie trotzdem noch einmal auf die positiv beantworteten Fragen: Wenn darunter Punkte sind, die Ihren Alltag beeinträchtigen, finden Sie in den beiden vorhergehenden Auswertungen wirksame Mittel, um ihnen zu begegnen.

Angststörungen: Unterteilung und Beispiele

Von einer **Angststörung** spricht man, wenn die Angst nicht der tatsächlichen Bedrohung entspricht und mit besonders ausgeprägten Symptomen auftritt. Meist entwickelt sich später eine „Angst vor der Angst“. Angststörungen treten häufig gemeinsam mit Depressionen auf, sodass auch immer eine Depressionstherapie zu überlegen ist. Zu den wichtigsten Ursachen von Angststörungen zählen:

- fehlende Geborgenheit und damit fehlende sichere, vertrauensvolle Bindung(en) in der Kindheit
- Mangel hemmender/moderierender Neurotransmitter im Gehirn wie Serotonin, GABA oder Glycin
- Hormonüberschuss, z. B. Adrenalin, Cortisol, Thyroxin
- traumatische Erlebnisse wie Gewalt, Unfall oder Hilflosigkeit

Eine **Panikstörung** übt enormen Leidensdruck aus, denn die Symptome können sich bis zur Todesangst steigern und unvorhersehbar auftreten. Kleine Reize wie Geräusche, alltägliche Aufgaben, Gedanken oder Kontakte können als Auslöser ausreichen, damit eine nur schwer zu beeinflussende Angstreaktion abläuft, meist begleitet von stark beschleunigter Atmung (Hyperventilation – hierdurch häufig krampfartige Symptome und Zittern), erhöhtem Puls, häufig auch Angst vor Ersticken, Verrücktwerden, Erkranken oder Sterben. Die starke Beeinträchtigung von Aufgaben und Beziehungen machen eine entschiedene Therapie nötig, vorübergehend (!) evtl. auch beruhigende Medikamente. Bei Hyperventilation dreimal pro Minute in eine kleine Plastiktüte atmen.

Bei der **generalisierten Angststörung** besteht eine grundsätzliche Verunsicherung und Getriebenheit, die nahezu alle Lebensbereiche betrifft. Als Beifahrer, Flugpassagiere, im Betrieb oder bei Familientreffen setzen Betroffene sich selbst und ihre Umwelt meist massiv unter Druck. Neben allgemeinen Maßnahmen der Lebens- und Psychohygiene wie z. B. Sport und Entspannung wird hier insbesondere psychotherapeutisch versucht, einerseits analytisch die Quellen der Angst (z. B. fehlende Geborgenheit oder Traumata als Kind) zu ermitteln und zu verarbeiten, andererseits verhaltenstherapeutisch die sich immer wieder abspielenden Muster durch bewusstes Verhalten abzulösen.

Phobien beziehen sich auf eine bestimmte Sache oder Situation. Sie sind in der Regel erlernt, meist von den Eltern (z. B. Schreien beim Anblick von Spinnen), mitunter aber auch durch eigene negative Erlebnisse, z. B. einen Unfall oder eine erlebte Angstreaktion wie beim Fliegen. Besonders wenn sie das Leben beeinträchtigen, bietet sich eine Verhaltenstherapie an. In den meisten Fällen kann damit die mitunter panische Angst vor Spinnen, Flugzeugen, Spritzen, Menschenmengen oder Aufzügen durch schrittweises Heranführen an die Situation gelöst werden.

Fast jeder kennt von Treffen, Prüfungen oder Präsentationen die Angst, im Zentrum der Aufmerksamkeit zu stehen und von anderen (ab)gewertet zu werden. Wenn diese jedoch das Leben dominiert und verändert – z. B. durch meiden sozialer Kontakte oder beruflicher Chancen –, spricht man von **sozialer Phobie.** Sie lässt sich ebenfalls mittels Verhaltenstherapie gut behandeln.

√ Alkoholkonsum

Im Durchschnitt trinkt jeder Deutsche ab 15 Jahren pro Jahr eine Badewanne voller alkoholischer Getränke, umgerechnet über 10 l reinen Alkohol. Dies umfasst die Spanne vom kompletten Abstinenzler bis zum Konsumenten einer Flasche Schnaps am Tag. Die meisten Menschen bewegen sich dazwischen. Doch wie viel Alkohol ist noch gesund und ab wann wird es gefährlich?

Wie oft trinken Sie monatlich Alkohol?

- ☐ 1 x oder seltener 0
- ☐ 2–4 x 1
- ☐ 5–15 x 2
- ☐ 4–6 x pro Woche 3
- ☐ öfter 4

Wenn Sie Alkohol trinken: Wie viele alkoholische Getränke trinken Sie normalerweise (entsprechend 0,5 l Bier, ¼ l Wein oder drei Gläsern Schnaps)?

- ☐ 1–2 0
- ☐ 3–5 2
- ☐ mehr als 5 3

Wie oft trinken Sie monatlich mehr als fünf alkoholische Getränke an einem Tag?

- ☐ 1 x oder seltener 0
- ☐ 2–4 x 2
- ☐ 5–10 x 3
- ☐ öfter 4

Spüren Sie nach dem ersten Glas ein großes Verlangen, weiterzutrinken?

- ☐ nein 0
- ☐ teilweise 1
- ☐ ja 2

Haben Sie schon Termine oder Aufgaben versäumt, weil Sie alkoholisiert waren?

- ☐ häufig 2
- ☐ selten 1
- ☐ nie 0

Trinken Sie heimlich oder unauffällig Alkohol?

- ☐ nein 0
- ☐ selten 1
- ☐ häufig 2

Haben Sie in den letzten drei Jahren unter Alkoholeinfluss Dinge getan, die Sie danach bereut haben?

- ☐ nein 0
- ☐ ja, einmal 1
- ☐ ja, mehrmals 2

Trinken Sie während der Arbeit bzw. täglichen Aufgaben Alkohol?

- ☐ nein 0
- ☐ selten 1
- ☐ regelmäßig 2

Gibt es in den letzten fünf Jahren Momente, an die Sie sich wegen eines Alkoholrausches nicht erinnern können?

- ☐ nein 0
- ☐ ja, einen 1
- ☐ ja, mehrere 2

Scheuen Sie sich vor einer Operation, weil Sie dann über Tage keinen Alkohol trinken können?

- ☐ nein 0
- ☐ ein wenig 1
- ☐ ja 2

Wie viele alkoholische Getränke trinken Sie im Durchschnitt in einer Woche?

- ☐ 0–7 0
- ☐ 8–14 1
- ☐ 15–30 2
- ☐ mehr als 30 3

Fühlen Sie sich unausgefüllt, wenn Sie keine Beschäftigung bzw. Ablenkung haben?

- ☐ nein 0
- ☐ ein wenig 1
- ☐ ja 2

Wie wurde in Ihrer Herkunftsfamilie Alkohol getrunken?

- ☐ gelegentlich bis nie 0
- ☐ täglich in Maßen 1
- ☐ großzügig 2

Welche Aussagen treffen für Sie zu (Mehrfachnennungen möglich)? Alkohol ...

- ☐ steigert die Leistung 1
- ☐ entspannt 1
- ☐ macht selbstsicher 1
- ☐ nimmt Ärger und Schmerz 1
- ☐ verbindet 1
- ☐ baut Hemmungen ab 1
- ☐ nimmt Ängste 1
- ☐ bringt gute Laune 1
- ☐ gehört zum Tag dazu 1
- ☐ ist mehrmals am Tag Gegenstand Ihrer Gedanken 1
- ☐ wirkt weniger angenehm als früher 1
- ☐ macht Ihnen manchmal Gewissensbisse 1

Wegen des Trinkens von Alkohol widerfuhr/en Ihnen bereits (Mehrfachnennungen möglich) ...

- ☐ Trennung 1
- ☐ Beziehungskrise 1
- ☐ Schwierigkeiten am Arbeitsplatz 1
- ☐ Jobverlust 1
- ☐ Einsamkeit 1
- ☐ Konflikte mit dem Gesetz 1
- ☐ ein oder mehrere Unfälle 1
- ☐ tätliche Konflikte 1
- ☐ Übergriffe (z. B. Raub) 1
- ☐ Führerscheinverlust 1
- ☐ Konflikte mit Freunden oder Verwandten 1

Alkohol: Sie trinken (Mehrfachnennungen möglich) ...

- ☐ auch dann, wenn Sie es nicht wollen 1
- ☐ sich vor einer Feier zu Hause in Stimmung 1
- ☐ die ersten Gläser sehr zügig 1
- ☐ anders als andere 1
- ☐ mehr als früher 1
- ☐ auch bei Einnahme von Medikamente, die dies ausschließen 1
- ☐ regelmäßig vor dem Mittagessen 1

Sie (Mehrfachnennungen möglich) ...

- ☐ haben sich schon mehrmals erfolglos vorgenommen, das regelmäßige Trinken zu beenden, zu unterbrechen oder zu reduzieren 1
- ☐ haben Freunde, die viel trinken 1
- ☐ wurden schon auf Ihr Trinkverhalten angesprochen 1
- ☐ sind gereizt, wenn Sie abends nicht trinken können 1
- ☐ können ohne Alkohol nicht ein- oder durchschlafen 1
- ☐ nehmen täglich Medikamente ein 1
- ☐ fühlen sich selten zufrieden 1
- ☐ achten bei alkoholischen Getränken nicht sonderlich auf die Sorte 1
- ☐ können einen Abend ohne Alkohol nicht genießen 1
- ☐ fahren manchmal Auto, auch wenn Sie dafür zu viel getrunken haben 1
- ☐ haben immer Alkohol im Haus 1

Welche Symptome sind nach jahrelangem regelmäßigem Alkoholkonsum bereits wiederholt oder dauernd aufgetreten (Mehrfachnennungen möglich)?

- ☐ Morgenübelkeit 1
- ☐ Druckschmerz im rechten Oberbauch 1
- ☐ Magenschmerzen 1
- ☐ Zwölffingerdarmgeschwür 1
- ☐ Sodbrennen 1
- ☐ Magenentzündung 1
- ☐ Magengeschwür 1
- ☐ Übergewicht 1
- ☐ häufige Erkältungen 1
- ☐ schlechte Wundheilung 1
- ☐ Entzündungen 1
- ☐ Konzentrationsstörungen 1
- ☐ Schlafstörungen 1
- ☐ Müdigkeit trotz ausreichendem Schlaf 1
- ☐ Leistungsstörungen 1
- ☐ Interessenverlust 1
- ☐ Lebererkrankungen 1
- ☐ Bluthochdruck 1
- ☐ erhöhte Blutfette 1
- ☐ Diabetes Typ 2 1
- ☐ zunehmende Vergesslichkeit 1
- ☐ psychische Störungen 1
- ☐ Defekte an der Speiseröhre 1
- ☐ angegriffene Mundschleimhaut 1

Auswertung

0–11 Punkte: In Sachen Alkohol bewegen Sie sich im grünen Bereich. Damit schützen Sie sich vor dem größten Gesundheitsrisiko Europas.

12–25 Punkte: Hinsichtlich des Alkoholkonsums liegen Sie etwa im Durchschnitt, also über dem empfohlenen Verbrauch. Dies kann zwar lange ohne Folgen bleiben, beeinträchtigt aber Ihre Gesamtverfassung und kann in chronische Krankheiten wie Depression, Herzschwäche oder Diabetes münden. Legen Sie daher jede Woche, jeden Monat und jedes Jahr eine alkoholfreie Zeit ein.

26–45 Punkte: Ihr Ergebnis spricht für eine Gewöhnung an Alkohol und einen Verbrauch deutlich über dem verträglichen Limit von einem alkoholischen Getränk pro Tag. Auch wenn Sie möglicherweise bislang keine Nachteile bemerken, werden sich diese ohne grundlegende Kursänderung früher oder später einstellen. Dazu zählen einerseits eine Belastung von Beruf, Beziehung, Familie und Freundschaften, andererseits gesundheitliche Folgen wie Herzschwäche, Leistungsstörungen, Magen-Darm-Erkrankungen und ein erhöhtes Krebsrisiko. Legen Sie daher umgehend eine absolute Alkoholpause von mehreren Wochen bis Monaten ein. Wenn Ihnen danach ein gelegentlicher, maßvoller Genuss möglich ist, ist dieser dann durchaus erlaubt.

über 45 Punkte: Die meisten Kriterien deuten in Ihrem Fall auf einen deutlich zu hohen Alkoholkonsum und möglicherweise eine Alkoholsucht hin. Daher sollten Sie sich sofort einen dauerhaften Alkoholstopp auferlegen, wenn nötig mithilfe von Therapeuten, Suchtberatern und Selbsthilfegruppen. Nur damit bewahren Sie sich vor ernsten Spätfolgen und wahrscheinlich einem zu frühen Tod. Denn Alkohol greift alle Organe einschließlich des Gehirns an.

Alkohol – über dem Limit?

Laut Studien vertragen gesunde Männer in Europa 24 g und Frauen 12 g Alkohol pro Tag ohne gesundheitliche Nachteile – Ersteres entspricht knapp 0,5 l Bier, ¼ l Wein oder drei Gläsern Schnaps. Um eine Gewöhnung zu vermeiden, sollten zwei Tage in der Woche alkoholfrei bleiben. Im Schnitt trinken Menschen über 15 Jahren in Deutschland jedoch 36 g. Zieht man abstinente Erwachsene ab, ergibt sich im Schnitt ein täglicher Konsum von etwa 50 g für jeden Alkoholkonsumenten – eine seit vielen Jahren nahezu gleichbleibende Größe. Dies entspricht 240 l alkoholischer Getränke pro Jahr (zwei Getränke pro Tag) und verursacht Magen-Darm-Störungen, Infektanfälligkeit, erhöhte Blutfette, Übergewicht, Schlaf- und Leistungsstörungen, nach Jahren auch:

- Bluthochdruck
- Fettleber bis hin zur Leberzirrhose
- Diabetes Typ 2
- Herzschwäche, Herzinfarkt
- Mangelerscheinungen
- Kindsmissbildungen (bei Schwangerschaft)
- Entzündung von Speiseröhre, Magen, Zwölffingerdarm und Bauchspeicheldrüse

- Brust-, Magen-, Mund-, Kehlkopf-, Bauchspeicheldrüsen- und Speiseröhrenkrebs

Hinzu kommen Ängsten, Depression, Arbeitsplatzverlust, soziale Isolation, Trennung, Unfälle, Führerscheinverlust, Konzentrations- und Gedächtnisstörungen.

Zahlen und Fakten

- 20 % der Bevölkerung trinken täglich mindestens drei alkoholische Getränke (z. B. Flasche Wein).
- Mit drei Bier oder einer Flasche Wein pro Tag steigt das Risiko für Mundhöhlen- oder Speiseröhrenkrebs auf das 13-Fache, bei Rauchern auf das 40-Fache.
- Zwei Bier oder zwei Viertel Wein enthalten mit rund 400 kcal so viele Kalorien wie eine Portion Pommes.
- In Deutschland sterben jährlich rund 74 000 Menschen durch Alkohol, am häufigsten durch Herz-Kreislauf-Erkrankungen oder Leberzirrhose.
- Alkoholbedingte Erkrankungen kosten das deutsche Gesundheitssystem jährlich 24 Milliarden Euro.
- In Deutschland leben etwa acht Millionen Alkoholsüchtige.
- In Europa sind jährlich 11 000 Fälle von Brustkrebs auf Alkohol zurückzuführen.
- Alkohol wird im Körper direkt zu Fett umgebaut.
- Hoher Alkoholkonsum führt zu schwerem Vitaminmangel mit Blutbildungs- und Nervenstörungen.
- Alkoholfreies Bier enthält bis zu 0,5 % Alkohol, Malzbier bis zu 1,0 %.

Allergien

Reagiert der Körper auf harmlose Substanzen mit einer übertriebenen Immunreaktion, spricht man von einer Allergie – vom gelegentlichen Nasenjucken bis hin zu Asthma, Ausschlägen oder sogar Schock. Doch halten viele Betroffene ihre Beschwerden für chronischen Schnupfen, Reizdarm, empfindliche Haut oder Stress. Umgekehrt steckt nicht hinter jedem Bauch- oder Atemwegssymptom eine Allergie. Wie sieht es bei Ihnen aus?

Wie oft sind Sie jährlich erkältet?

- ☐ bis zu 2 x 0
- ☐ 3–5 x 1
- ☐ öfter oder langwierig 2

Leiden Sie von März bis Mai gehäuft unter Müdigkeit oder Kopfschmerz?

- ☐ ja, deutlich 2
- ☐ teilweise 1
- ☐ nein 0

Sind Sie per Kaiserschnitt auf die Welt gekommen?

- ☐ ja 2
- ☐ nein 0

In welchem Lebensraum halten Sie sich überwiegend auf?

- ☐ Stadt 1
- ☐ Großstadt 2
- ☐ Land 0
- ☐ gemischt 1

Reagiert Ihre Haut empfindlich auf Reize wie Trockenheit, Wärme, Kosmetika, Reibung oder Insektenstiche?

- ☐ ja, deutlich 2
- ☐ teilweise 1
- ☐ nein 0

Verbessern sich Ihre Symptome deutlich am Meer oder im Hochgebirge?

- ☐ ja 2
- ☐ teilweise 1
- ☐ nein 0

Geht es Ihnen nach Regenfällen oder im Herbst/Winter deutlich besser?

- ☐ ja 2
- ☐ teilweise 1
- ☐ nein 0

Ist Ihr Schlafplatz und Bett gut gelüftet und gereinigt?

- ☐ ja 0
- ☐ teilweise 1
- ☐ nein 2

Befindet sich Staub oder Feuchtigkeit in Ihren Wohnräumen?

- ☐ ja, spürbar 2
- ☐ in normalem Umfang 1
- ☐ nur geringe Mengen 0

An wie vielen Wochentagen bewegen Sie sich länger als 30 Minuten an der frischen Luft?

- ☐ mehr als 3 0
- ☐ 1–3 1
- ☐ weniger als 1 2

Wie stark nutzen Sie Kosmetika wie Hautcremes, Sprays und Duftstoffe?

- ☐ intensiv 2
- ☐ in normalem Umfang 1
- ☐ zurückhaltend bis gar nicht 0

Haben Sie Kontakt zu Chemikalien wie Farben, Reinigungs- oder Lösungsmittel?

- ☐ häufig 2
- ☐ manchmal 1
- ☐ selten bis nie 0

Fühlen Sie sich im Alltag angespannt oder überfordert?

- ☐ manchmal bis nie 0
- ☐ häufig 1
- ☐ meistens bis immer 2

Welche dieser Nahrungsmittel führen zu Beschwerden (Mehrfachnennungen möglich)?

- ☐ Nüsse 1
- ☐ Obst 1
- ☐ Milchprodukte 1
- ☐ Ei 1
- ☐ Fisch 1

Folgende Symptome treten an mehr als 30 Tagen im Jahr auf (Mehrfachnennungen möglich):

Atemwege:

- ☐ Niesreiz 1
- ☐ wässriger Schnupfen 1
- ☐ verstopfte oder juckende Nase 1
- ☐ juckende oder tränende Augen 1
- ☐ Augenrötung oder -entzündung 1
- ☐ Jucken oder Kratzen im Hals 1
- ☐ (Reiz-)Husten 1
- ☐ Kurzatmigkeit oder Atemnot 1
- ☐ pfeifendes Atemgeräusch 1
- ☐ Schmerzen oder Engegefühl im Brustkorb 1

Haut:

- ☐ Jucken 1
- ☐ Rötung oder Knötchen (Quaddeln) 1
- ☐ Ekzeme, Neurodermitis 1
- ☐ Schuppung 1
- ☐ Anschwellen 1
- ☐ Pickel 1
- ☐ Trockenheit 1

Magen-Darm-Trakt:

- ☐ Übelkeit 1
- ☐ Durchfall/zu weicher Stuhl 1
- ☐ Blähungen 1
- ☐ Bauchschmerzen 1
- ☐ Kribbeln oder pelziges Gefühl im Mund 1
- ☐ Brennen oder wunde Stellen im Mund 1
- ☐ Schwellung von Lippen oder Zunge 1

Falls vorstehende Symptome auftreten, zeigen sich diese besonders (Mehrfachnennungen möglich) ...

- ☐ im Frühjahr oder Winter 1
- ☐ nach dem Essen 1
- ☐ im Freien 1
- ☐ beim Fegen, Abstauben oder Staubsaugen 1
- ☐ in der Nähe von Tieren 1
- ☐ im Bett 1
- ☐ beim Betreten von Keller, Dachboden oder Stall 1
- ☐ beim Bettenausschütteln 1

Bei nahen Verwandten (Eltern, Kindern, Geschwistern, Großeltern) traten bereits auf (Mehrfachnennungen möglich):

- ☐ Heuschnupfen 1
- ☐ andere Allergien 1
- ☐ Asthma bronchiale 1
- ☐ Neurodermitis 1

In Ihrer Kindheit (Mehrfachnennungen möglich) …

- ☐ haben Ihre Eltern zu Hause geraucht 1
- ☐ hatten Sie ungewöhnlich viele Atemwegsinfekte 1
- ☐ haben Sie mit einer hohen Luftbelastung gelebt 1
- ☐ waren Sie untergewichtig 1
- ☐ wurden Sie nicht gestillt 1
- ☐ mussten Sie besonders auf Sauberkeit achten 1
- ☐ haben Sie überwiegend in der Stadt gelebt 1
- ☐ hatten Sie wenig Kontakt zu Tieren 1
- ☐ litten Sie unter Neurodermitis 1

Auswertung

0–14 Punkte: Ihr Ergebnis spricht für ein geringes Allergierisiko. Mit gesunder Lebensgestaltung wird dies auch so bleiben.

X **15–29 Punkte:** Ihre Antworten deuten auf ein erhöhtes Allergierisiko hin. Ein ärztlicher Allergietest sollte evtl. bestehende Allergien ermitteln. Entlasten Sie Ihren Körper zudem von potenziellen Auslösern wie Hausstaubmilben (v. a. in schlecht gelüfteten Betten), Chemikalien, Zusatzstoffen in Nahrungsmitteln und Kosmetika sowie Pollen im Frühjahr (z. B. Lüften und Bewegung morgens oder nach Regenfällen). Aufenthalte am Meer oder in den Bergen verbessern zusätzlich die Reaktionslage.

30–45 Punkte: In Ihrem Fall lassen sich ein deutlich erhöhtes Allergierisiko und evtl. bereits bestehende Allergien vermuten. Daher sollte eine ärztliche Allergiediagnostik klären, ob und welche Auslöser verantwortlich sind und eine Behandlung erforderlich ist. Meist bessern sich die Symptome durch Allergenmeidung (z. B. Reduzierung von Staubmilben, Tierhaaren, auslösenden Nahrungsmitteln oder Pollen), moderaten Ausdauersport und Aufenthalte an der See oder im Hochgebirge.

über 45 Punkte: Die meisten Allergiekriterien treffen in Ihrem Fall zu. Lassen Sie daher, falls noch nicht geschehen, einen Allergietest durchführen und reduzieren Sie die Auslöser. Denn unbehandelt entwickelt sich aus einer Allergie früher oder später Asthma bronchiale, das Herz- und Lungenerkrankungen zur Folge haben kann. Daher können auch antiallergische Therapien (s. Infoteil) erforderlich sein.

Leben mit Allergien

Setzt der Körper gegen eine harmlose Substanz irrtümlich eine Immunreaktion in Gang, spricht man von Allergie. Dabei sammeln sich Blut (Rötung, Wärme), Gewebeflüssigkeit und Blutplättchen (Schwellung, Verklebung) am Ort des Geschehens. In der Nähe befindliche Immunzellen locken durch Entzündungsstoffe weitere an. Gedächtniszellen produzieren bei einem erneuten Kontakt Millionen von Antikörpern vom Typ IgE. Ein Drittel der Menschen reagiert allergisch.

Auslöser

Begünstigt werden Allergien durch Dauerstress, Rauchen, Feinstaub, Medikamente, häufigen Fleischverzehr, Lebensmittelzusätze, übertriebene Hygiene oder Allergien in der Familie. Die häufigsten Auslöser sind:

- Blütenpollen, z. B. Hasel, Erle, Birke, Gräser, Beifuß
- Tierhaare, z. B. Katze, Hund, Pferd, Kleintiere
- Hausstaubmilben, v. a. im Bett
- Nickel, z. B. Schmuck, Knöpfe
- Schimmelpilze, v. a. in feuchten Wänden
- Nahrungsmittel, z. B. Getreide, Ei, Nüsse, Soja, Milch(-produkte), Fisch, Krustentiere, Erdbeeren, Kiwi, Tomate, Apfel, Sellerie, Konservierungs- und Farbstoffe
- Arzneimittel wie Schmerzmittel oder Penicillin
- Insektengift, v. a. Bienen und Wespen
- Latex, z. B. Kondome, Gummihandschuhe

Maßnahmen

Entscheidend ist ein gesundes Immunsystem, das früh trainiert wird: Je häufiger Kinder sich im Regen und an der frischen Luft bewegen, im „Schmutz" spielen, der Kälte trotzen und mit Tieren Kontakt haben, desto besser. Eine natürliche Geburt gibt ihnen die richtige Darmflora, das Stillen die passenden Antikörper mit auf den Weg. Tägliche Bewegung sowie vielseitige, überwiegend vegetarische Kost mit Fisch, Oliven- und Leinöl unterstützen ebenfalls die Abwehr.
Bestehen bereits Allergien, sollte man den Auslöser weitmöglichst meiden, bei Pollenallergie z. B. von März bis Mai durch Pollenschutzvliese an Fenstern, Pollenfilter im Auto, Wohnraumhygiene sowie häufiges Waschen von Textilien und Haaren. Trockene, saubere Räume und Aufenthalte an der See oder im Hochgebirge sowie tägliche Bewegung an der frischen Luft (bei Heuschnupfen Pollenflugzeiten beachten) führen zu erheblicher Besserung. Vermeiden Sie Feinstaubbelastungen z. B. durch Verzicht auf Dieselmotoren, Tabakrauch, Holz- oder Kohleofen und durch einen Wohnort mit geringer Feinstaubbelastung.

Allergietests

Allergien vom Soforttyp identifiziert der **Pricktest** (Anritzen der Haut auf dem Unterarm) sowie der **Intrakutan-Test** (Allergen-Injektion unter die Haut). Kontaktallergien ermittelt der **Patch-** oder **Epikutan-Test** (Allergen-Pflaster), eingeatmete Allergene der nasale (Nasenspray) oder bronchiale **Provokationstest** (Einatmen des Allergens unter Lungenfunktionsmessung). Bei unklaren Allergien oder Nahrungsmittelunverträglichkeiten (z. B. Gluten, Fruktose, Laktose, Histamin) hilft ein **Bluttest** (Antikörper, Abbauprodukte). Beim **Auslasstest** werden über etwa 14 Tage fragliche Nahrungsmittel weggelassen (z. B. Milchprodukte, Obst, Getreide) und dann wieder zugeführt (deutliche Reaktion bei Unverträglichkeit).

Therapien

Bestehen Symptome fort, können Medikamente weitere Komplikationen wie Asthma bronchiale verhindern, insbesondere Antiallergika und Cortison. Sie werden in Form von Inhalier- und Nasensprays, Augentropfen, Salben, Tabletten oder Spritzen verabreicht, aufgrund der Nebenwirkungen (z. B. Müdigkeit, Infektionen) jedoch möglichst nur vorübergehend. Bei einer ausgeprägten Allergie gehören immer Notfallmedikamente ins Gepäck. Nicht unumstritten ist die Hypo- oder Desensibilisierung, bei der im Sinne einer Gewöhnung über mindestens drei Jahre das Allergen in steigenden Dosierungen unter die Haut gespritzt wird. Ganzheitliche Therapien wie die Darmsanierung (mit Zuführung gesunder Darmbakterien), Ordnungs- und Kneipptherapie sind in der Lage, die Abwehrreaktion zu regulieren.

√ Arbeitssucht

Die meisten Berufstätigen, aber auch z. B. Studenten und Schüler, stehen heute unter Zeitdruck, bringen sich engagiert ein und versuchen häufig auch bei nachlassender Ausdauer volle Leistung zu bringen. Doch wer sich nicht mehr davon lösen kann, Entspannungspausen versäumt und sein Selbstwertgefühl aus Erfolgen zieht, gerät in den Sog der Arbeitssucht. Besonders Menschen mit Verantwortung, wie Selbstständige, Führungskräfte und Projektverantwortliche sind betroffen. Wie steht es mit Ihnen?

Können Sie aus freien Stücken Nein sagen, wenn neue berufliche Aufgaben anstehen, die Ihre Kapazität übersteigen?

- ☐ nein bzw. nur mit großer Überwindung 2
- ☐ bei wichtigen Gründen 1
- ☐ ja 0

Ist Ihr Beruf ständiger und selbstverständlicher Bestandteil Ihres Denkens und Empfindens (z. B. der Gedanke an den Verlauf oder Erfolg eines Projekts)?

- ☐ meistens bis immer 2
- ☐ manchmal 1
- ☐ selten bis nie 0

Konkurrieren Ihre Beziehungen mit Ihrem Beruf, z. B. wegen zeitlicher Überschneidungen?

- ☐ meistens bis immer 2
- ☐ manchmal 1
- ☐ selten bis nie 0

Geraten Sie schnell in Rage, wenn Dinge im Beruf nicht funktionieren (z. B. bürokratische Hürden, Diskussionen, Netzwerkausfall)?

- ☐ selten bis nie 0
- ☐ manchmal 1
- ☐ häufig 2

Benutzen Sie Alkohol oder Tabletten (z. B. Schlaf- oder Beruhigungsmittel), um abends zu entspannen?

- ☐ selten bis nie 0
- ☐ 2–3 x pro Woche 1
- ☐ meistens 2
- ☐ meistens abends und auch tagsüber 3

Wie oft treiben Sie wöchentlich mindestens 45 Minuten Sport oder bewegen sich zwei Stunden intensiv (z. B. Radfahren, Wandern)?

- ☐ gar nicht 2
- ☐ 1 x 1
- ☐ 2 x oder öfter 0

Wie oft sind Sie über Kollegen oder Ihre Arbeit ernsthaft verärgert, enttäuscht oder frustriert?

- ☐ selten bis manchmal 0
- ☐ regelmäßig 1
- ☐ täglich 2

Wie oft lachen Sie herzhaft?

- ☐ immer wieder im Lauf eines Tages 0
- ☐ manchmal 1
- ☐ selten/weiß nicht 2

Wie oft freuen Sie sich über nicht Berufliches (z. B. private Begegnungen, Kinder, Sport)?

- ☐ mehrmals täglich 0
- ☐ 1 x täglich 1
- ☐ seltener 2

Wie oft unternehmen Sie wöchentlich gemeinsame Freizeitaktivitäten wie Konzert, Kino, Tanz, Musik oder gesellige Abende?

- ☐ weniger als 1 x 2
- ☐ 1 x 1
- ☐ 2 x oder öfter 0

Wie viele Stunden schlafen Sie pro Tag?

- ☐ weniger als 5 2
- ☐ 5–7 1
- ☐ mehr als 7 0

Wie viele Wochen Urlaub nehmen Sie sich jährlich, während derer Sie nichts Berufliches erledigen?

- ☐ weniger als 3 0
- ☐ 3–4 1
- ☐ mehr als 4 2

Wie viele Stunden erledigen Sie an Wochenenden täglich im Schnitt berufliche Aufgaben?

- ☐ 0–1 0
- ☐ 2–3 1
- ☐ 4–5 2
- ☐ mehr als 5 3

Kümmern Sie sich ausreichend um Ihren Körper und Ihr Wohlbefinden?

- ☐ ja 0
- ☐ teilweise 1
- ☐ nein 2

Fühlen Sie sich in Ihren Beziehungen und Ihrem Umfeld unterstützt und gut aufgehoben?

- ☐ nein 2
- ☐ teilweise 1
- ☐ ja 0

Verzichten Sie aufgrund der Arbeit auf Mahlzeiten oder Schlafstunden?

☐ mehrmals wöchentlich 2
☐ manchmal 1
☐ selten bis nie 0

Wie reagieren Sie am ehesten auf berufliche Überlastung?

☐ Ich versuche, einfach weiterzumachen 2
☐ Ich werde wütend oder traurig 1
☐ Ich ändere aktiv die Ursache (z. B. Konflikt, Überlastung) oder verlasse sie, wenn Ersteres nicht möglich ist 0
☐ Bei mir gibt es keine berufliche Überlastung 0

Welche Aussagen treffen zu (Mehrfachnennungen möglich)? Sie ...

☐ können nur schwer Nein sagen 1
☐ arbeiten (mit Fahrtzeit) mehr als 60 Stunden pro Woche 1
☐ können Aufgaben nur schwer abgeben 1
☐ haben ein schlechtes Gefühl, wenn Sie sich freinehmen oder krank sind 1
☐ haben normalerweise weniger als drei freie Stunden täglich 1
☐ stehen meistens unter Zeitdruck 1
☐ sind normalerweise auch in Ihrer Freizeit beruflich erreichbar 1
☐ können aufgrund beruflicher Aufgaben private Termine oft nicht wahrnehmen 1
☐ können schwer über sich selbst lachen 1
☐ ordnen Freizeit und Urlaub beruflichen Terminen unter 1
☐ fühlen sich unbehaglich, wenn Sie über mehrere Stunden nichts Berufliches erledigen können 1
☐ sind in der Freizeit meistens online 1
☐ organisieren Urlaub und Freizeit so, dass Sie währenddessen Berufliches erledigen können 1
☐ sprechen auch privat häufig über Ihren Beruf 1
☐ haben die meisten Bekannten über den Beruf kennengelernt 1

Welche der folgenden Symptome bzw. Empfindungen treffen auf Sie zu (Mehrfachnennungen möglich)?

☐ Nervosität, Reizbarkeit 1
☐ Überforderung 1
☐ Kopf-, Rücken- und Bauchschmerzen 1
☐ Unzufriedenheit, Unerfülltsein 1
☐ Müdigkeit oder Erschöpfung 1
☐ Suchtverhalten (Tabak, Medikamente, Essen, Alkohol, Shopping etc.) 1

Sie sorgen sich die meiste Zeit um (Mehrfachnennungen möglich) ...

- ☐ Ihren Arbeitsplatz 1
- ☐ Ihre finanzielle Existenz 1
- ☐ Ihr Unternehmen 1
- ☐ Ihren beruflichen Erfolg 1
- ☐ die Vermeidung beruflicher Fehler 1

Sie (Mehrfachnennungen möglich) ...

- ☐ steigern Ihre Arbeitszeit von Jahr zu Jahr 1
- ☐ machen alles möglichst perfekt 1
- ☐ empfinden private Unterhaltungen oder Spazierengehen eher als Zeitverschwendung 1
- ☐ fühlen sich an Ihrem Arbeitsplatz am wohlsten 1
- ☐ gehen auch mit leichtem Fieber zur Arbeit 1
- ☐ gönnen sich nur selten Genuss 1
- ☐ haben Trennung(en) oder Beziehungskrisen aufgrund Ihres beruflichen Engagements hinter sich 1
- ☐ nehmen eigentlich unzumutbare Belastungen in Kauf, weil diese für Ihre berufliche Zukunft erforderlich sind 1
- ☐ nehmen regelmäßig Medikamente ein, damit Sie besser arbeiten können (z. B. Antidepressiva, Beruhigungsmittel, Aufputschmittel) 1
- ☐ nehmen sich oft vor, weniger zu arbeiten, schaffen es aber nicht 1
- ☐ schlafen oft schlecht ein, weil Sie an Berufliches denken 1
- ☐ sind selten zufrieden mit Ihrem beruflichen Erfolg 1
- ☐ stehen wegen Ihrer Zielstrebigkeit in Konflikten mit Mitarbeitern 1
- ☐ versuchen anderen gegenüber zu verbergen, wie viel Sie arbeiten 1
- ☐ werden als ehrgeizig und engagiert wahrgenommen 1
- ☐ haben in Ihrer Herkunftsfamilie schulischen und beruflichen Erfolg als wichtigste Voraussetzung eines gelungenen Lebens erfahren 1

Die erfolgreiche Verwirklichung beruflicher Projekte ist für Sie Voraussetzung von (Mehrfachnennungen möglich) ...

- ☐ Lebensantrieb 1
- ☐ Wohlbefinden 1
- ☐ Sicherheit 1
- ☐ Selbstbewusstsein 1
- ☐ Entspannung 1
- ☐ sozialen Kontakten 1
- ☐ Tages- und Wochenplanung 1

Auswertung

0–14 Punkte: Es ergeben sich keine Anzeichen für eine Arbeitssucht oder berufliche Überlastung. Wenn Sie hinsichtlich der positiv beantworteten Fragen weiterhin aufmerksam sind, wird dies auch so bleiben.

X **15–29 Punkte:** Der Beruf spielt in Ihrem Leben eine wichtige Rolle. Dies deutet zum einen auf Ihr durchaus positiv zu wertendes Engagement hin. Zum anderen sollten Sie jedoch Ihr Privatleben und persönliches Wohlbefinden bewusster pflegen und ein Übergreifen beruflicher Aufgaben auf private Bereiche begrenzen.

30–50 Punkte: In Ihrem Fall deutet einiges auf eine bestehende oder sich entwickelnde Abhängigkeit vom Beruf mit Überforderung hin. Achten Sie daher stärker auf Ihr seelisches und körperliches Gleichgewicht und entlasten Sie sich sofort im Beruf, wenn möglich auch mithilfe von Coaching. Räumen Sie Beziehungen, privaten Terminen, Bewegung und Pausen vom Beruf mehr Gewicht und Luft zum Atmen ein.

über 50 Punkte: Die meisten Kriterien sprechen für eine Arbeitssucht und berufliche Überforderung mit hoher Burn-out-Gefahr! Daher sollten Sie sich umgehend von wesentlichen täglichen Aufgaben, evtl. auch von Ihrer derzeitigen Berufstätigkeit, trennen. Durchbrechen Sie vor allem den Teufelskreislauf von Unzufriedenheit, Wunsch nach Bestätigung und (Selbst-)Überforderung. Nehmen Sie dazu auch eine Psychotherapie in Anspruch.

Arbeitssüchtig oder nur engagiert?

Von freiwilligen Tätigkeiten ist eine Sucht einfach zu unterscheiden. Denn sie lässt nicht oder nur unter großem Stress einen Verzicht auf das betreffende Verhalten zu. Wenn Sie sich also am Wochenende, Feierabend oder im Urlaub pudelwohl fühlen, den Beruf im Büro lassen und private Bereiche wie Beziehungen, Genuss und Entspannung pflegen, sind Sie höchstwahrscheinlich nicht betroffen. Beschäftigen Sie sich jedoch auch in Ihrer Freizeit stark mit Ihrem Beruf, finden ständige Erreichbarkeit, zehn Tages- oder 60 Wochenarbeitsstunden normal oder fühlen sich ohne Arbeit unbehaglich, liegt vermutlich eine Arbeitssucht vor. Das Tückische dabei: Weil übermäßige Arbeit hoch im Kurs steht, erfahren Workaholics meist Zuspruch für ihr Verhalten.
Doch Sucht bedeutet auch immer seelisches Ungleichgewicht, Fremdbestimmung und reduzierte Beziehungen. Sie fußt meist auf tiefen Minderwertigkeitsgefühlen und einer nach Erfüllung suchenden Persönlichkeit. Kombiniert mit Arbeitsüberlastung führt Arbeitssucht daher zielsicher in die soziale Isolation und das Burn-out-Syndrom.

Die vier Stadien der Arbeitssucht

1. Denken und Empfinden, Sicherheits- und Selbstwertgefühl richten sich auf die Arbeit aus. Perfektionismus und Arbeitseinsatz nehmen zu, eigene Fähigkeiten, Zuständigkeiten und Grenzen werden überschätzt. Die Arbeit wird zunehmend heimlich und in der Freizeit erledigt, private Bereiche wie Beziehungen, Hobby und Gesundheit vernachlässigt.

2. Der Wunsch nach Anerkennung und Bestätigung durch beruflichen Einsatz wird unbezwingbar. Erste Anzeichen körperlicher und seelischer Überlastung stellen sich ein, z. B. Reizbarkeit, Nervosität, Schlafstörungen, Fehlernährung, Tinnitus, Depression, Ängste, Magen-, Kopf- und Rückenschmerzen. Suchtmittel wie Alkohol, Rauchen und Medikamente helfen dabei, die Leistungsfähigkeit aufrechtzuerhalten. Aufgaben türmen sich.
3. Aufgabenvolumen und Verantwortung steigen abstrus. Es gibt kein Privatleben mehr. Das Leben wird über den Beruf definiert. In der Folge kommt es zu schweren Depressionen, Burn-out, Erschöpfung, Angst sowie chronischen körperlichen Erkrankungen wie Bluthochdruck, Diabetes, Durchblutungsstörungen, Magen-Darm- und Herzerkrankungen.
4. Es kommt schließlich zum Zusammenbruch mit Arbeitsunfähigkeit, Invalidität oder frühzeitigem Tod.

Therapie

Die Therapie beginnt mit einem Verzicht auf das Suchtmittel – die Arbeit. Berufliche Pausen über einige Monate bis Jahre können hierzu erforderlich sein. In einer Psychotherapie werden die Gründe für das Verhalten betrachtet und Lösungsstrategien entwickelt, die es in Zukunft überflüssig machen. Häufig ist zunächst ein (evtl. sofortiger) Aufenthalt in einer psychiatrischen oder psychosomatischen Klinik erforderlich. Im Anschluss an eine Therapie kann eine Wiedereingliederung in den Beruf stattfinden, wobei ein Stellenwechsel die Entwicklung einer gesunden Arbeitsstruktur fördert. Wer beim Auftreten der typischen Symptome aktiv wird, hat gute Chancen, wieder in ein gesundes (Arbeits-)Leben zurückzukehren.

√ Arterien

Laut Deutscher Gefäßliga sind in Deutschland vier Millionen Menschen von Gefäßverengung (Arteriosklerose) betroffen und noch deutlich mehr gefährdet. Mit fast der Hälfte der Todesfälle handelt es sich dabei um die wichtigste Krankheitsursache – die in den meisten Fällen vermeidbar wäre. Denn je nach Lebensweise sind die Arterien deutlich jünger oder älter als die Geburtsurkunde. Wie steht es um Ihre Arterien?

Wie alt sind Sie?

- ☐ unter 40 Jahre 0
- ☐ 40–60 Jahre 1
- ☐ über 60 Jahre 2

Sie verbringen den Alltag größtenteils …

- ☐ sitzend bzw. bewegungsarm 2
- ☐ stehend/gemischt 1
- ☐ in Bewegung 0

Wie oft treiben Sie pro Woche mindestens 45 Minuten Sport oder bewegen sich 90 Minuten intensiv?

- ☐ weniger als 1 x 2
- ☐ 1–2 x 1
- ☐ mehr als 2 x 0

Wie viele Zigaretten rauchen Sie täglich?

- ☐ keine 1
- ☐ keine, auch in den letzten 15 Jahren nicht 0
- ☐ 1–3 2
- ☐ 4–7 3
- ☐ 8–12 4
- ☐ mehr als 12 5

Wie hoch ist Ihr BMI (Körpergewicht dividiert durch das Quadrat der Körpergröße, z. B. $78 : (1{,}79)^2 = 24{,}3$)?

- ☐ unter 25 0
- ☐ 25–30 2
- ☐ über 30 4

Welchen Umfang hat Ihre Taille (Messung mit Maßband)?

Frauen:

- ☐ unter 80 cm 0
- ☐ 80–88 cm 1
- ☐ über 88 cm 2

Männer:

- ☐ unter 94 cm 0
- ☐ 94–102 cm 1
- ☐ über 102 cm 2

Fühlen Sie sich im Alltag gestresst?

- ☐ selten bis manchmal 0
- ☐ häufig 1
- ☐ meistens bis dauernd 2

Wurde bei Ihnen Bluthochdruck festgestellt?

- ☐ noch nicht untersucht 1
- ☐ nein 0
- ☐ ja, erster Wert 140–160 1
- ☐ über 160 2

Haben Sie Diabetes?

- ☐ nein 0
- ☐ ja, ohne Insulin 1
- ☐ ja, insulinpflichtig 2

Wurden bei Ihnen bereits Durchblutungsstörungen festgestellt (z. B. Augen, Nieren, Ohren, Beine, Halsschlagadern, Herz)?

- ☐ nein 0
- ☐ ja, in geringem Umfang 1
- ☐ ja, ausgeprägt 2

Trat bei Ihren Eltern vor dem 60. Lebensjahr eine koronare Herzkrankheit oder ein Schlaganfall auf?

- ☐ nein 0
- ☐ ja, ein Elternteil 1
- ☐ ja, beide Elternteile 2

Wie oft essen Sie Gemüse (z. B. gemischten Salat, vegetarisches Gemüsegericht)?

- ☐ mehr als 1 x täglich 0
- ☐ 1 x täglich 1
- ☐ seltener 2

Leben Sie in einer Gegend mit hoher Verkehrsdichte?

- ☐ ja 2
- ☐ teilweise 1
- ☐ nein 0

Faustschlussprobe: Öffnen und schließen Sie mit senkrecht erhobenen Armen innerhalb von zwei Minuten 60 x die Hand und lassen Sie die Arme dann nach unten hängen.

- ☐ Die Hände behalten ihre Farbe und röten sich beim anschließenden Herabhängen. 0
- ☐ Mindestens eine Hand blasst an der Innenseite (evtl. fleckig) deutlich ab, rötet sich aber beim Herabhängen innerhalb von sieben Sekunden. 1
- ☐ Mindestens eine Hand blasst ab und benötigt beim anschließenden Herabhängen mehr als sieben Sekunden, um sich wieder zu röten. 2

Ratschow-Test: Strecken Sie auf dem Rücken liegend die Beine senkrecht nach oben, kreisen Sie zwei Minuten mit den Füßen und lassen Sie danach die Beine im Sitzen nach unten hängen.

- ☐ Die Beine behalten bei der Bewegung weitgehend ihre Farbe und röten sich beim Herabhängen innerhalb von einigen Sekunden. 0
- ☐ Die Beine blassen bei Bewegung deutlich ab und röten sich danach erst verzögert. 1
- ☐ Es treten bei der Bewegung Blässe und Schmerzen auf, danach keine oder verzögerte Rötung. 2

Sie essen seltener als 1 x wöchentlich (Mehrfachnennungen möglich) ...

- ☐ Kaltwasser-Seefisch, z. B. Lachs, Makrele oder Hering 1
- ☐ Walnüsse 1
- ☐ Linsen oder Bohnen 1
- ☐ Speisen mit Lein- oder Olivenöl 1

Sie verzehren an den meisten Tagen (Mehrfachnennungen möglich) ...

- ☐ Gebratenes oder Frittiertes (z. B. Pommes frites, Kroketten, Schnitzel, Braten) 1
- ☐ Knabbersnacks oder Süßes 1
- ☐ Garnelen, Krabben oder Muscheln 1
- ☐ mehr als ein Ei (inkl. verarbeitetem Ei in Lebensmitteln) 1
- ☐ rotes Fleisch (Schwein, Rind, Lamm) inkl. Wurst 1
- ☐ Fertiglebensmittel 1
- ☐ mehr als ein alkoholisches Getränk 1
- ☐ Limonade, Cola oder Fruchtsaft 1

Welche der folgenden Auffälligkeiten traten bereits auf (Mehrfachnennungen möglich)?

- ☐ Xanthelasmen (gelbe Hautplatten z. B. an Augenlidern) oder Xanthome (gelbliche Knötchen der Haut) 1
- ☐ Arcus lipoides (weißlicher Fettring um die Iris) 1
- ☐ Schilddrüsenunterfunktion 1
- ☐ Magersucht 1

- ☐ Nieren-, Bauchspeicheldrüsen- oder Lebererkrankung 1
- ☐ Venenerkrankung, z. B. Thrombose oder Krampfadern 1
- ☐ Gallenstein, Gicht 1

Regelmäßig treten auf (Mehrfachnennungen möglich):

- ☐ kalte Füße oder Hände 1
- ☐ Zittern, Kopfschmerzen oder Durchfälle 1
- ☐ Schlafstörungen 1
- ☐ Depression oder Angstattacken 1
- ☐ Geldsorgen, Einsamkeit 1
- ☐ Erschöpfung, Frustration 1
- ☐ unregelmäßiger Tagesablauf 1
- ☐ Erektions- oder Zyklusstörungen 1
- ☐ Muskelschmerzen bei Anstrengung 1
- ☐ Atemnot bei Anstrengung 1
- ☐ erhöhte Blutfette 1
- ☐ erhöhter Blutzucker 1
- ☐ erhöhte Cholesterinwerte 1

Auswertung

0–11 Punkte: Sie haben beste Voraussetzungen für gesunde Gefäße bis ins hohe Alter.

12–24 Punkte: Eine überwiegend gesunde Lebensweise unterstützt Ihre Gefäße. Doch sollten Sie Belastungsfaktoren wie Bewegungsmangel, Stress, Übergewicht oder Fehlernährung reduzieren, um sie noch weiter zu entlasten.

25–42 Punkte: Eine Reihe von Belastungen beschleunigt die Alterung Ihrer Gefäße und damit auch Entzündungen und Verengungen, wie sie bei Arteriosklerose auftreten. Schaffen Sie daher Entlastung, u. a. mit sportlicher Bewegung, leichter, gemüsereicher Ernährung, Zeit- und Selbstmanagement.

über 42 Punkte: Ihr Ergebnis spricht für ein hohes Risiko für Arteriosklerose und ihre Folgen wie Herzerkrankungen, Schlaganfall, Nieren-, Magen-Darm-, Augen- oder Leberstörungen. Somit altern Ihre Arterien pro Jahr etwa um zwei Jahre. Da die meisten Belastungen im Bereich des Verhaltens liegen, haben Sie jedoch gute Möglichkeiten, die Situation zu entschärfen. Zudem empfiehlt sich eine ärztliche Untersuchung Ihrer Herz-Kreislauf-Situation, um Erkrankungen im Frühstadium zu erkennen.

Arterien und Durchblutung unterstützen

Das Gefäßsystem des Menschen transportiert Sauerstoff und Nährstoffe innerhalb von sieben Sekunden in jedes Gewebe und entsorgt überflüssige Stoffwechselprodukte wie Kohlendioxid oder Harnstoff. Dazu werden die 5–6 l Blut täglich über tausend Mal durch das ca. 130 000 km lange Gefäßnetz gepumpt. Doch treten erst ab 70 % Gefäßverengung (Arteriosklerose) Symptome auf – von Seh-, Gleichgewichts-, Muskel- oder Gedächtnisstörungen bis hin zu Herzschmerzen bei Belastung, im fortgeschrittenen Stadium auch Schlaganfall,

Raucherbein und Herzinfarkt. Etwa 280 000 Herzinfarkte und 200 000 Schlaganfälle sind deshalb in Deutschland jährlich zu verzeichnen. So erkranken allein an koronarer Herzkrankheit, der Arteriosklerose der Herzkranzgefäße, im Laufe ihres Lebens etwa 30 % der Männer und 15 % der Frauen.
Als Hauptursachen der Arteriosklerose lassen Übergewicht, Rauchen, Stress, Bewegungsmangel und fettreiche Ernährung die Arterien schneller altern, steif und eng werden. Der Körper benötigt somit einen höheren Blutdruck (der wiederum das Arterioskleroserisiko erhöht), um entfernte Regionen mit Nährstoffen zu versorgen. Daher kann eine medikamentöse Blutdrucksenkung Durchblutungsstörungen unter Umständen verschlimmern.
Tägliche Fußstrecken sind daher ebenso entscheidend wie regelmäßiger Sport alle zwei Tage. Hierbei kommt es nicht auf hohe körperliche Belastung, sondern auf die Dauer an: Eine dreistündige Wanderung oder Fahrradtour oder der tägliche einstündige Spaziergang mit dem Hund wirken sich heilsamer aus als ein 45-minütiger Tempolauf (Faustregel: mindestens 5 000 Schritte pro Tag). Moderater Ausdauersport für den ganzen Körper wie Schwimmen, Crosstrainer, Nordic Walking, Fitnesstraining, Langlauf oder Radfahren bringen den Kreislauf darüber hinaus gesund in Schwung. Die körperliche Belastung sollte sich hierbei zwischen 65 und 75 % der maximalen Leistungsfähigkeit bewegen, also im angenehmen, lockeren Bereich.
Durch ungesunde Ernährung lagert sich an Organen, Geweben und Gefäßinnenwänden zu viel Fett an. Auch rotes Fleisch (z. B. Schwein, Rind) schadet mit seinen Eiweißen und gesättigten Fettsäuren den Blutgefäßen und erhöht Cholesterin und Blutfett. Auch kalorienreiche Getränke wie Fruchtsäfte, Limonaden oder Alkohol tragen dazu bei.
Daher gestaltet sich eine arterienfreundliche Ernährung überwiegend vegetarisch und fettbewusst. Gesunde Gemüse wie Kohl, Fenchel oder Salate enthalten nur wenige Kalorien, herzschützende Vitamine und können problemlos in größeren Mengen verzehrt werden. Zu den besonders gefäßschützenden Nahrungsmitteln zählen außerdem Kaltwasser-Seefisch (1 x pro Woche), Leinöl, grüner Tee, Kakao, Trauben und Rotwein, Kurkuma, Brokkoli, Ingwer und Chili. Auch Nüsse, Olivenöl und Bohnen sollten regelmäßig auf dem Speiseplan stehen, ebenso wie Knoblauch.
Auch Nikotin – das sich auch im Rauch von E-Zigaretten findet – ist ein hochgradiger Gefäßfeind. So stellen Raucher 98 % aller Herzinfarktopfer unter 40 Jahren und sterben dreimal so häufig an Herzinfarkten wie Nichtraucher. Ähnlich wirkt sich Dauerstress aus. Denn er erhöht Blutdruck, Blutzucker und -fette, was auf Dauer zu Entzündungen und Ablagerungen an den Gefäßen führt. Liegt ein Verdacht auf Gefäßschäden vor, sollte die Durchblutung ärztlich abgeklärt werden, u. a. mit Durchblutungs- und Leistungstests, Ultraschall und

Kontrastmitteluntersuchung. Doch lässt sich mit therapeutischen Methoden wie Blutverdünnern, Stents und Bypässen der Krankheitsverlauf nur verlangsamen, aber nicht aufhalten. Naturheilkundlich kommen Ausleitungsverfahren, Ozon-Sauerstoff-Therapien, Kneipp- und Atemtherapie, Entspannungsverfahren, Heilpflanzen (z. B. Weißdorn, Arnika, Ginkgo, Kampfer, Artischocke) sowie Nährstoffe zur Anwendung, insbesondere Vitamin B6, B12, C, E, Folsäure, Magnesium, Coenzym Q10 und L-Arginin.

Arthrose ✓

Über hundert Gelenke ermöglichen dem Körper eine aktive, willentliche Bewegung. Doch lässt ihre Funktion im Lauf des Lebens spürbar nach. Denn im Gegensatz zu anderen Geweben wächst der schützende Gelenkknorpel nicht nach, sondern nimmt durch die tägliche Belastung, abnehmende Wasser- und Nährstoffversorgung, Entzündungen sowie Fehlbelastungen ständig ab. Man spricht dann von Arthrose, Gelenkverschleiß. Wie steht es um Ihre Gelenke?
Hinweis: Bewegungstests sollen nur bei entsprechender Beweglichkeit und ohne Schmerzen durchgeführt werden. Bei Vorerkrankungen sprechen Sie bitte zuvor mit Ihrem Arzt.

Risikofaktoren:

Wie alt sind Sie?

- ☐ unter 40 Jahre 0
- ☐ 40–55 Jahre 1
- ☐ über 55 Jahre 2

Müssen Sie im Alltag schwer heben oder tragen?

- ☐ ja 2
- ☐ geringfügig/manchmal 1
- ☐ nein 0

Wie oft betreiben Sie pro Woche länger als 30 Minuten Ballsport (z. B. Fußball, Basketball, Tennis)?

- ☐ mehr als 2 x 3
- ☐ 2 x 2
- ☐ 1 x 1
- ☐ weniger als 1 x 0

Haben Sie in der Vergangenheit behandlungsbedürftige Gelenkverletzungen erlitten, z. B. Bänderrisse, Prellungen, Aus- oder Verrenkungen?

- ☐ selten bis nie 0
- ☐ manchmal 1
- ☐ häufiger 2

Wurde schon einmal operativ in ein Gelenk eingegriffen (z. B. Meniskus-OP, Kniespiegelung)?

- ☐ ja, mehrmals 2
- ☐ ja, einmal 1
- ☐ nein 0

Kreuzen Sie Zutreffendes an (Mehrfachnennungen möglich):
Sie ...

- ☐ knien aufgrund Ihrer täglichen Aufgaben häufig 1
- ☐ gehen im Alltag häufig in die Hocke 1
- ☐ joggen regelmäßig Strecken über 15 km 1
- ☐ tragen regelmäßig Schuhe mit Absätzen über 2 cm 1
- ☐ stehen im Alltag überdurchschnittlich lange 1
- ☐ betreiben Leistungssport 1
- ☐ leiden regelmäßig oder dauernd unter Arthritis (Gelenkentzündungen mit Schmerz, Rötung und Schwellung) 2
- ☐ haben Schwierigkeiten, beim aufrechten Stehen (Füße parallel) die Innenseiten beider Knie zusammenzuführen (O-Beine) 1
- ☐ haben Schwierigkeiten, beim aufrechten Stehen (Füße parallel) die Innenseiten beider Füße zusammenzuführen (X-Beine) 1
- ☐ können hinter Ihrem Rücken die Handflächen nicht problemlos zusammenlegen 1
- ☐ können beim Stehen mit durchgestreckten Beinen nicht den Boden mit den Fingerspitzen berühren 1

Wie hoch ist Ihr Körpergewicht?

- ☐ unter 65 kg 0
- ☐ 65–75 kg 1
- ☐ 76–85 kg 2
- ☐ 86–95 kg 3
- ☐ 96–105 kg 4
- ☐ 106–120 kg 5
- ☐ über 120 kg 6

Wie groß sind Sie?

- ☐ unter 170 cm 0
- ☐ 170–180 cm 1
- ☐ 181–190 cm 2
- ☐ 191–200 cm 3
- ☐ über 201 cm 4

Betrachten Sie sich im Spiegel. Erscheinen beide Körperhälften (z. B. Knie, Hüfte, Becken, Brustkorb und Schultern, Kopf) seitengleich?

- ☐ ja 0
- ☐ nein, geringe Abweichungen 1
- ☐ nein, starke oder mehrere Abweichungen (z. B. Beckenschiefstand, Form und Umfang der Gelenke und Muskeln) 2

Symptome:

Spüren oder hören Sie Schaben oder Knirschen beim Bewegen von Gelenken (z. B. Anwinkeln im Knie oder der Hüfte)?

- ☐ manchmal/ein Gelenk 1
- ☐ häufig/mehrere Gelenke 2
- ☐ nein 0

Welche der folgenden Einflüsse bereiten Ihnen Gelenkschmerzen (Mehrfachnennungen möglich)?

- ☐ Treppensteigen 1
- ☐ Kniebeugen (vom Stehen in die Hocke und zurück) 1
- ☐ Stöße oder Druck (z. B. auf das Knie) 1
- ☐ schweres Heben oder Tragen 1
- ☐ kräftiger Händedruck 1
- ☐ Konservenglas öffnen 1
- ☐ die ersten Minuten einer Bewegung (z. B. Wandern, Laufen, Radfahren) 1
- ☐ nach längerem Sitzen aufstehen 1
- ☐ morgens aufstehen 1
- ☐ Arm oder Bein ganz anwinkeln (z. B. Ferse an den Po oder Knie ans Kinn) 1
- ☐ Arm oder Bein ganz ausstrecken 1
- ☐ mit den Armen kreisen (Windmühlenbewegung) 1
- ☐ mit den Beinen kreisen (große Achterkreise) 1
- ☐ Wetterumschwung 1
- ☐ kalt-feuchte Witterung 1

Kreuzen Sie Zutreffendes an (Mehrfachnennungen möglich):

- ☐ Häufig treten Muskelschmerzen und -verspannungen auf. 1
- ☐ Sie leiden häufig unter Rückenschmerzen. 1
- ☐ Unter- oder Oberschenkel unterscheiden sich im Umfang um mehr als 1 Zentimeter gegenüber der anderen Seite (Messung mit Maßband auf gleicher Höhe). 1

Welche Aussage trifft zu (Mehrfachnennungen möglich)? Ein oder mehrere Gelenke …

- ☐ sind nach Belastung überwärmt oder geschwollen 1
- ☐ schmerzen seit Jahren zunehmend 1
- ☐ fühlen sich bei Belastung instabil an oder knicken weg 1
- ☐ sind in ihrer Bewegungsfreiheit eingeschränkt (z. B. plötzliche Widerstände beim Bewegen) 1
- ☐ schmerzen in Ruhe 1
- ☐ sind angeschwollen oder in ihrer Form verändert 1
- ☐ schmerzen seit über sechs Wochen 1
- ☐ knacken bei Bewegung 1
- ☐ reiben oder schaben fühlbar, wenn Sie die Hand darauf legen 1

Haben Sie regelmäßig Gelenkschmerzen, die in Ruhe ab- und bei bestimmten Bewegungen wieder zunehmen?

- ☐ nein 0
- ☐ teilweise 1
- ☐ ja 2

Wie oft bewegen Sie sich pro Woche mindestens 45 Minuten sportlich und gelenkschonend, z. B. Crosstrainer, Radfahren, Schwimmen?

- ☐ mehr als 2 x 0
- ☐ 2 x 1
- ☐ 1 x 2
- ☐ weniger als 1 x 3

Ist Arthrose (evtl. mit künstlichem Gelenk) bereits in Ihrer Familie aufgetreten?

- ☐ nein 0
- ☐ ja, altersbedingt 1
- ☐ ja, vorzeitig 2

Wirken Gelenke (z. B. Finger, Knie, Hüfte, Rücken) steif und eingerostet?

- ☐ nein 0
- ☐ manchmal 1
- ☐ häufig 2

Steinmann-Zeichen I (Meniskusschaden): Der 90 Grad angewinkelte Unterschenkel wird kräftig im Knie passiv (am besten durch eine andere Person) ein- und auswärts gedreht. Treten dabei Schmerzen auf der jeweils gegenüberliegenden Seite (Ort der Schädigung) des Kniegelenks auf?

- ☐ nein 0
- ☐ gering 1
- ☐ stark 2

Schieben Sie bei gestrecktem, entspanntem Bein (z. B. beim Sitzen auf dem Boden) die Kniescheibe mit beiden Daumen und Zeigefingern unter leichtem Druck in alle Richtungen. Treten dabei Reibung oder Schmerzen auf?

- ☐ nein 0
- ☐ gering 1
- ☐ stark 2

Auswertung

0–10 Punkte: In Ihrem Fall spricht nichts für eine Arthrose oder sonstige Gelenkstörung.

11–25 Punkte: Ihr Arthroserisiko ist erhöht. Wenn Sie unter „Symptome" mehrere Fragen mit Ja beantwortet haben, sollten Sie die Ursache orthopädisch untersuchen lassen. Bewegen Sie sich ausgiebig, aber vermeiden Sie Fehlbelastungen, z. B. durch schweres Tragen, unbequeme Schuhe, ruckartige oder ständig wiederholte Bewegungen, Knien oder beinbetonten Sport (s. a. nächster Abschnitt).

26–40 Punkte: Vieles deutet darauf hin, dass sich eine Arthrose entwickelt und evtl. bereits besteht. Lassen Sie dies orthopädisch abklären, um eine weitere Schädigung zu vermeiden. Häufig fallen Ursachen auf wie einseitiger Sport (z. B. Ballsport, übermäßiger Langstreckenlauf), häufiges Knien (z. B. bei handwerklichen Tätigkeiten, Kinderbetreuung) oder Tragen. Auch falsches Schuhwerk trägt zur Arthrose bei: Absätze über 2 cm, einengende oder steife Schuhe wirken sich ebenso belastend auf die Gelenke aus wie fehlender Halt für den Fuß durch Clogs, Sandalen (ausgenommen hochwertige Trekkingsandalen), Espandrillos, Badeschlappen, Flip-Flops oder Pantoffeln. Geeigneter sind hochwertige Lauf- oder Walkingschuhe (Vorfuß- und Fersendämpfung, passendes Fußbett), die es auch als salonfähige Halbschuhvarianten gibt. Runde Bewegung (3 x wöchentlich 60 Minuten) wie Radfahren, Crosstrainer, Wandern mit Stöcken, Langlauf, Aquajogging oder Schwimmen stabilisieren die Gelenke. Kalt-warme Wechselgüsse und wärmende Salben oder Auflagen steigern die Versorgung des Knorpels. Neben einer vollwertigen, abwechslungsreichen und vegetarisch betonten Ernährung sollten Sie auf ausreichendes Trinken, Nichtrauchen und einen BMI (Gewichtsindex) unter 23 achten. Knorpelfördernde Wirkungen werden Zink, Chondroitinsulfat und Glucosaminsulfat zugeschrieben. Als Tee (zwei Tassen täglich) eignen sich:

- zur Ausleitung und Stoffwechselsteigerung: Brennnessel- und Birkenblätter, Löwenzahnblätter und -wurzel
- gegen Entzündungsprozesse: Goldrutenkraut, Wacholderfrüchte
- gegen Schmerzen: Weidenrinde, Mädesüßblüten

über 40 Punkte: Die meisten Zeichen einer Arthrose treffen in Ihrem Fall zu. Daher sollten Sie Ursachen und Status der Gelenkstörung(en) ärztlich abklären und ggf. behandeln lassen. Zwar gibt es bis heute kein Mittel zum Knorpelaufbau, doch im vorhergehenden Abschnitt finden Sie entlastende und stabilisierende Maßnahmen. Besonders durch lockeres, muskelaufbauendes Ganzkörpertraining, Gymnastikprogramme, Physiotherapie und Gewichtsregulierung können nicht selten künstliche Gelenke vermieden und Schmerzmittel reduziert werden.

Was ist Arthrose?

Unter Arthrose versteht man die Abnutzung von Gelenken, insbesondere deren schützender Knorpelschicht. Ist diese weitgehend zerstört, erkranken der darunterliegende Knochen (Entzündung, Verformung) und alle beteiligten Strukturen wie Bänder, Kapsel und Sehnen schmerzhaft. Im ungünstigen Fall kann das Gelenk später versteifen, sofern es nicht durch ein Implantat ersetzt wird. Die meisten älteren, deutlich übergewichtigen oder sehr großen Menschen sind von Arthrose betroffen. Allerdings ist nicht nur häufige Überlastung (z. B. auch Ballsportler) und Gewebealterung daran beteiligt, sondern auch Entzündungsprozesse (Rheuma), Fehlhaltungen (z. B. X- oder O-Beine, Skoliose), Fehlbelastungen (z. B. falsches Schuhwerk) sowie die Gelenkform.

Da Knorpel weder Gefäße noch Nerven besitzt, bemerkt man Arthrose meist erst im fortgeschrittenen Stadium: Erst wenn sich der Druck auf die empfindliche Knochenhaut erhöht, macht sie sich durch Schmerzen bemerkbar, zunächst bei intensiver Belastung, im weiteren Verlauf auch bei Beginn von Bewegungen (Anlaufschmerz) und geringerer Beanspruchung. Das Gelenk knackt, reibt und springt zunehmend, wird instabiler und im Bewegungsumfang eingeschränkt. Am häufigsten sind Knie, Hüfte, Wirbelsäule sowie die großen Hand- und Fußgelenke betroffen. Aber auch alle anderen Gelenke mit erhöhter Belastung (z. B. Schulter und Ellenbogen bei wiederholter Luxation) oder Abbauprozessen können an Arthrose erkranken.

√ Asthma bronchiale

Die Zahl der Menschen mit Bronchialasthma steigt beständig und hat sich in den letzten 20 Jahren etwa verdoppelt: Heute leiden ca. zehn bis 15 % der Kinder und 5 % der Erwachsenen darunter. Doch die Verengung der Bronchien führt nicht nur zu Husten und Atemnot, sondern auch zu einem erhöhten Risiko für Herz- und Lungenerkrankungen. Daher kommt es auf Vorbeugung und Früherkennung an. Testen Sie Ihr Risiko!

Leiden Sie unter einer Pollenallergie?

- ☐ nein 0
- ☐ ja, gegen 1–2 Pollenarten 1
- ☐ ja, gegen mehr als 2 Pollenarten 2

Entwickeln Sie beim Kontakt mit Allergieauslösern (z. B. Pollen, Schimmel oder Tierhaare) Husten und Atemnot?

- ☐ nein 0
- ☐ geringfügig 1
- ☐ ausgeprägt 2

Spüren Sie ein Engegefühl oder Schmerzen in der Brust?

- ☐ selten bis nie 0
- ☐ manchmal 1
- ☐ täglich 2
- ☐ mehrmals täglich 3

Wie oft leiden Sie unter Kurzatmigkeit oder Atemnot?

- ☐ selten bis nie 0
- ☐ manchmal 1
- ☐ täglich 2
- ☐ mehrmals täglich 3

Wie oft sind Sie jährlich im Schnitt erkältet?

- ☐ bis zu 2 x 0
- ☐ 3–5 x 1
- ☐ öfter 2

Wie oft im Jahr entwickeln Sie normalerweise eine Bronchitis?

- ☐ weniger als 1 x 0
- ☐ 1–2 x 1
- ☐ 3–4 x 2
- ☐ öfter 3

Wie lange dauert eine Bronchitis bei Ihnen gewöhnlich, bis Sie nicht mehr husten?

- ☐ 1–6 Tage 0
- ☐ 7–12 Tage 1
- ☐ länger 2

Haben Sie Hustenanfälle, auch wenn Sie nicht erkältet sind?

- ☐ selten bis nie 0
- ☐ manchmal 1
- ☐ täglich 2
- ☐ mehrmals täglich 3

Entstehen beim Atmen pfeifende oder keuchende Geräusche?

- ☐ selten bis nie 0
- ☐ manchmal 1
- ☐ häufig 2

Wachen Sie nachts mit Husten oder Atemnot auf?

- ☐ selten bis nie 0
- ☐ manchmal 1
- ☐ jede Nacht 2
- ☐ mehrmals pro Nacht 3

Verzichten Sie auf bestimmte Tätigkeiten aufgrund von Atemproblemen?

- ☐ nein 0
- ☐ manchmal 1
- ☐ häufig 2

Wie hoch ist das Verkehrsaufkommen im Umkreis von 300 m um Ihren Wohnort?

- ☐ gering 0
- ☐ mittel 1
- ☐ hoch 2
- ☐ sehr hoch 3

Sind Sie übergewichtig?

- ☐ ja, deutlich 2
- ☐ ja, geringfügig 1
- ☐ nein 0

Wie oft verwenden Sie bronchienerweiternde Medikamente oder Cortison aufgrund von Atemwegsbeschwerden?

- ☐ selten bis nie 0
- ☐ mehrmals im Jahr 1
- ☐ mehrmals monatlich 2
- ☐ wöchentlich oder öfter 3

In Ihrer Kindheit (Mehrfachnennungen möglich) ...

- ☐ haben Ihre Eltern zu Hause geraucht 1
- ☐ hatten Sie ungewöhnlich viele Atemwegsinfekte 1
- ☐ haben Sie mit einer hohen Luftbelastung gelebt 1
- ☐ hatten Sie (besonders bei der Geburt) Untergewicht 1

Ist Ihr Alltag von Überlastung, Sorge oder Angst geprägt?

- ☐ selten bis nie 0
- ☐ manchmal 1
- ☐ häufig 2

Auf welche möglichen Auslöser reagieren Sie allergisch (Mehrfachnennungen möglich)?

- ☐ Tierhaare 1
- ☐ Hausstaubmilben 1
- ☐ Chemikalien 1
- ☐ Metalle 1
- ☐ Mehlstaub 1
- ☐ Holzstaub 1
- ☐ sonstige Stäube 1

Sie entwickeln Husten oder Atemnot beim Einatmen von (Mehrfachnennungen möglich) ...

- ☐ Tabakrauch 1
- ☐ Autoabgasen 1
- ☐ staubiger Luft 1
- ☐ Sprays 1
- ☐ intensiven Gerüchen 1
- ☐ reizenden Stoffen 1
- ☐ kalter Luft 1
- ☐ heißer Luft 1
- ☐ trockener Luft (Heizung, Klimaanlage) 1

Bei welchen Tätigkeiten oder Umständen tritt normalerweise Kurzatmigkeit, Husten oder Atemnot auf (Mehrfachnennungen möglich)?

- ☐ Sport 1
- ☐ Radfahren 1
- ☐ Wandern 1
- ☐ Spazierengehen 1
- ☐ Treppensteigen 1
- ☐ kurzer Sprint (z. B. zum Bus) 1
- ☐ Betreten bestimmter Räume wie Keller, Dachboden, Stall oder Schuppen 1
- ☐ Zubettgehen 1
- ☐ Staubsaugen 1
- ☐ Fegen, Abstauben 1
- ☐ Bettenausschütteln 1
- ☐ Bronchitis 1
- ☐ Stress 1

Auswertung

0–10 Punkte: Ihre Antworten deuten auf unbelastete Bronchien und ein geringes Asthmarisiko hin.

11–24 Punkte: Ihr Ergebnis spricht für ein leicht erhöhtes Asthmarisiko und zumindest zeitweise gereizte Bronchien. Daher sollten Sie Luftbelastungen wie (Fein-)Staub, Tabakrauch oder Ozon reduzieren und Ihren Atemwegen immer wieder Reinluft gönnen. Chronische Beschwerden sollten Sie ärztlich untersuchen lassen. Insbesondere Allergien sollten nicht über Jahre unbehandelt bleiben, da sie ansonsten einer asthmatischen Erkrankung Vorschub leisten.

25–37 Punkte: In Ihrem Fall lässt sich ein deutlich erhöhtes Asthmarisiko sowie möglicherweise ein beginnendes oder bereits bestehendes Asthma bronchiale vermuten. Daher sollten Sie sofort gegensteuern. Zunächst sollte eine ärztliche Bronchial- und Allergiediagnostik klären, ob und wie stark die Bronchien gereizt sind und welche allergischen Reaktionen bestehen. Liegen Allergien vor, besteht die Behandlung normalerweise in einer Kombination aus Allergenmeidung (z. B. Reduzierung der Staubmilben-, Tierhaar- oder Pollenlast) und evtl. bronchienerweiternden, entzündungshemmenden oder antiallergischen Medikamenten. Jede Art der Luftbelastung im Innen- und Außenbereich sollten Sie weitest möglich reduzieren. Moderater (Ausdauer-)Sport und häufiger Aufenthalt in Reinluftgebieten besänftigen die Bronchien.

über 37 Punkte: Die meisten Kriterien für Asthma bronchiale und Asthmarisiko treffen in Ihrem Fall zu. Daher sollten Sie – falls noch nicht geschehen – Ihre Atemwege umgehend fachärztlich untersuchen lassen. Meiden Sie Reizfaktoren und entlasten Sie Ihre Bronchien.

Asthma: Symptome, Ursachen, Therapie

Symptome

Im Fall des Asthma bronchiale reagieren die Bronchien, also die Atemwege zwischen Luftröhre und Lungenbläschen, überempfindlich auf Reize wie Stress, Luftbelastung (besonders Stäube), heftiges Atmen, heiße oder kalte Luft, Medikamente, Erkältungen oder Allergene. Dies führt zu einer häufigen bis ständigen Entzündung, in der Akutphase auch zu krampfartiger Verengung, Anschwellen und zähen Schleimabsonderung der Bronchien. Durch den behinderten Luftstrom kommt es dann zu einem **pfeifenden oder keuchenden Atemgeräusch, (trockenem) Husten** und – je nach Umfang der Reaktion – **Atemnot.** Dann liegt ein Asthmaanfall vor, der zwischen einigen Sekunden und im Extremfall mehreren Stunden andauern kann und gehäuft nachts und früh morgens auftritt. Besonders das Ausatmen fällt dabei schwer. Die Luft staut sich in den Lungen, die sich mit den Jahren überblähen und krankhaft erweitern können. Auch zwischen den Anfällen sind die Bronchien gereizt und verengt. Die Ausprägung reicht dabei von gelegentlichem Husten bis hin zu mehreren Anfällen pro Tag.

Ursachen

In rund zwei Dritteln der Fälle sind Allergien beteiligt (allergisches Asthma), die meist mit harmlosen Reaktionen wie Schnupfen und Augentränen beginnen. Häufig besteht ein langjähriger Heuschnupfen. Neben Pollen sind auch Medikamente (z. B. Schmerzmittel wie ASS) oder weitere eingeatmete Allergene wie Hausstaub, Sprays oder Mehlstaub ursächlich beteiligt. Unbehandelt kommt es nach Jahren häufig zum sogenannten Etagenwechsel: Die Reaktion weitet sich auf die Bronchien aus. Nicht-allergisches Asthma beginnt hingegen häufig bei oder nach Atemwegsinfektionen. Tritt Asthma bei Eltern, Kindern oder Geschwistern auf, besteht ein deutlich erhöhtes Risiko. Dasselbe gilt etwas vermindert für Allergien, Neurodermitis und Rauchen. Kinder sind etwa doppelt so häufig betroffen wie Erwachsene, gehäuft in Raucherhaushalten und an verkehrsreichen Wohnorten. Untergewicht bei der Geburt erhöht das Risiko ebenso wie späteres Übergewicht.

Therapie

Die Diagnose wird ärztlich durch Befragung und körperliche Untersuchung gestellt. Dazu zählen auch Allergietests sowie ein Lungenfunktionstest und eine Blutuntersuchung. Bestätigt sich der Verdacht, müssen die Auslöser (z. B. Staub, Abgase, Tabakrauch, trockene Raumluft) so weit wie möglich reduziert werden. So kann man z. B. die Pollenbelastung durch richtige Lüftzeiten (in der Stadt frühmorgens, auf dem Land abends), Pollenschutzvliese an den Fenstern und häufiges Reinigen von Kleidung und Oberflächen deutlich reduzieren. Luftbelastungen wie (Fein-)Staub (z. B. durch Straßenverkehr), Tabakrauch, Ozon (z. B. durch Flüge, Sommersmog oder elektrische Bürogeräte), Spraygebrauch oder sonstige Reizfaktoren sollten gemieden werden. Häufige Aufenthalte in Reinluftgebieten und insbesondere an der See oder im Gebirge schaffen ebenfalls Entlastung. Erkältungen sollten frühzeitig und konsequent behandelt werden, um eine häufige Bronchitis mit möglichen zusätzlichen Infektionen zu vermeiden.

Ärztlich wird meist ein Asthmaspray (Dosier- oder Trockenaerosol) zum Inhalieren verschrieben (in leichten Fällen nur bedarfsweise), seltener Tabletten. Insbesondere bronchienerweiternde (v. a. Beta-2-Sympathomimetika) und entzündungshemmende Wirkstoffe (z. B. Cortison, Antileukotriene) kommen dabei zur Anwendung. Eine Hyposensibilisierung kann den Körper durch gezielten Allergenkontakt langfristig an Allergene gewöhnen. Zusätzlich zur laufenden Therapie muss immer auch ein Akutmedikament (Spray) mitgeführt werden, das beim Asthmaanfall innerhalb weniger Minuten zur Bronchienerweiterung führt. Außerdem kann bei Atemnot die Lippenbremse eingesetzt werden, das Ausatmen gegen die fast geschlossenen Lippen, worauf die Bronchien durch den erhöhten Druck erweitert werden. Das Aufstützen der Arme im Stehen oder Sitzen erleichtert die Atmung im Akutfall zusätzlich. Entwickelt sich – was glücklicherweise nur selten der Fall ist – ein akuter Sauerstoffmangel (Blaufärbung der Lippen), muss sofort ein Notarzt gerufen werden.

Eine wichtige Rolle spielt die richtige medikamentöse Einstellung in Verbindung mit einer qualifizierten Asthmaschulung, Atemgymnastik, therapeutischem Ausdauertraining, evtl. auch Entspannungsübungen. Weitere Informationen erhalten Sie beim Deutscher Allergie- und Asthmabund e.V. unter www.daab.de.

√ Autismus

Wenn sich Wahrnehmung, Sozialkontakte und Aktivitäten tunnelartig verengen, liegt häufig eine autistische Tendenz vor. Aber nicht jeder ist ein Autist, der dies vermutet – und umgekehrt. Da ausgeprägter Autismus unübersehbar zu lebenslanger Behinderung führt, zielt der Test auf die leichte Autismusform, das Asperger-Syndrom, ab. Neigen Sie gegebenenfalls dazu?

Sie unternehmen lieber etwas mit anderen als alleine.

- ☐ ja 0
- ☐ teilweise 1
- ☐ nein 2

Sie haben feste Prozeduren entwickelt und erledigen Dinge wenn möglich immer auf die gleiche Art.

- ☐ ja 2
- ☐ teilweise 1
- ☐ nein 0

Wie viele neue Freundschaften haben Sie in den letzten zehn Jahren geschlossen?

- ☐ 0 3
- ☐ 1 2
- ☐ 2–3 1
- ☐ mehr als 3 0

Wie oft haben Sie in den vergangenen zwölf Monaten jemandem etwas ohne Grund geschenkt, nur um ihm eine Freude zu machen?

- ☐ gar nicht 2
- ☐ 1–2 x 1
- ☐ öfter 0

Verfügen Sie über ein tragfähiges und lebendiges Netz aus Beziehungen?

- ☐ ja 0
- ☐ teilweise 1
- ☐ nein 0

Andere erzählen Ihnen gerne ihre Wünsche, Erlebnisse und Ängste.

- ☐ ja 0
- ☐ teilweise 1
- ☐ nein 2

Es stört Sie sehr, wenn jemand Ihre gewohnten (Tages-)Abläufe durcheinanderbringt.

- ☐ ja 2
- ☐ teilweise 1
- ☐ nein 0

Sie sind oft so in Ihre momentanen Tätigkeiten vertieft, dass Sie anderes um sich herum nicht mehr wahrnehmen.

- ☐ ja 2
- ☐ teilweise 1
- ☐ nein 0

Wenn Sie sich längere Zeit gemeinsam mit anderen in einem Raum aufhalten, können Sie sich später an die meisten dieser Menschen nicht erinnern.

- ☐ ja 2
- ☐ teilweise 1
- ☐ nein 0

Wie viele Stunden pro Tag blicken Sie in Ihrer Freizeit auf Displays und Bildschirme, inkl. Smartphone, Tablet, TV, Computer?

- ☐ 0–1 0
- ☐ 1–2 1
- ☐ 2–3 2
- ☐ mehr als 3 3

Sie (Mehrfachnennungen möglich) ...

- ☐ stoßen andere immer wieder vor den Kopf, ohne es zu wollen 1
- ☐ werden häufig nicht verstanden 1
- ☐ hatten oder haben Sprachprobleme 1
- ☐ können sich auf neue Situationen nur schwer einstellen 1
- ☐ interessieren sich stärker für Dinge als für Menschen 1
- ☐ haben spezielle Interessen, denen Sie ausgiebig und vorwiegend allein nachgehen 1
- ☐ leben intensiv in Ihren eigenen Gedanken und Vorstellungen 1
- ☐ bemerken an Dingen und Menschen Details, die anderen nicht auffallen 1
- ☐ fühlen sich bei Feiern oder Besprechungen unwohl oder schalten ab 1
- ☐ haben weniger soziale Kontakte als andere 1
- ☐ beschäftigen sich häufig mit Technik oder Tüfteln 1
- ☐ wiederholen sich laut Aussagen anderer 1
- ☐ planen und überlegen die meisten Vorhaben sehr gründlich 1
- ☐ haben keine dauerhaft stabilen, erfüllten Beziehungen 1
- ☐ geraten durch Unterbrechungen aus dem Konzept 1

Sie sind fasziniert von (Mehrfachnennungen möglich)...

- ☐ Computerspielen 1
- ☐ Computerprogrammen 1
- ☐ Fahrzeugen 1
- ☐ elektronischer Kommunikation 1
- ☐ Extremsport 1
- ☐ Spielzeugen 1
- ☐ technischen Geräten 1
- ☐ Zahlen 1
- ☐ Autokennzeichen 1
- ☐ Schreibweisen 1
- ☐ Regeln hinter Abläufen 1
- ☐ Geschichte 1
- ☐ Sammeln 1

Es fällt Ihnen schwer (Mehrfachnennungen möglich) ...

- ☐ zuzuhören 1
- ☐ mitzufühlen 1
- ☐ andere zum Lachen zu bringen 1
- ☐ zu tanzen 1
- ☐ zu singen 1
- ☐ sich die Figuren einer Geschichte vorzustellen 1
- ☐ sich auf mehr als eine Person zu konzentrieren 1

- ☐ Gesichter zu erkennen oder zu erinnern 1
- ☐ sich Dinge vorzustellen und zu merken, die Ihnen andere erzählen 1
- ☐ Gesamteindrücke zu gewinnen 1
- ☐ Witze zu verstehen 1
- ☐ mehrere Sachen gleichzeitig zu tun 1
- ☐ Führungsaufgaben zu übernehmen 1
- ☐ etwas Spontanes oder Neues zu tun 1
- ☐ Mimik und Körpersprache zu deuten 1
- ☐ neue Leute kennenzulernen 1
- ☐ mit Kindern spontan etwas zu spielen 1
- ☐ anderen bei Gesprächen in die Augen zu schauen 1
- ☐ an Rollenspielen teilzunehmen 1
- ☐ ein geselliges Beisammensein zu genießen 1
- ☐ nichts zu tun 1
- ☐ sich von Ihren Vorstellungen abbringen zu lassen 1
- ☐ einfache Romane zu lesen 1
- ☐ zu plaudern 1
- ☐ an Geburtstage zu denken und anderen zu gratulieren 1
- ☐ sich in andere hineinzufühlen und ihre Empfindungen zu verstehen 1
- ☐ zu telefonieren 1
- ☐ Höflichkeitsregeln einzuhalten 1
- ☐ pünktlich zu sein 1

In der Schule haben Sie (Mehrfachnennungen möglich)…

- ☐ nur schwer Anschluss gefunden 1
- ☐ sich wenig beteiligt 1
- ☐ nur schwer dem Unterricht folgen können 1
- ☐ ungern an Gruppenveranstaltungen teilgenommen 1
- ☐ oft unwillkürlich gegen Regeln verstoßen 1

Sie kennen von weniger als drei Menschen (Mehrfachnennungen möglich) …

- ☐ die Lieblingsfarbe 1
- ☐ den Lieblingsfilm 1
- ☐ das Lieblingsreiseziel 1
- ☐ das Lieblingsessen 1
- ☐ die Handschrift 1
- ☐ einen typischen Ausspruch 1
- ☐ die Augenfarbe 1
- ☐ eine große Angst 1
- ☐ etwas, das sie zum Lachen bringt 1
- ☐ den Traumberuf 1

Auswertung

0–15 Punkte: Bei Ihnen finden sich keine Hinweise auf Autismus.

16–35 Punkte: Ihr Ergebnis deutet auf geringfügige autistische Tendenzen hin, die jedoch auch Stärken sein können. Dazu zählt u. a. Ihre Fähigkeit, sich Details zuzuwenden und Strukturen und Muster zu erfassen. Achten Sie darauf, Beziehungen und gemeinsamen Vorhaben und Erlebnissen genug Raum zu geben, damit Sie auf ein lebendiges Miteinander bauen können.

36–65 Punkte: In Ihrem Fall zeigen sich mögliche autistische Tendenzen, die für das Asperger-Syndrom sprechen können. Sie sollten aber auch an Ursachen wie depressive Symptome, Angst, starken Stress, Bindungsstörungen oder ADHS denken. Wann haben Sie das letzte Mal jemandem ohne Anlass eine Freude gemacht, sich bedankt, gelobt, zugehört, geplaudert, Nahestehende ohne Grund angerufen oder eingeladen? Wie viel Zeit nehmen Sie sich am Tag für persönliche Begegnungen und Spontanes?

mehr als 65 Punkte: Ihr Ergebnis spricht für ausgeprägte autistische Tendenzen, die Sie psychologisch überprüfen lassen sollten. Denn wenn tatsächlich Autismus (oder eine andere Ursache) vorliegt, können Sie Ihr Sozial- und Kommunikationsverhalten z. B. im Rahmen einer Verhaltenstherapie schulen, um mehr von Ihren Beziehungen zu profitieren.

Autismus – Weitwinkel oder Tunnelblick?

Vermutlich haben autistische Gene aus gutem Grund bis heute überlebt: So sehr die Gemeinschaft ein lebendiges Sozialleben braucht, ist sie auch auf Eigenbrötler mit Tunnelblick angewiesen, die Details, Regeln, Zusammenhänge und Lösungen erkennen und verfolgen. So war auch Albert Einstein höchstwahrscheinlich ein Asperger-Autist. Er fing erst mit drei Jahren zögerlich zu sprechen an und konnte sich kaum auf emotionale Nähe einlassen. Viele moderate Autisten entwickeln überdurchschnittliche Begabungen und werden später zu Experten – vor allem in technischen Bereichen. So liegt das Problem bei Autismus auch an der Umwelt. Diese erwartet – vor allem in der Entwicklungsphase –, dass Menschen ständig kommunizieren, zuhören, mitmachen, lächeln und berühren. So isoliert manchmal die Umwelt den Autisten stärker als er sich selbst.

Allerdings muss Asperger-Autismus von schweren Autismus-Varianten unterschieden werden, die Menschen von ihrer Umwelt isolieren und zum Teil mit geistiger Behinderung und lebenslange Hilfe einhergehen. Zugleich ist nicht jeder Mensch mit dürftigen Sozialkontakten ein Autist. So haben es viele Menschen, die bei sich oder Angehörigen Autismus vermuten, mit einer frühkindlichen Bindungsstörung, Hochsensibilität, ADHS, Ängsten, Dauerstress oder depressiven Symptomen zu tun – oder aber dem ganz normalen Wunsch nach Abgrenzung. Die Diagnose Autismus betrifft etwa 0,1 % der Menschen und fußt auf vier Kriterien:

- Isolierung von der Umwelt und Probleme beim Aufbau von Beziehungen
- beeinträchtigte Sprachentwicklung und Kommunikationsfähigkeit
- Entwicklung und Beibehaltung fester, eng umrissener Muster, Regeln, Körperbewegungen und Gewohnheiten
- geringes Interesse für andere Menschen und Themen

Somit haben Autisten Probleme mit dem Aufbau und Pflegen von Beziehungen, weichen Blicken eher aus, zeigen wenig Mimik und Gestik, beschäftigen sich vorwiegend mit ihren eigenen Interessen, lassen sich meist nur ungern berühren und sind von Technik fasziniert. Bereits als Kinder spielen sie meist allein, beobachten gebannt Maschinen, suchen wenig Körperkontakt, ahmen wenig nach, nehmen die Emotionen anderer kaum wahr und können auch eigene Gefühle schwer einordnen (z. B. Trauer spüren und Trost suchen).
Therapeutisch stehen bei Autismus die Integration in die Gemeinschaft, Einbeziehung von Angehörigen und Verhaltenstherapie im Vordergrund. Wie Freundschaft, Mitgefühl, achtsame Kommunikation, Partnerschaft und Gruppendynamik funktionieren, lässt sich zu einem gewissen Grad erlernen. Zugleich darf das Anderssein da sein. Auch Verfahren wie Logopädie, Kunst-, Musik-, Ergo-, Physio-, Entspannungs-, Tanz- und Reittherapie können gute Erfolge erzielen. Wenn die Umwelt vom Autismus weiß, kann sie auch vermeintliche Respektlosigkeiten (z. B. Unaufmerksamkeit, Monologe) richtig einordnen und darauf reagieren.

Blase ✓

Tief im Unterbauch leitet die Blase täglich im Schnitt 1–1,5 l Flüssigkeit aus dem Körper, mit der Harnstoff, Säure und überschüssige Mineralien abgegeben werden. Doch auf Stress, Keime und Druck reagiert sie empfindlich. Beschäftigen Sie sich einige Minuten mit dem Organ, das jeden Dritten plagt, aber zu Unrecht nur selten erwähnt wird. Kreuzen Sie dazu die am ehesten zutreffenden Antworten an und zählen Sie am Schluss zusammen, wie oft Sie A, B, C oder D gewählt haben. Mehrfachnennungen sind möglich.

Allgemeines:

- ☐ Ihre Blase beschäftigt Sie täglich. A, B, C, D
- ☐ Sie leiden häufig unter Bauch-, Rücken- oder Kopfschmerzen. A
- ☐ Sie hatten schon mindestens eine natürliche Geburt. B
- ☐ Sie hatten schon mehrere natürliche Geburten. B
- ☐ Sie sind männlich und über 60 Jahre alt. D

- ☐ Sie haben bei längerem Stehen oder Gehen das Gefühl, dass im Becken etwas absinkt oder „herauszufallen" droht. B
- ☐ Sie können nicht beschwerdefrei länger auf einem harten Fahrradsattel sitzen. D
- ☐ Manchmal befindet sich sichtbares Blut im Urin. C, D

Wasserlassen:

- ☐ Sie müssen nachts häufiger als 2 x zur Toilette. A, C, D
- ☐ Sie suchen oft stressbedingt die Toilette auf. A
- ☐ Das Wasserlassen ist mühsamer und zeitaufwendiger als früher. D
- ☐ Sie verlieren beim Toilettengang oft vorzeitig Urin. A
- ☐ Sie müssen täglich häufiger als 8 x wasserlassen. A, B, C, D
- ☐ Der Urin fließt nur schwach, tröpfelnd oder mit Unterbrechungen. D
- ☐ Die Beschwerden verstärken sich nach dem Wasserlassen. A, C
- ☐ Sie verspüren oft Schmerzen und Brennen beim Wasserlassen. C, D
- ☐ Beim Wasserlassen entleert sich die Blase nicht vollständig. D
- ☐ Nach der Blasenentleerung kommt es regelmäßig zum Nachtröpfeln des Harns. D
- ☐ Sie können oft nur kleine Urinportionen entleeren. A, C, D
- ☐ Die Blasenentleerung kommt nur verzögert oder nach mehreren Versuchen in Gang. D
- ☐ Bei voller Blase fällt das Wasserlassen besonders schwer. D

Harndrang und -verlust:

- ☐ Sie tragen immer Einlagen oder Ersatzwäsche bei sich. A, B
- ☐ Sie haben manchmal Probleme, nach einsetzendem Harndrang noch rechtzeitig die Toilette zu erreichen. A, C, D
- ☐ Sie leiden häufiger unter ungewolltem Harnabgang. A, B
- ☐ Wenn Sie zu Hause die Tür aufschließen, stellt sich oft Harndrang ein. A
- ☐ Sie vermeiden bewusst Situationen, bei denen Sie nicht innerhalb kürzester Zeit eine Toilette erreichen können. A
- ☐ Mit Winden geht manchmal auch Urin ab. B
- ☐ Sie verzichten auf bestimmte Bewegungen oder Sportarten, weil Sie dabei leicht Urin verlieren. B
- ☐ Sie verspüren oft schmerzhaften Harndrang. C
- ☐ Das Geräusch fließenden Wassers kann Harndrang auslösen. A
- ☐ Der unfreiwillige Urinabgang ist erstmals während der Schwangerschaft oder direkt nach der Entbindung aufgetreten. B

Manchmal kommt es zu Urinverlust bei:

- ☐ Husten/Lachen B
- ☐ Niesen B
- ☐ Heben B

- ☐ Springen B
- ☐ Bergabgehen B

Schmerzen und Entzündung:

- ☐ Sie leiden mehr als fünfmal jährlich unter einer Blasenentzündung. C
- ☐ Sie verspüren oft krampfartige Schmerzen im Bereich des Unterbauchs. C
- ☐ Die wiederkehrenden Blasenschmerzen treten normalerweise so heftig auf, dass sie behandelt werden müssen. C
- ☐ Wenn Sie auf kaltem Untergrund sitzen, folgt häufig eine Blasenentzündung. C
- ☐ Frauen: Nach dem Geschlechtsverkehr kommt es leicht zu Blasenbrennen oder -entzündung. C
- ☐ Männer: Sie leiden mehrmals jährlich unter einer Blasenentzündung. D
- ☐ Frösteln (z. B. im Schwimmbad) oder Füße lösen leicht Brennen und Schmerzen in der Blase aus. C

A	B	C	D

Auswertung

4–8 x A: Sie neigen zu einer überaktiven Blase, früher auch als **Reizblase** bezeichnet. Der häufige Harndrang kann die Lebensqualität beeinträchtigen. Ist dies der Fall, sollten Sie die Maßnahmen im nächsten Abschnitt beachten.

mehr als 8 x A: Sie leiden unter den meisten typischen Symptomen einer **Reizblase mit Dranginkontinenz**, einem starken Harndrang, meist mit unfreiwilligem Urinverlust, trotz nicht gefüllter Blase. Der Urin lässt sich oft nur mit Mühe und nicht immer anhalten, bevor eine Toilette erreicht ist. Häufig sind Entzündungen und Blasensteine beteiligt, die dem Nervensystem vorzeitig die Blasenfüllung melden, weshalb es reflektorisch zum Zusammenziehen der Blasenmuskulatur kommt. Auch Nervenstörungen, z. B. bei MS, Diabetes oder nach Schlaganfall können zu einer Überaktivität bzw. fehlenden Kontrolle der Blasenmuskulatur führen. Häufig spielen auch eine seelische Sensibilisierung für die Blasenaktivität sowie Stress eine Rolle: In Momenten der Entspannung, des Wohlgefühls und Optimismus gehen die Symptome deutlich zurück. Zunächst sollten Sie, wenn noch nicht geschehen, eine sorgfältige ärztliche Diagnostik vornehmen lassen, um ernsthafte Ursachen auszuschließen oder zu behandeln. Dazu gehören neben der Routineuntersuchung z. B. eine Urinuntersuchung, Ultraschall, Untersuchung der Genitalien und evtl. eine Blasendruckmessung. Neben geeigneten Ein- und Vorlagen helfen in leichteren Fällen Blasentees (z. B. Goldrute, Johanniskraut, Melisse, Löwenzahnwurzel), Wärme (z. B. warmes Kirschkernkissen) oder Extrakte aus Goldrute und Medizinalkürbis. Insbesondere kommt es auf ein Blasentraining an: Durch feste Zeiten für die Blasenentleerung erlangen Sie wieder mehr Kontrolle über Ihre Blase. Bei einer Stressbeteiligung helfen Stressmanagement (Stichwort Prioritäten und Entscheidungen) und Entspannungsübungen wie Yoga, Autogenes Training oder Meditation. In schweren Fällen können krampflösende Medikamente – wenn möglich über einige Wochen – helfen, den Blasenmuskel zu entspannen. Seltener sind chirurgische Eingriffe erforderlich.

4–8 x B: Ihre Symptome deuten auf eine **Neigung zur Blasen- oder Beckenbodenschwäche** hin. In jedem Fall bietet sich hier Sport und Gewichtsregulierung an, evtl. auch Beckenbodentraining. Gezielte Maßnahmen finden Sie im nächsten Abschnitt.

mehr als 8 x B: Sie zeigen das typische Bild einer **Blasen- oder Beckenbodenschwäche mit Belastungsinkontinenz**: Weil die Muskulatur des Blasenschließmuskels oder Beckenbodens gedehnt (z. B. durch eine Geburt) oder geschwächt ist, kommt es bei Druck im Bauchraum leicht zu Urinverlust. Dies ist besonders bei körperlicher Aktivität (z. B. Springen, Heben) und beim Lachen, Niesen oder Husten der Fall. Auch längeres Stehen oder Gehen sowie eine volle Blase bereiten Probleme. Betroffen sind vor allem Ältere, Frauen nach einer natürlichen Geburt, aber auch viele Männer (z. B. nach einer Prostataoperation). Blasenschwäche sollte wie jedes andauernde Gesundheitsproblem ärztlich abgeklärt werden. Zunächst sollten Sie, rein symptomatisch, geeignete Einlagen oder Tampons verwenden. Vor allem aber benötigt der Beckenboden ein gezieltes Training durch Physiotherapie, um sich zu kräftigen, zu heben und damit auch die Blase zu stabilisieren. Evtl. kommen auch Elektrotherapie, Medikamente oder seltener chirurgische Eingriffe zum Einsatz. Auch Übergewicht muss abgebaut werden, da es ebenfalls auf dem Becken und damit der Blase lastet. Intensive Ganzkörperbewegung (z. B. Radfahren, Nordic Walking, Schwimmen, Crosstrainer), Rumpfaufbau mit Bauch- und Rückenmuskeltraining kräftigt zusätzlich die Muskulatur.

5–9 x C: Einiges spricht in Ihrem Fall für eine **empfindliche Blase mit Entzündungsneigung**. Wenn die Symptome dauerhaft auftreten, sollten sie ärztlich abgeklärt werden, um mögliche Ursachen auszuschließen. Geeignete Gegenmaßnahmen finden Sie im nächsten Abschnitt.

mehr als 9 x C: Die meisten typischen Symptome einer **chronischen bzw. immer wiederkehrenden Blasenentzündung** treffen auf Sie zu. Haben Sie mögliche Ursachen durch einen Arzt abklären lassen? Dies spielt eine wichtige Rolle, da auch Nieren- oder Blasensteine sowie Verengungen dafür verantwortlich sein können, die sich meist leicht beheben lassen. Ansonsten können Sie vor allem durch Ihre Lebensweise Abhilfe schaffen. Trinken Sie mindestens 1,5 l Wasser täglich, während einer Entzündung bis zu 5 l, um Bakterien auszuspülen. Fruchtsaftgetränke, Limonaden, Grün- oder Schwarztee, Kaffee und Alkohol dürfen dabei nicht eingerechnet werden. Halten Sie Unterleib und Füße warm und vermeiden Sie Frösteln, ebenso wie zu warme Räume. Viel Bewegung an der frischen Luft sowie kalte Güsse (auf warme Haut) auf Arme, Beine, später auch den ganzen Körper, stärken die Abwehrkräfte. An allen nasskalten Tagen wärmt neben Skiunterwäsche vorbeugend ein Thymian- oder Lindenblütentee (2 TL kochend aufgießen, nach fünf Minuten absieben) sowie heiße Fußbäder (15 Minuten). Vorbeugend und therapeutisch hilft auch ein harntreibender Tee mit Goldrutenkraut, Birkenblättern und Brennnessel: Getrocknete Pflanzenteile (Apotheke) zu gleichen Teilen mischen, 2 TL mit 250 ml kochendem Wasser übergießen, fünf bis zehn Minuten ziehen lassen, dann abseihen und heiß trinken. Achten Sie auch auf Intimhygiene (täglich mit warmem Wasser spülen), auch beim Sexualpartner. Suchen Sie auch gezielt Entspannung und nehmen Sie Energiequellen wie Freunde, Partnerschaft, Hobby, Sport, Kunst, frische Luft, sinngebende Aufgaben und regelmäßigen Lebensrhythmus in Anspruch. Fieber, Blut im Urin oder eine Entzündung über mehr als drei Tage sollten ärztlich behandelt werden.

4–8 x D: Möglicherweise liegt eine **Harnabflussstörung** vor. Lassen Sie dies durch einen Arzt abklären. Bedarfsweise Maßnahmen siehe nächster Abschnitt.

mehr als 8 x D: Ihre Symptome sprechen deutlich für eine **Harnabflussstörung**. Lassen Sie zunächst die Ursache ärztlich abklären, falls noch nicht geschehen. Bei Männern ab 50 Jahren handelt es sich häufig um eine gutartig vergrößerte Prostata (über 50 %). Aber auch Neubildungen, Steine oder ein Abknicken der Harnröhre können u. a. den Harnfluss behindern. Vermeiden Sie Reizungen durch Fahrradsattel (kein Druck im Schritt!), Rudern oder Sitzen auf einer unbequemen oder kalten Fläche. Eine entspannte Seele und ein warmer Unterleib verbessern die Blasenentleerung, Alkohol (besonders Bier) erschwert sie. Die Blase sollte immer entleert werden, *bevor* sie prall gefüllt ist. Brennnesseltee sowie Extrakte aus Sägepalme und Medizinalkürbis verbessern nachweislich die Beschwerden deutlich, ebenso wie (Sitz-)Bäder über 20 Minuten mit Zugabe von Goldruten-, Kamillen-, Schachtelhalm- und Brennnesseltee. Die Abflussbehinderung sollte, notfalls auch durch Medikamente oder einen chirurgischen Eingriff, behoben werden, da sie unbehandelt durch Harnrückstau zu einer schweren Nierenerkrankung führen kann.

Bluthochdruck

Jede/r Vierte leidet unter Bluthochdruck. Doch weil man Bluthochdruck nicht spürt, vergehen häufig Jahrzehnte bis zur Diagnose. Unterdessen belastet er Herz und Gefäße, im ungünstigsten Fall mit einem Herzinfarkt oder Schlaganfall als Spätfolge. Daher kommt es auf eine frühzeitige Diagnose, besser noch Vermeidung an. Denn fast alle Risikofaktoren entspringen aus der Lebensweise. Testen Sie Ihr Risiko!

Wie alt sind Sie?

- ☐ unter 35 Jahre 0
- ☐ 36–55 Jahre 1
- ☐ 56–75 Jahre 2
- ☐ über 75 Jahre 1

Wie lange bewegen Sie sich (Sport ausgenommen) im Alltag, z. B. Fuß- und Radstrecken, Handwerk, Garten, bewegungsbetonte Hausarbeit?

- ☐ 0–0,5 Stunden 3
- ☐ 0,5–1 Stunde 2
- ☐ 1–2 Stunden 1
- ☐ mehr als 2 Stunden 0

Wie oft treiben Sie wöchentlich mindestens 45 Minuten Sport (z. B. Laufen, Schwimmen, Ballsport, Fitnesstraining) oder bewegen sich mindestens 90 Minuten intensiv (z. B. Fahrradtour, Nordic Walking, Wandern)?

- ☐ weniger als 1 x 3
- ☐ 1 x 2
- ☐ 2 x 1
- ☐ öfter als 2 x 0

Wie viele Zigaretten rauchen Sie täglich?

- ☐ keine, auch in den letzten 15 Jahren nicht 0
- ☐ keine, aber in den letzten 15 Jahren 1
- ☐ 1–3 2
- ☐ 4–7 3
- ☐ 8–12 4
- ☐ mehr als 12 5

Wie hoch ist Ihr BMI (Körpergewicht dividiert durch das Quadrat der Körpergröße, z. B. $78 : (1{,}79)^2 = 24{,}3$)?

- ☐ unter 25 0
- ☐ 25–27 1
- ☐ 27–30 3
- ☐ über 30 4

Welchen Umfang hat Ihre Taille (Messung mit Maßband)?

Frauen:

- ☐ unter 80 cm 0
- ☐ 80–88 cm 2
- ☐ über 88 cm 3

Männer:

- ☐ unter 94 cm 0
- ☐ 94–102 cm 2
- ☐ über 102 cm 3

Welche der folgenden Einflüsse prägen Ihren Alltag (Mehrfachnennungen möglich)?

- ☐ Geldsorgen 1
- ☐ Zukunftsängste 1
- ☐ Konflikte im Arbeits- oder Wohnumfeld 1
- ☐ Leistungsdruck 1
- ☐ Lärm 1
- ☐ Einsamkeit 1
- ☐ überlange Arbeitszeiten 1
- ☐ ständige Erreichbarkeit 1
- ☐ Kaffeekonsum über 0,5 l pro Tag 1
- ☐ Unterforderung 1
- ☐ Überforderung 1
- ☐ Doppelbelastung 1
- ☐ Abwertung 1
- ☐ familiäre/partnerschaftliche Spannungen oder Krisen 1
- ☐ innere Anspannung 1
- ☐ Erschöpfung 1
- ☐ Gefühl der Hilflosigkeit 1
- ☐ Niedergeschlagenheit 1
- ☐ Stimmungsschwankungen 1

Wie viele alkoholische Getränke trinken Sie im Schnitt pro Tag (entsprechend je 0,4 l Bier, 0,2 l Wein oder drei Gläsern Schnaps)?

- ☐ weniger als 1 0
- ☐ 1 1
- ☐ 2 2
- ☐ 3 3
- ☐ mehr als 3 4

Wie salzig essen Sie?

- ☐ sehr salzig (häufig Fertiggerichte, Wurst, Käse, salzige Snacks, nachsalzen) 3
- ☐ mittel 1
- ☐ wenig 0

Wie oft pro Woche essen Sie rotes Fleisch (Schwein, Rind, Lamm) als Hauptmahlzeit?

- ☐ weniger als 3 x 0
- ☐ 3–5 x 2
- ☐ öfter 3

Nehmen Sie regelmäßig die Pille oder andere Hormonpräparate ein?

- ☐ ja 2
- ☐ nein 1
- ☐ nein, auch in den letzten drei Jahren nicht 0

Schlafen Sie erholsam und fühlen Sie sich beim Aufwachen ausgeruht?

- ☐ selten bis nie 3
- ☐ manchmal 2
- ☐ meistens 0

Gibt es Fälle von Bluthochdruck in Ihrer Familie?

- ☐ nein 0
- ☐ ja, einen 1
- ☐ ja, mehrere 2

Haben Sie Diabetes Typ 2?

- ☐ nein 0
- ☐ ja, ohne Insulin 2
- ☐ ja, insulinpflichtig 3

Tasten Sie nach fünf Minuten entspanntem Sitzen Ihren Puls an der Unterseite des Handgelenks (daumenseitig) oder der Halsschlagader. Wie viele Schläge pro Minute zählen Sie?

- ☐ weniger als 75 0
- ☐ 75–90 2
- ☐ über 90 3

Sie leiden mindestens 1 x pro Woche unter (Mehrfachnennungen möglich) …

- ☐ Schwindel 1
- ☐ Kopfdruck 1
- ☐ Kopfschmerzen 1
- ☐ Nasenbluten 1
- ☐ Ohrensausen 1
- ☐ Kurzatmigkeit 1
- ☐ Atemnot 1
- ☐ Schmerzen in der Brust 1
- ☐ Sehstörungen, z. B. Sternchensehen 1
- ☐ Sensibilitätsstörungen, z. B. Kribbeln an Armen oder Beinen 1
- ☐ Muskelzittern 1
- ☐ übermäßigem Schwitzen 1
- ☐ massiven Ängsten 1

Welche Symptome treffen auf Sie zu (Mehrfachnennungen möglich)?

- ☐ Schilddrüsenüberfunktion 1
- ☐ Nierenerkrankung 1
- ☐ Gefäßverengungen 1
- ☐ erhöhte Blutfettwerte 1
- ☐ Schnarchen 1
- ☐ Schlafapnoe (Atemaussetzer während des Schlafs) 1
- ☐ Asthma bronchiale 1
- ☐ Einnahme von Schmerzmedikamenten 1
- ☐ hochdosierte Cortisoneinnahme 1

Sind Sie mit Ihrem Körper zufrieden?

- ☐ ja, überwiegend 0
- ☐ teilweise 1
- ☐ eher nicht 2
- ☐ gar nicht 3

Fühlen Sie sich in Ihrem Beziehungsnetzwerk gut aufgehoben?

- ☐ ja, überwiegend 0
- ☐ teilweise 1
- ☐ eher nicht 2
- ☐ gar nicht 3

Können Sie abends, am Wochenende und im Urlaub gut abschalten und nehmen sich auch die nötige Zeit dazu?

- ☐ selten bis nie 3
- ☐ manchmal 2
- ☐ häufig bis täglich 0

Wie oft lachen oder freuen Sie sich herzhaft?

- ☐ mehrmals täglich 0
- ☐ täglich 1
- ☐ manchmal 2
- ☐ selten bis nie 3

Auswertung

0–10 Punkte: Sie erreichen nicht nur eine hohe Lebensqualität, sondern auch beste Voraussetzungen, um ein Leben lang gesund und im optimalen Blutdruckbereich zu bleiben. Weiter so!

11–25 Punkte: Ihr Ergebnis spricht für ein mäßig erhöhtes Bluthochdruckrisiko. Sie leben überwiegend gesund, setzen sich jedoch regelmäßig körperlichen oder seelischen Stressfaktoren aus, die den Körper antreiben – früher oder später wahrscheinlich auch den Blutdruck. Was werden Sie ändern?

26–50 Punkte: Ihr Blutdruckrisiko ist deutlich erhöht. Daher sollten Sie Ihre Lebensweise direkt ändern. Wo besteht Handlungsbedarf – Arbeitssituation, Konflikte, inneres Gleichgewicht, Ernährung oder Bewegung? Ihre Antworten liefern dazu die besten Hinweise. Zudem sollten Sie täglich (z. B. morgens und abends) Ihren Blutdruck messen.

über 50 Punkte: Die meisten Voraussetzungen für Bluthochdruck treffen in Ihrem Fall zu. Zum einen sollten Sie daher gemeinsam mit einem Arzt die aktuelle Blutdrucksituation und eine evtl. erforderliche medikamentöse Therapie klären. Zum anderen steht eine fundamentale Änderung der Lebensweise an. Vollwertige, gemüsereiche Ernährung, ausgiebige tägliche Bewegung, Stressmanagement und Entspannung stehen dabei im Vordergrund.

Aktiv gegen Bluthochdruck

Wenn wir uns anstrengen oder in Gefahr sind, macht uns ein erhöhter Blutdruck leistungsfähiger. Auch bei Übergewicht oder im Alter hilft er, trotz hinderlichem Fettgewebe oder spröden Gefäßen alle Gewebe zu versorgen. Doch wenn sich der Blutdruck – meist nach jahrelangem Einfluss körperlicher oder seelischer Stressfaktoren – selbstständig macht und ständig auf Herz und Gefäßwänden lastet, drohen im Lauf der Zeit Herz-Kreislauf-Krankheiten wie Herzschwäche, Arteriosklerose, Thrombose, Augen- und Nierenschäden oder Durchblutungsstörungen bis hin zu Herzinfarkt und Schlaganfall (über 60 % Bluthochdruck). Die meisten Menschen ahnen lange nichts davon. Denn Frühsymptome zeigen sich nur selten in Form von Kopfschmerzen, Schwindel, Nasenbluten oder Ohrensausen.

Ursachen

Meist ist Bluthochdruck durch die Lebensweise bedingt, insbesondere Übergewicht, Rauchen, Salzkonsum, Stress, fleisch- und fettreiche Ernährung, Alkohol und Bewegungsmangel. Auch Bluthochdruck in der Familie begünstigt das Auftreten. Lediglich in 10 % der Fälle sind bestimmte Erkrankungen oder Therapien ursächlich (sekundäre Hypertonie), z. B. die Pille, Schmerzmedikamente, hochdosierte Cortisoneinnahme, Hormonstörungen oder eine Durchblutungsstörung der Niere.

Was ist Bluthochdruck?

Den Druck, der vom Herzschlag ausgeht, nennt man systolischen Blutdruck (erster Wert), den ständigen Gegendruck der Arterien diastolischen Blutdruck (zweiter Wert), z. B. 130/80 mmHg (sprich: 130 zu 80).

Blutdruck-Bewertung nach WHO (Werte in mmHg)

Bewertung	systolisch	diastolisch
optimal	< 120	< 80
normal	120–129	80–84
hoch-normal	130–139	85–89
milder Bluthochdruck (Stufe 1)	140–159	90–99
mittlerer Bluthochdruck (Stufe 2)	160–179	100–109
schwerer Bluthochdruck (Stufe 3)	> 180	> 110
Hochdruckkrise (Notfall)	> 230	> 130

Messen Sie vorsorglich einmal wöchentlich Ihren Blutdruck morgens oder abends in Ruhe mit einem Oberarm-Blutdruckmessgerät (mit Prüfsiegel z. B. der Hochdruckliga und passender Manschettengröße). Bei erhöhten Werten folgen ärztliche Untersuchungen wie:

- Messung an beiden Armen und Beinen
- 24-Stunden- und Belastungsmessung
- Blutbild, u. a. mit Fetten, Nüchternzucker, Hormonen, Kalium, Kreatinin
- EKG
- eventuell Untersuchung des Augenhintergrunds, Ultraschall von Herz und Nieren, Röntgenaufnahme des Brustkorbs

Maßnahmen

Bei hohen Werten wird meist medikamentös behandelt, insbesondere mit Entwässerungsmitteln (Diuretika), Betablockern, ACE-Hemmern, Kalzium-Antagonisten oder Angiotensin-II-Rezeptorblockern. Entscheidender sind jedoch Maßnahmen im Bereich der Lebensweise: Jedes Kilogramm weniger (besonders am Bauch) verringert den Blutdruck im Schnitt um 3 mmHg. Auch ein „bewegter" Alltag und mindestens 3 x wöchentlich 45 Minuten Ausdauertraining (z. B. Radtour, Fitnesstraining, Schwimmen, Laufen) oder 90 Minuten intensive Bewegung (z. B. Wanderung) tragen deutlich zur Blutdrucknormalisierung bei.

Jeder zweite Betroffene kann zudem allein durch eine Halbierung des Salzkonsums auf unter 6 g pro Tag seinen Blutdruck um 10–15 mmHg senken.

Trinken Sie hierzu auch natriumarme Mineralwässer. Ernähren Sie sich vorwiegend vegetarisch mit viel Saisongemüse, Wasser und Knoblauch. Die tägliche Alkoholmenge sollte ein Getränk (z. B. 1/4 l Wein) nicht übersteigen, auf das Rauchen ganz verzichtet werden. Immer stärker tritt auch Stress als Krankmacher auf den Plan, sei es durch private und berufliche Überforderung, andauernde Konflikte oder Isolierung. Daher sind zunehmend aktive Lebensgestaltung, -entlastung und -entschleunigung, Selbst- und Beziehungsmanagement sowie ausreichender und regelmäßiger Schlaf gefragt.

✓ Burn-out-Syndrom

Ohne Engagierte und Idealisten würde unsere Gesellschaft nicht funktionieren, doch bewegen besonders diese sich häufig am Limit ihrer Kräfte. Hohe Erwartungen, prekäre Umstände und eine Fülle an Aufgaben machen nach Jahren aus Engagement Überforderung und aus Leidenschaft Hilflosigkeit. Man spricht von Burn-out, dem seelischen Ausbrennen. Doch hat dies weniger mit den Umständen und mehr mit den Personen zu tun, als viele annehmen. Sind Sie gefährdet?

Fühlen Sie sich unabhängig von der Schlafdauer müde und erschöpft?
- ☐ häufig bis meistens 2
- ☐ manchmal 1
- ☐ selten bis nie 0

Können Sie an freien Tagen gut entspannen und abschalten?
- ☐ ja, nach kurzer Zeit 0
- ☐ manchmal bzw. erst nach einiger Zeit 1
- ☐ selten bis nie 2

Wie reagieren Sie am ehesten, wenn Sie etwas stresst?
- ☐ Ich versuche, einfach weiterzumachen. 2
- ☐ Ich werde wütend oder traurig. 1
- ☐ Ich ändere aktiv die Ursache (z. B. Konflikt, Überlastung) oder verlasse sie, wenn Ersteres nicht möglich ist. 0

Wie oft freuen Sie sich richtig?
- ☐ mehrmals täglich 0
- ☐ mehrmals wöchentlich 1
- ☐ seltener 2

Haben Sie Freude an Ihren täglichen Aufgaben?

- ☐ meistens bis immer 0
- ☐ manchmal 1
- ☐ selten bis nie 2

Wie oft treiben Sie wöchentlich mindestens 45 Minuten Sport oder bewegen sich zwei Stunden intensiv (z. B. Radfahren, Wandern)?

- ☐ weniger als 1 x 2
- ☐ 1 x 1
- ☐ öfter als 1 x 0

Wie oft unternehmen Sie wöchentlich gemeinsame Freizeitaktivitäten wie Konzert, Kino, Tanz, Musik oder gesellige Abende?

- ☐ weniger als 1 x 2
- ☐ 1 x 1
- ☐ öfter als 1 x 0

Wie viele Stunden schlafen Sie pro Tag?

- ☐ weniger als 5/mehr als 10 2
- ☐ 5–6 1
- ☐ 7–8 0
- ☐ 9–10 1

Pflegen Sie einen regelmäßigen Tagesrhythmus (Schlafen, Essen, Arbeit, Freizeit)?

- ☐ nein 2
- ☐ teilweise 1
- ☐ in der Regel ja 0

Benutzen Sie Alkohol oder Tabletten (z. B. Schlaf- oder Beruhigungsmittel), um zu entspannen?

- ☐ selten bis nie 0
- ☐ 2–3 x pro Woche 1
- ☐ abends meistens 2
- ☐ meistens, abends und auch tagsüber 3

Welche Aussagen treffen zu (Mehrfachnennungen möglich)? Sie ...

- ☐ fühlen sich häufig kraftlos oder überfordert 1
- ☐ glauben nicht an einen tieferen Sinn des Lebens 1
- ☐ halten sich oft mit unwichtigen Aufgaben auf 1
- ☐ haben das Gefühl, von anderen nicht ausreichend unterstützt oder geschätzt zu werden 1
- ☐ müssen viele belastende Erfahrungen hinnehmen 1
- ☐ lachen nur selten herzlich 1

- ☐ müssen sich täglich durchbeißen 1
- ☐ sorgen sich um Ihre finanzielle Existenz 1
- ☐ setzen keine besondere Hoffnung in Gesellschaft oder Politik 1
- ☐ nehmen nicht gerne Lob an 1

Leben Sie eine erfüllte Sexualität?

- ☐ nein 2
- ☐ teilweise 1
- ☐ ja 0

Wie oft sind Sie über Situationen oder Menschen ernsthaft verärgert, enttäuscht oder frustriert?

- ☐ selten bis manchmal 0
- ☐ regelmäßig 1
- ☐ täglich 2

Sehen Sie Ihre täglichen Aufgaben als freiwillig an?

- ☐ nein 2
- ☐ teilweise 1
- ☐ ja 0

Haben Sie am Ende eines Tages alle geplanten Aufgaben erledigt?

- ☐ selten bis nie 2
- ☐ wenn es gut läuft, ja 1
- ☐ meistens bis immer 0

Notieren Sie jeweils fünf Antworten zu der Frage: „Was ist toll an 1) meinen täglichen Aufgaben, 2) mir selbst, 3) meinem nächsten Angehörigen und 4) dieser Woche?" Ist dies spontan und ohne inneren Widerstand möglich?

- ☐ ja 0
- ☐ größtenteils 1
- ☐ teilweise 2
- ☐ (überwiegend) nein 3

Welche Aussagen treffen zu (Mehrfachnennungen möglich)?

- ☐ Sie können nur schwer Nein sagen. 1
- ☐ Sie erledigen mehr als 60 Stunden pro Woche Pflichtaufgaben. 2
- ☐ Sie können Aufgaben nur schwer abgeben. 1
- ☐ Wenn Sie sich freinehmen oder krank sind, haben Sie ein schlechtes Gewissen. 1
- ☐ Sie haben weniger als zwei freie Stunden täglich. 1
- ☐ Sie fühlen sich durch Ihre täglichen Aufgaben meist über- oder unterfordert. 2

- ☐ An den meisten Wochenenden haben Sie nicht frei. 1
- ☐ Sie stehen meistens unter Zeitdruck. 1
- ☐ Sie haben weniger als zwei Stunden Pause vor dem Schlafengehen. 1
- ☐ Sie stehen in einem oder mehreren Dauerkonflikten. 1
- ☐ Genuss gönnen Sie sich nur selten. 1
- ☐ Sie dürfen nicht ausfallen. 1

Wie viele Stunden sind Sie wöchentlich beruflich erreichbar?

- ☐ weniger als 50 0
- ☐ 50–70 1
- ☐ mehr als 70 2

Welche Symptome bzw. Empfindungen treffen auf Sie zu (Mehrfachnennungen möglich)?

- ☐ Ein- und Durchschlafstörungen, Albträume 1
- ☐ Gefühl der Sinnlosigkeit 1
- ☐ Gefühl, ausgebeutet zu werden 1
- ☐ Hektik, Nervosität 1
- ☐ Interesselosigkeit 1
- ☐ Kopf-, Rücken- und Bauchschmerzen 1
- ☐ Pessimismus 1
- ☐ Reizbarkeit, Aggressivität 1
- ☐ Rückzugswunsch 1
- ☐ Schuld- und Ohnmachtsgefühle 1
- ☐ Selbstmordgedanken, Depressionen 1
- ☐ Stimmungsschwankungen, Weinen 1
- ☐ Suchtverhalten (Tabak, Medikamente, Essen, Alkohol etc.) 1
- ☐ Widerwillen gegen tägliche Aufgaben 1
- ☐ Zerstreutheit, Pannen und Unfälle 1
- ☐ Zucken, Übelkeit, Herz- und Atembeschwerden 1
- ☐ Zynismus 1

Wie viele Stunden täglich sind Ihr Handy und Computer normalerweise gleichzeitig abgeschaltet?

- ☐ gar nicht 2
- ☐ während der Schlafzeit 1
- ☐ länger als 10 Stunden 0

Wie viele Wochen Urlaub nehmen Sie sich jährlich, während derer Sie für Ihre täglichen Aufgaben nicht zur Verfügung stehen?

- ☐ weniger als 3 0
- ☐ 3–4 1
- ☐ mehr als 4 2

Auswertung

0–9 Punkte: Herzlichen Glückwunsch: Ihr Burn-out-Risiko liegt im minimalen Bereich.

10–24 Punkte: Ihr Burn-out-Risiko ist leicht erhöht. Achten Sie insbesondere auf Pausen, freie Tage, Geselligkeit, einen regelmäßigen Lebensrhythmus, Zeitmanagement und Sport. Wo liegen die Zeit- und Energiediebe und wie lassen sich diese ausschalten?

25–40 Punkte: Ihre tägliche emotionale und zeitliche Belastung ist deutlich erhöht. Dabei wirken äußere Anforderungen und innere Sensibilität zusammen. Durchbrechen Sie den Teufelskreislauf von Engagement und Überlastung. Geben Sie Aufgaben ab, machen Sie sich ersetzbar, sagen Sie öfter Nein. Ändern Sie belastende Situationen (z. B. Dauerkonflikte, Überforderung) oder verlassen Sie sie, und erschließen Sie vor allem die nötigen Energiequellen (s. Infoteil).

über 40 Punkte: Die meisten Burn-out-Symptome treffen auf Sie zu, sodass Sie direkt etwas unternehmen sollten, um wieder mehr Gleichgewicht herzustellen. Treten Sie vom Alltag einen Schritt zurück und betrachten Sie ihn wie ein Außenstehender. Wie würden Sie sich, Ihre Aufgaben und täglichen Situationen beurteilen? Was ist sinnvoll, angenehm und was überzogen oder abstrus? Sie sollten auch psychologische Unterstützung hinzuziehen, etwa eine Verhaltenstherapie. Denn es gilt, den erschöpfenden Kreislauf von Verantwortlichkeit und Überforderung, von persönlichem Einsatz und Einsamkeit zu durchbrechen.

Burn-out – kraftlos im Hamsterrad

Menschen mit hohem Burn-out-Risiko sind in der Regel zunächst begeistert, engagiert, ehrgeizig, opferbereit und haben hohe Ansprüche an sich selbst. Ob Führungskräfte, Lehrer, Pflegekräfte, Selbstständige, Pflegepersonen oder Eltern mit Doppelbelastung: Sie setzen sich aus Überzeugung und Verpflichtung für ihre Ziele ein und stehen ständig unter Zeitdruck mit zum Teil mehr als 60 Wochenstunden. Häufig bestehen weder ein intaktes Beziehungsnetz noch besondere Hobbys und Interessen außerhalb der täglichen Aufgaben. Doch ab einem bestimmten Punkt lassen Leistungsfähigkeit, Toleranz und Belastbarkeit nach, Betroffene fühlen sich ernüchtert, frustriert, hilflos und enttäuscht, geistige, körperliche und seelische Erschöpfung stellt sich ein: das Burn-out-Syndrom, von dem 12 % der Berufstätigen betroffen sind.

Maßnahmen gegen Burn-out

- Zeit- und Arbeitsmanagement: wichtige von unwichtigen Aufgaben trennen, höchstens 60 % der Arbeitszeit verplanen, delegieren, entrümpeln, ordnen
- tägliche Mittagspause von 45 Minuten
- mindestens zwei Stunden täglich freie Zeit ohne Aufgaben
- bewusstes tägliches Abschalten (auch von Handy, TV und Computer)
- eine Stunde Entspannungszeit vor dem Schlafengehen (ohne TV und PC)
- freie Abende und Wochenenden, mindestens vier Wochen terminfreier Jahresurlaub

- Dauerkonflikte austragen oder verlassen, Nein sagen, wenn eine Aufgabe überfordert
- dreimal wöchentlich mindestens 45 Minuten Sport oder zwei Stunden Bewegung, Naturerleben, frische Luft
- Entspannungsübungen, z. B. Yoga, Tai Chi, Meditation, Autogenes Training
- erfüllte Sexualität und Partnerschaft
- regelmäßige soziale Kontakte: Freude und Genuss suchen und zulassen, häufiges Lächeln und Lachen, Mitgefühl
- Offenheit, Gelassenheit, Optimismus: regelmäßige gesellige Freizeitunternehmungen (Konzert, Kino, Wellnesstag, Tanzen etc.)
- regelmäßiger Lebensrhythmus (Essen, Schlafen, Freizeit, Rituale)
- Stressquellen und -status identifizieren und Konsequenzen daraus ziehen
- Psychotherapie bei Symptomen über mehrere Wochen

Cholesterin

Man spürt, schmeckt und riecht es nicht: Tägliche Fleischportionen, fette Snacks, Bewegungsmangel oder familiäre Belastung überschwemmen den Körper mit Cholesterin, das sich früher oder später an Gefäßwänden ablagert. Die daraus folgenden entzündlichen Verdickungen – Arteriosklerose – stellen als Hauptursache für Herzinfarkt und Schlaganfall das größte Gesundheitsrisiko unserer Zeit dar. Testen Sie Ihr Risiko!

Wie oft essen Sie Fleisch als Hauptmahlzeit?

☐ häufiger als 3 x wöchentlich 4
☐ 2–3 x wöchentlich 1
☐ weniger als 2 x wöchentlich 0

Wie hoch ist Ihr BMI (Körpergewicht dividiert durch das Quadrat der Körpergröße, z. B. $78 : (1{,}79)^2 = 24{,}3$)?

☐ über 30 (fettsüchtig) 4
☐ 25–30 (übergewichtig) oder 3
☐ 19–25 (normalgewichtig) 0
☐ unter 19 (untergewichtig) 2

Wie oft essen Sie Gemüse (z. B. gemischten Salat, vegetarisches Gemüsegericht)?

☐ häufiger als 1 x täglich 0
☐ 1 x täglich 1
☐ weniger als 1 x täglich 2

Wie viele alkoholische Getränke trinken Sie pro Tag (entsprechend 0,4 l Bier, 0,2 l Wein oder drei Gläsern Schnaps)?

- ☐ häufiger als 2 2
- ☐ 1–2 1
- ☐ weniger als 1 0

Wie oft treiben Sie wöchentlich für mindestens 45 Minuten Sport oder bewegen sich für mindestens zwei Stunden intensiv?

- ☐ gar nicht 4
- ☐ 1 x 2
- ☐ 2 x oder öfter 0

Wie viele Kilometer legen Sie schätzungsweise jeden Tag zu Fuß zurück, inkl. Strecken in Räumen?

- ☐ unter 2 km (die meiste Zeit sitzend) 3
- ☐ 2–7 km (gemischte Bewegung, tägliche Fußstrecken) 1
- ☐ über 7 km (längere tägliche Fußstrecken und/oder Sport) 0

Inwieweit decken Sie Ihre Fettzufuhr mit gesunden Pflanzenölen wie frischem Lein-, Raps- oder Olivenöl ab?

- ☐ größtenteils 0
- ☐ zum Teil/manchmal 1
- ☐ wenig bis gar nicht 2

Stehen Linsen oder Bohnen regelmäßig auf Ihrem Speiseplan?

- ☐ häufiger als 4 x wöchentlich 0
- ☐ 2–4 x wöchentlich 1
- ☐ weniger als 2 x wöchentlich 2

Wie oft essen Sie Kaltwasser-Seefisch, z. B. Lachs, Makrele oder Hering?

- ☐ häufiger als 1 x wöchentlich 0
- ☐ 1 x wöchentlich 1
- ☐ weniger als 1 x wöchentlich 3

Essen Sie Vollkorn- statt Weißmehlprodukte (z. B. Brot, Nudeln)?

- ☐ meistens bis immer 0
- ☐ teilweise 1
- ☐ selten bis nie 2

Welchen Umfang hat Ihre Taille (Messung mit Maßband)?

Frauen:

- ☐ über 88 cm 4
- ☐ 80–88 cm 2
- ☐ unter 80 cm 0

Männer:
- ☐ über 102 cm 4
- ☐ 94–102 cm 2
- ☐ unter 94 cm 0

Wie oft essen Sie Gebratenes oder Frittiertes (z. B. Pommes frites, Kroketten, Schnitzel, Braten)?
- ☐ mehr als 5 x wöchentlich 0
- ☐ 2–5 x wöchentlich 1
- ☐ weniger als 2 x wöchentlich 2

Wie oft essen Sie Knabbersnacks und Süßigkeiten (inkl. Kuchen und süße Backwaren)?
- ☐ eher selten 0
- ☐ regelmäßig 1
- ☐ täglich 2

Kreuzen Sie Zutreffendes an (Mehrfachnennungen möglich):
- ☐ Bei Eltern oder Geschwistern wurden erhöhte Blutfett- oder Cholesterinwerte festgestellt. 2
- ☐ Ihr Vater litt bereits vor dem 56. Lebensjahr an einer koronaren Herzkrankheit (verengte Herzkranzgefäße mit Herzinfarktrisiko). 1
- ☐ Bei Ihrer Mutter trat bis zum 65. Lebensjahr eine koronare Herzkrankheit auf. 1
- ☐ Sie essen häufig Garnelen, Krabben oder Muscheln. 2
- ☐ männliches Geschlecht 2
- ☐ über 40 Jahre 2
- ☐ Fette Milchprodukte (Sahne, Käse, Schmand etc.) finden sich mehrmals täglich auf Ihrem Speiseplan. 2
- ☐ Sie essen mehr als ein Ei am Tag (inkl. verarbeitetem Ei in Lebensmitteln). 2
- ☐ Sie nehmen die Pille oder Hormonpräparate gegen Wechseljahresbeschwerden. 2
- ☐ Sie nehmen Cortison ein. 2
- ☐ Sie sind Raucher (mehr als fünf Zigaretten täglich). 2

Welche der folgenden Diagnosen wurden bei Ihnen bereits gestellt (Mehrfachnennungen möglich)?
- ☐ Diabetes mellitus (Zuckerkrankheit) 2
- ☐ Xanthelasmen (gelbe Hautplatten) an Augenlidern und Zwischenfingerfalten 2
- ☐ Arcus lipoides (weißlicher Fettring um die Iris) 2
- ☐ Bluthochdruck (140/90 mmHg oder höher) 2
- ☐ Schilddrüsenunterfunktion 1
- ☐ Magersucht 2

- ☐ Nierenschwäche 1
- ☐ Lebererkrankung 2
- ☐ Bauchspeicheldrüsenentzündung 2
- ☐ erhöhte Blutfett- oder Cholesterinwerte 4
- ☐ Thrombose 2
- ☐ Gallenstein 2

Auswertung

0–10 Punkte: Ihre gesunde Lebensweise schützt Sie wirksam vor überhöhten Cholesterinwerten und den damit verbundenen Risiken. Nicht nur Ihre Blutfette halten Sie auf diese Weise in Schach, sondern u. a. auch den Blutzucker, Hormone und Entzündungsstoffe.

13–28 Punkte: Ihre Risikofaktoren für hohe Cholesterinwerte – und damit auch verfrühte Gefäßschäden – sind erhöht. Zwar bewegen Sie sich im Durchschnitt, doch sollten Sie das Risiko dennoch ernst nehmen. Neben einer ärztlichen Blutfettuntersuchung sollten Sie vor allem die Verursacher in Angriff nehmen. Mit regelmäßiger sportlicher Bewegung und einer Ernährung, die tierische Produkte, Fette und Alkohol nur sparsam einsetzt, haben Sie wahrscheinlich bereits alle notwendigen Maßnahmen abgedeckt, um die Blutfette (inkl. Cholesterin) niedrig und die Blutgefäße gesund zu erhalten.

Ab 35 Jahren übernehmen gesetzliche Krankenkassen im Rahmen des Check-up 35 alle drei Jahre u. a. eine Cholesterinuntersuchung. Alternativ bieten Apotheken für ca. 10 € Schnelltests an.

29–43 Punkte: In Ihrem Fall besteht eine Reihe von Risikofaktoren, welche höchstwahrscheinlich die Cholesterinwerte früher oder später ansteigen lassen und eine Gefahr für Stoffwechsel und Blutgefäße darstellen – also auch ein erhöhtes Herzinfarkt- und Schlaganfallrisiko. Lassen Sie daher baldmöglichst eine ärztliche Blutfettuntersuchung und wenn möglich eine weitere Untersuchung auf mögliche Belastungen des Herz-Kreislauf-Systems vornehmen. Prüfen Sie die Fragen noch einmal hinsichtlich solcher Verursacher, die sich leicht beheben lassen, und ebenso einfacher wie heilsamer Maßnahmen: Beginnen Sie heute noch mit einem Bewegungsprogramm: wandern, laufen, schwimmen oder walken Sie, benutzen Sie Ihr Fahrrad. Besorgen Sie sich einen Schrittzähler (ca. 10 €) und setzen Sie sich täglich nicht eher zum Abendessen, bis mindestens die Zahl 3 000 (langfristig 10 000) auf dem Display erscheint. Keine Sorge vor langen Strecken – sie stärken Herz, Blutgefäße und seelische Gesundheit in jedem Alter. Bei gesundheitlichen Schwierigkeiten können mit dem Arzt Alternativen besprochen werden. Essen Sie höchstens 3 x wöchentlich Fleischgerichte und setzen Sie Fette (auch in Käse, Rahm und Sahne) und vor allem verarbeitete Lebensmittel (gehärtete Fette!) sparsam ein. Frisches Saisongemüse, Soja (Tofu) und Ballaststoffe (Bohnen, Linsen, Vollkorn, Haferkleie) wirken sich dagegen unmittelbar positiv aus. Die Gewichtsnormalisierung geschieht hier nebenbei – 12 % weniger Körpergewicht reduzieren das Gesamtcholesterin um 20 %.

über 44 Punkte: Was Cholesterinwerte betrifft, zählen Sie zu den Hochrisikopatienten. Der erste Schritt besteht daher in einer möglichst zeitnahen Diagnostik, die u. a. Blutfette, Blutzucker, Diabetes mellitus, Bluthochdruck, Blutzellen, Gefäßgesundheit und (andere) mögliche Grunderkrankungen einschließt. Darüber hinaus gelten alle Empfehlungen des vorhergehenden Abschnitts, insbesondere vegetarisch betonte, fettbewusste Ernährung und ausgiebige Bewegung. Cholesterinsenkende Medikamente sollten nur bei extrem erhöhten Cholesterinwerten oder erblich bedingtem Cholesterinüberschuss zum Einsatz kommen. Denn in anderen Fällen wird sich der Cholesterinspiegel durch gesunde Ernährung und Bewegung in der Regel innerhalb weniger Wochen von selbst normalisieren.

Cholesterin – Lebensbaustein oder Bösewicht?

Cholesterin wird als lebenswichtiger (Fett-)Baustein insbesondere von Zellwänden, Gehirn (ca. 15 %), Gallensäuren und Hormonen im Organismus benötigt. So enthält Muttermilch größere Mengen davon, ein erwachsener Organismus etwa 140 g. Bei einem Mangel durch zu starke Cholesterinsenkung oder fehlende Zufuhr können wichtige Hormone nicht mehr ausreichend synthetisiert werden. Nur 2–5 % des Cholesterins im Körper befinden sich im Blut. Der Blutspiegel gibt daher stärker die Fettregulation im Körper wieder als die Aufnahme über die Nahrung.
Wichtiger als der Wert als solcher ist zudem das Verhältnis der zwei Fraktionen zueinander: dichtes HDL- und weniger dichtes LDL-Cholesterin, wobei vereinfacht gilt: Je mehr HDL- und je weniger LDL-Cholesterin, desto besser. Denn Letzteres zählt als Hauptursache der Arteriosklerose zu den größten Gefäßrisiken, es löst in größerer Menge an den Gefäßwänden entzündliche Verdickungen aus, die nicht nur zu Verengungen, sondern auch zur gefährlichen Gerinnselbildung (Thrombose) führen, die wie beim Herzinfarkt oder Schlaganfall Gefäße plötzlich verschließen kann.
Nahezu alles aufgenommene Cholesterin stammt aus tierischen Produkten, die Hälfte davon aus Fleisch. Allerdings spiegelt die Aufnahme nur einen Teil der Wahrheit wider: Frühstückseier enthalten mit 240 mg Cholesterin (im Eigelb) große Mengen, erhöhen aber den Blutspiegel entgegen vieler Meldungen nur geringfügig, während verarbeitete Pflanzenfette, Rauchen oder Bewegungsmangel zu einem deutlichen Cholesterinanstieg führen. Umgekehrt sinken die Werte mit der Aufnahme von Ballaststoffen (Hülsenfrüchte, Vollkorn), gesunder Omega-3-Fettsäuren aus Lachs, Hering oder Leinöl sowie mit regelmäßiger intensiver Bewegung, Entspannung oder Heilfasten deutlich.

Wichtige Blutfette und ihre Grenzwerte

Blutfett	tolerierbarer Wert (im Blutserum)	Laborgrenzwert
Gesamtcholesterin	< 240 mg/dl	< 200 mg/dl
LDL-Cholesterin	< 160 mg/dl	< 115 mg/dl
HDL-Cholesterin	> 40 mg/dl	> 35 mg/dl
Quotient (LDL : HDL)	< 4	
Triglyzeride	< 200 mg/dl	< 150 mg/dl

Chronische Müdigkeit

Wie oft fühlen Sie sich richtig erholt, wach, aktiv und konzentriert? Oder hat sich irgendwann eine Dauermüdigkeit eingeschlichen, die für Sie bereits wie selbstverständlich zum Leben gehört? Identifizieren Sie mögliche Symptome und Ursachen chronischer Müdigkeit.

Wie viele Stunden schlafen Sie pro Tag?

- ☐ weniger als 5 2
- ☐ 5–7 1
- ☐ 7–9 0
- ☐ 9–11 1
- ☐ mehr als 11 2

Wie viele Stunden täglich fühlen Sie sich normalerweise müde oder erschöpft?

- ☐ 0–2 0
- ☐ 2–4 1
- ☐ 4–7 2
- ☐ 7–10 3
- ☐ 10 4

An wie vielen Tagen in der Woche fühlen Sie sich morgens ausgeschlafen?

- ☐ 0 4
- ☐ 1 3
- ☐ 2–3 2
- ☐ 4–5 1
- ☐ 5 0

Schlafen Sie tief und erholsam?

- ☐ ja, (fast) immer 0
- ☐ meistens 1
- ☐ manchmal 2
- ☐ selten bis nie 3

Leiden Sie unter Schlafapnoe (nächtlichen Atemaussetzern durch Zurückklappen des Gaumensegels)?

- ☐ ja, häufig 3
- ☐ ja, manchmal 2
- ☐ nein 0
- ☐ weiß nicht 1

An wie vielen Wochentagen schlafen Sie zu regelmäßigen Zeiten?

- ☐ 0–2 2
- ☐ 3–5 1
- ☐ 5 0

Wie lange können Sie voll konzentriert eine Tätigkeit ausführen, z. B. Autofahren, Steuererklärung oder Bildschirmarbeit?

- ☐ weniger als 30 Minuten 3
- ☐ 30 Minuten–1 Stunde 2
- ☐ 1–2 Stunden 1
- ☐ 2 Stunden 0

Kämpfen Sie oft gegen das Einschlafen, z. B. am Arbeitsplatz oder im Auto?

- ☐ selten bis nie 0
- ☐ manchmal 1
- ☐ häufig 2

Können Sie an freien Tagen gut entspannen und abschalten?

- ☐ ja 0
- ☐ manchmal 1
- ☐ selten bis nie

Benutzen Sie Alkohol oder Tabletten (z. B. Schlaf- oder Beruhigungsmittel), um abends zu entspannen?

- ☐ selten bis nie 0
- ☐ 2–3 x pro Woche 1
- ☐ abends meistens 2
- ☐ meistens, abends und auch tagsüber 3

Wie oft treiben Sie wöchentlich mindestens 45 Minuten Sport oder bewegen sich zwei Stunden intensiv (z. B. Radfahren, Wandern)?

- ☐ gar nicht 3
- ☐ 1 x 2
- ☐ 2 x 1
- ☐ mehr als 2 x 0

Wie oft freuen Sie sich richtig, z. B. aufgrund eines schönen Erlebnisses?

- ☐ mehrmals täglich 0
- ☐ 1 x täglich 1
- ☐ seltener 2

Wie viele Stunden täglich kümmern Sie sich privat hauptsächlich um andere Menschen (z. B. Betreuung, Pflege)?

- ☐ 0–2 0
- ☐ 2–4 1
- ☐ 4–6 2
- ☐ mehr als 6 3

Wie oft unternehmen Sie wöchentlich gemeinsame Freizeitaktivitäten wie Konzert, Kino, Tanz, Musik oder gesellige Abende?

- ☐ weniger als 1 x 2
- ☐ 1 x 1
- ☐ mehr als 1 x 0

Wie viele Infektionen entwickeln Sie pro Jahr (z. B. Erkältung, Blasenentzündung, Wund- oder Magen-Darm-Infektion)?

- ☐ weniger als 6 0
- ☐ 6–11 1
- ☐ mehr als 11 2

Kümmern Sie sich ausreichend um Ihren Körper und Ihr Wohlbefinden (z. B. Sport, Sauna, Körperpflege, Entspannung, Genießen)?

- ☐ ja 0
- ☐ teilweise 1
- ☐ nein 2

Wie viele verschiedene synthetische Medikamente nehmen Sie täglich ein?

- ☐ 0 0
- ☐ 1 0
- ☐ 2–3 2
- ☐ mehr als 3 3

Leiden Sie unter Hormonschwankungen oder -störungen, z. B. erhöhte oder erniedrigte Nebennieren-, Schilddrüsen oder Sexualhormone?

- ☐ nein 0
- ☐ geringfügig/vorübergehend 1
- ☐ regelmäßig 2
- ☐ ständig 3

Wie viele alkoholische Getränke (entsprechend je 0,4 l Bier, 0,2 l Wein oder drei Gläsern Schnaps) trinken Sie am Tag?

- ☐ 0–1 0
- ☐ 2 1
- ☐ 3 2
- ☐ mehr als 3 3

Rauchen Sie?

- ☐ ja, mehr als fünf Zigaretten täglich 2
- ☐ höchstens fünf Zigaretten täglich 1
- ☐ nein 0

Leben Sie eine erfüllte Sexualität?

- ☐ nein 2
- ☐ teilweise 1
- ☐ ja 0

Was trifft an den meisten Tagen zu (Mehrfachnennungen möglich)?
In den zwei Stunden vor dem Schlafengehen ...

- ☐ arbeiten Sie noch 1
- ☐ sehen Sie die meiste Zeit fern 1
- ☐ sitzen Sie am Computer 1
- ☐ essen Sie noch etwas 1

Sie sorgen sich die meiste Zeit um (Mehrfachnennungen möglich) ...

- ☐ Ihren Arbeitsplatz 1
- ☐ Finanzielles 1
- ☐ Ihre soziale Stellung 1
- ☐ Partnerschaft 1
- ☐ Beziehungen 1
- ☐ Ihre Gesundheit 1
- ☐ Angehörige 1

Welche Aussagen treffen zu (Mehrfachnennungen möglich)? Sie ...

- ☐ haben meistens weniger als drei freie Stunden täglich 1
- ☐ lachen nur selten 1
- ☐ stehen meistens unter Zeitdruck 1
- ☐ sind normalerweise auch in Ihrer Freizeit beruflich erreichbar 1
- ☐ gönnen sich nur selten Genuss 1
- ☐ haben in den letzten Jahren Trennung(en) oder Beziehungskrise(n) durchlaufen 1
- ☐ nehmen regelmäßig Medikamente ein, damit Sie durchhalten 1

Aufgrund von Müdigkeit (Mehrfachnennungen möglich) ...

- ☐ können Sie manche Aufgaben nicht oder langsamer erledigen 1
- ☐ leiden Ihre sozialen Kontakte 1
- ☐ brauchen Sie auch tagsüber Schlafzeiten 1
- ☐ brauchen Sie mehr als einen Pott (2 Tassen) Kaffee täglich 1
- ☐ nicken Sie tagsüber mehrmals ein 1
- ☐ unterlaufen Ihnen regelmäßig Fehler 1
- ☐ kommen Sie öfter zu spät 1

- ☐ fühlen Sie sich häufig wie im Jetlag 1
- ☐ kommen Sie morgens kaum aus dem Bett 1
- ☐ fühlen Sie sich häufig kraftlos oder überfordert 1

Welche der folgenden Kriterien treffen (überwiegend) auf Sie zu (Mehrfachnennungen möglich)?

- ☐ nächtliche Mundtrockenheit 1
- ☐ unruhiger Schlaf 1
- ☐ Schnarchen 1
- ☐ morgendliche Kopfschmerzen 1
- ☐ morgendlicher Schwindel 1
- ☐ nächtliches Schwitzen 1
- ☐ Albträume 1
- ☐ Depressionen 1
- ☐ Nervosität, Reizbarkeit 1
- ☐ Unzufriedenheit, Unerfülltsein 1
- ☐ Suchtverhalten (Tabak, Medikamente, Essen, Alkohol, Kaufen etc.) 1
- ☐ Engstellen im Nasen-Rachen-Raum (verkrümmte Nasenscheidewand, große Mandeln, verstopfte Nase etc.) 1
- ☐ erhöhte Leberwerte 1
- ☐ Diabetes mellitus 1
- ☐ einseitige Ernährung 1
- ☐ Kopfschmerzen 1
- ☐ Krankheitsgefühl 1
- ☐ Magen-Darm-Probleme 1
- ☐ Herpes-Infektionen 1
- ☐ Autoimmunkrankheit 1
- ☐ Tumorerkrankung 1
- ☐ Über- oder Untergewicht 1
- ☐ üppige Mahlzeiten am Abend 1

Auswertung

0–12 Punkte: Sie sind durch Ihre Lebensweise und Konstitution hervorragend gegen chronische Müdigkeit gewappnet. Weiter so!

13–30 Punkte: Einige Belastungsfaktoren und Anzeichen sprechen für ein erhöhtes Risiko chronischer Müdigkeit, wahrscheinlich auch mit ersten Symptomen, die Aufgaben im Alltag erschweren und somit ihrerseits die Müdigkeit verstärken können. Pflegen Sie daher einen ausreichenden, regelmäßigen und erholsamen Schlaf und nutzen Sie stärker Ihre Quellen der Ruhe, Zufriedenheit und Entspannung.

30–50 Punkte: Eine Reihe von Symptomen und Risikofaktoren spricht für chronische Müdigkeit. Daher sollten Sie mehr seelisches und körperliches Gleichgewicht suchen, z. B. durch viel Bewegung im Freien, einen regelmäßigen Tagesrhythmus, Bereinigung von Dauerkonflikten und kreativem, sinnschaffendem Umgang mit Unzufriedenheit,

Einsamkeit, Überforderung sowie körperlicher und seelischer Anfälligkeit. Finden Sie Ihre individuell richtigen Schlafzeiten heraus und nutzen Sie alle Strategien für einen erholsamen Schlaf (s. Infoteil).

über 50 Punkte: In Ihrem Fall spricht vieles für ein ernsthaftes chronisches Müdigkeitssyndrom. Daher sollten Sie zunächst ärztlich die Diagnose und mögliche Ursachen abklären lassen. Es können sich einerseits chronische körperliche Erkrankungen oder psychische Störungen dahinter verbergen, zum anderen auch eine eigenständige Erkrankung. In allen Fällen helfen auch die im Folgenden beschriebenen Maßnahmen.

Hintergrund: Chronische Müdigkeit

Vorübergehende Müdigkeit – besonders am Morgen, im Herbst, Frühjahr oder während anstrengender Lebensphasen und hormoneller Schwankungen – stellt eine natürliche und harmlose Reaktion auf unsere körperliche und seelische Befindlichkeit dar. So steigen z. B. schlaffördernde Hormone wie Melatonin bei Lichtmangel an, während aktivierende Gegenspieler wie Cortisol abfallen. Wer jedoch regelmäßig oder sogar ständig Müdigkeit bis zur Erschöpfung verspürt, und dies auch bei Sonnenlicht, geringem Aufgabenvolumen und auseichendem Schlaf, leidet wahrscheinlich an chronischer Müdigkeit, im Vollbild der Erkrankung als chronisches Müdigkeitssyndrom oder Chronic Fatigue Syndrome (CFS) bezeichnet. Obwohl seit wenigen Jahren als eigenständige organische Krankheit anerkannt (dauerhafter Erschöpfungszustand mit begleitendem Krankheitsgefühl über mehr als sechs Monate), ist diese Diagnose umstritten und wird in der Praxis häufig anderen, meist psychischen Erkrankungen zugeordnet.

Typische **Symptome** chronischer Müdigkeit sind:

- häufige oder ständige Müdigkeit bis hin zum körperlich-geistigen Erschöpfungszustand
- wenig Besserung durch Schlaf, Entspannung und Schonung
- Normalerweise angemessene Alltagsaufgaben können nicht, nur mit großer Mühe oder verlangsamt bewältigt werden.
- Krankheits- oder Jetlag-Gefühl
- Schlafstörungen
- Einnicken oder Schläfrigkeit tagsüber
- Magen-Darm-Probleme
- Muskel-, Kopf-, Gelenk-, Rücken- oder Halsschmerzen
- Infektanfälligkeit
- Konzentrations- und Gedächtnisstörungen, Benommenheit, Reizbarkeit, Stimmungsschwankungen, Depressionen, Ängste, Reizempfindlichkeit

Als **Ursachen** chronischer Müdigkeit kommen u. a. infrage:

- zu wenig (unter 5 Stunden) oder zu viel (über 9 Stunden) Schlaf
- Schnarchen, Schlafapnoe
- Schlafstörungen
- Blutarmut (Anämie)
- niedriger Blutdruck
- Hormonstörungen (z. B. Schilddrüsenunterfunktion)
- Medikamente
- psychische Belastungen wie Dauerkonflikte, Überforderung, Einsamkeit, Trennung, Schulden
- psychische Störungen wie Burn-out, Angst, Erschöpfung, Depression, sexuelle Störung, Trauma
- Nährstoffmangel, einseitige Ernährung
- Allergien
- Autoimmunerkrankungen oder chronische Infektionen (z. B. Tuberkulose, Herpes, Candida)
- Tumorgeschehen
- Leberstörungen
- Herzschwäche
- Alkohol
- Über- oder Untergewicht
- unregelmäßiger Tagesrhythmus (z. B. Essens- und Schlafzeiten)

Im Vordergrund der **Maßnahmen** gegen chronische Müdigkeit stehen:

- tägliche Bewegung, 3 x wöchentlich Sport
- regelmäßiger Tagesrhythmus, Einschlafrituale, frühes Aufstehen
- ausreichender Schlaf (ca. 8 Stunden), tagsüber jedoch möglichst nicht schlafen
- morgens während einer Leichtschlafphase aufstehen (Uhrzeit per Versuch ermitteln)
- kühler, ruhiger, sauberer und luftiger Schlafplatz
- individuell angenehme Matratze und Kissen (z. B. Kaltschaum in richtiger Härte)
- Schlafen in Rücken- oder Seitlage
- Untersuchung auf Schlafapnoe
- Alkohol und Kaffee nur in Maßen, Nikotin und Koffein nach 18 Uhr vermeiden
- vier Stunden vor dem Schlafengehen nur noch mäßig essen, kein Sport
- zwei Stunden vor dem Einschlafen Reize reduzieren (z. B. Arbeit, TV, Internet, Streit)

- bei Schlafstörungen nicht ärgern, sondern sichtbare Uhren entfernen und entspannen (evtl. lesen oder aufstehen)
- Hausmittel zum Einschlafen: warmes Bad oder warme Tasse Milch vor dem Zubettgehen, Baldrian (als Tee oder Kapseln)
- Stressmanagement, Entspannung (z. B. Yoga, Meditation, Tai Chi, Progressive Muskelentspannung)
- kalte Güsse, Wärmebehandlung (warme Auflagen, Sauna)

√ CMD – Kieferfunktion

Zahnschäden, Zähneknirschen, Gebiss- und Kieferfehlstellungen verursachen nicht nur Kauprobleme, sondern auch eine Kieferstörung, man spricht von craniomandibulärer Dysfunktion oder CMD. Chronische Schmerzen und Verspannungen im gesamten Kopf- und Halsbereich zählen zu den Folgen. Denn die Gebissfunktion ist untrennbar mit Körper und Lebensqualität verbunden. Wie gut funktioniert Ihr Gebiss?

Wie viele unversehrte Zähne (ohne Füllung, Schaden oder Überkronung) haben Sie?

- ☐ 0–7 3
- ☐ 8–14 2
- ☐ 15–21 1
- ☐ mehr 0

Wie viele Zahnlücken haben Sie?

- ☐ 0 0
- ☐ 1 1
- ☐ 2 2
- ☐ mehr 3

Wie viele Zähne oder Zahnlücken sind durch Zahnersatz versorgt (z. B. Kronen, Implantate, Brücken, Prothesen)?

- ☐ 0–3 0
- ☐ 4–6 1
- ☐ 7–10 2
- ☐ mehr 3

Sind Zähne locker oder wandern?

- ☐ ja, deutlich 2
- ☐ ja, gering 1
- ☐ nein 0

Können Sie Ihren Kiefer weit öffnen (ca. 4 cm zwischen oberen und unteren Schneidezähnen) und wieder schließen?

- ☐ ja, problemlos 0
- ☐ mit leichten Schmerzen oder Hindernissen 2
- ☐ nein, nur teilweise 3

Entstehen Knacken oder Reibung (Hände leicht auflegen) beim Öffnen oder Schließen Ihres Kiefers?

- ☐ nein 0
- ☐ manchmal 1
- ☐ häufig 2
- ☐ häufig und intensiv 3

Sind Gesicht, Rücken, Nacken oder Schulterbereich verspannt?

- ☐ ja, besonders morgens 3
- ☐ ja, deutlich 2
- ☐ manchmal 1
- ☐ selten bis nie 0

Fühlt sich Ihre Kiefer- und Mundpartie morgens unbeweglich und verspannt an?

- ☐ ja, meistens 2
- ☐ manchmal 1
- ☐ selten bis nie 0

Knirschen Sie nachts mit den Zähnen oder pressen sie aufeinander?

- ☐ ja 2
- ☐ ja, auch tagsüber 3
- ☐ manchmal 1
- ☐ selten bis nie 0
- ☐ weiß nicht 1

Haben Ihre Zähne in den letzten Jahren an Form oder Höhe eingebüßt?

- ☐ ja, deutlich 3
- ☐ ja, etwas 2
- ☐ nein 0

Folgt Ihr Unterkiefer einer geraden, senkrechten Linie, wenn Sie ihn vor einen Spiegel langsam weit öffnen und schließen?

- ☐ ja 0
- ☐ überwiegend 2
- ☐ nein, deutliche Seitenabweichung nach einer oder beiden Seiten 3

Hat sich durch Zahnbehandlungen (z. B. zu hohe/flache Zahnfüllungen oder Kronen) Ihr Biss verschlechtert?

- ☐ ja, deutlich 2
- ☐ ja, etwas 1
- ☐ nein 0

Haben Sie sich schon einmal den Kiefer verletzt?

- ☐ ja, schwer 3
- ☐ mittelgradig 2
- ☐ leicht 1
- ☐ nein 0

Hatten Sie schon einmal ein Schleudertrauma?

- ☐ ja 2
- ☐ ja, leicht 1
- ☐ nein 0

Befühlen Sie mit je zwei Fingern die entspannte Unterkiefermuskulatur an jeder Wange (vor dem aufsteigenden Unterkieferknochen). Stellen Sie Verspannungen oder Verhärtungen fest?

- ☐ ja, deutlich 2
- ☐ ja, gering 1
- ☐ nein 0

Wie oft besuchen Sie jährlich eine zahnärztliche Kontrolluntersuchung?

- ☐ weniger als 1 x 2
- ☐ 1 x 1
- ☐ öfter als 1 x 0

Wie oft putzen Sie am Tag Ihre Zähne?

- ☐ weniger als 1 x 3
- ☐ 1 x 2
- ☐ mindestens 2 x 1
- ☐ mindestens 2 x, zusätzlich regelmäßig mit Zahnseide oder Minibürsten 0

Wie oft trinken Sie Fruchtsaftgetränke, Eistee oder Limonade?

- ☐ mehrmals täglich 2
- ☐ täglich 1
- ☐ seltener 0

Wie oft essen Sie Süßes (z. B. Süßigkeiten, gesüßten Joghurt, süße Backwaren oder süßen Brotaufstrich)?

- ☐ mehrmals täglich 2
- ☐ täglich 1
- ☐ seltener 0

Wie oft essen Sie harte Nahrungsmittel wie trockenes Brot oder knackige Rohkost?

- ☐ täglich 0
- ☐ manchmal 1
- ☐ selten bis nie 2

Stecken Sie die Zeigefinger mit den Fingerbeeren nach vorne in die Ohren, während Sie den Mund langsam ganz öffnen und wieder schließen. Spüren Sie eine unterschiedliche Gelenkbewegung?

- ☐ nein 0
- ☐ ja, gering 2
- ☐ ja, deutlich 3

Sie verspüren häufig Schmerzen im Bereich von (Mehrfachnennungen möglich) ...

- ☐ Zähnen 1
- ☐ Kiefer 1
- ☐ Augen 1
- ☐ Kopf 1
- ☐ Zunge 1
- ☐ Nacken 1
- ☐ Ohren 1
- ☐ Rücken 1
- ☐ Schläfe 1
- ☐ Schulter 1
- ☐ Stirn 1
- ☐ Wange 1

Beim Zubeißen (Mehrfachnennungen möglich) ...

- ☐ haben nur Frontzähne Kontakt 1
- ☐ treffen die Zähne links und rechts nicht gleichzeitig aufeinander 1
- ☐ entstehen mehrere Schlusstöne statt einem „Klack“ 1
- ☐ stören ein oder mehrere Zähne 1
- ☐ entsteht kein gleichmäßiger Druck zwischen allen Backenzähnen 1
- ☐ rutscht der Unterkiefer zur Seite 1

Kauen ist nur möglich (Mehrfachnennungen möglich) ...

- ☐ auf einer Seite 1
- ☐ mit größerem Aufwand 1
- ☐ mit Zahnschmerzen 1
- ☐ mit Kieferschmerzen 1
- ☐ mit Schläfenschmerzen 1
- ☐ mit reduzierter Kraft 1
- ☐ bei mittelharten oder weichen Speisen 1

Regelmäßig oder dauernd treten auf (Mehrfachnennungen möglich) ...

- ☐ Migräne 1
- ☐ Schwindelgefühl 1
- ☐ Schlafstörungen 1
- ☐ Schlafapnoe (Schnarchen mit Atemaussetzern) 1
- ☐ Sorgen im Alltag 1
- ☐ innere Anspannung 1
- ☐ Haltungsprobleme 1
- ☐ kälteempfindliche Zähne 1
- ☐ Zahnfleischrückgang 1
- ☐ Zahnfleischentzündung 1
- ☐ Zahnfleischbluten 1
- ☐ Mundgeruch 1
- ☐ Tinnitus (Ohrgeräusche) 1
- ☐ Knochenrückgang im Kiefer 1
- ☐ unklare Sehstörungen 1
- ☐ Schluckbeschwerden 1
- ☐ Heiserkeit 1

Auswertung

0–14 Punkte: Ihr Ergebnis spricht für ein gesundes Gebiss und eine einwandfreie Kieferfunktion. Mit gesunder, bissfester Nahrung, gründlicher Zahnpflege, regelmäßiger Zahnvorsorge und fachkundiger Zahnbehandlung wird dies auch noch länger so bleiben.

15–29 Punkte: Sie sollten gut für Ihr Gebiss sorgen, damit seine Funktion erhalten bleibt. Denn es muss eine Reihe von Belastungen aushalten, die die Kaufunktion und Zahngesundheit vermindern. Erhalten Sie sich insbesondere Ihre gesunden Zähne und holen Sie zahnärztlichen Rat zur Verbesserung Ihrer Kieferfunktion ein.

30–45 Punkte: Sie tragen ein hohes Risiko für Störungen der Kau- bzw. Kieferfunktion. Schalten Sie daher zunächst Belastungen soweit möglich aus, darunter fehlerhafte/r Zahnfüllungen oder Zahnersatz, Zähneknirschen (Aufbissschiene), ungesunde Nahrung und seelischen Stress. Ein Zahnarzt sollte Ihre Kau- und Kieferfunktion untersuchen. Nicht vergessen: eine gründliche Zahnpflege und Zahnvorsorge.

über 45 Punkte: Die meisten Punkte sprechen in Ihrem Fall für eine stark belastete oder bereits gestörte Kieferfunktion mit möglichen chronischen Beschwerden. Daher sollten Sie umgehend Kaufunktion und Biss durch einen Zahnarzt untersuchen lassen und mit ihm weitere Maßnahmen besprechen. Dazu gehören auch eine an das Gebiss angepasste Nahrung, eine ausgezeichnete Zahnpflege und -vorsorge, Stressreduktion und – bei vorliegenden Störungen – gezielte Therapien.

Was ist eigentlich CMD?

Als craniomandibuläre Dysfunktion oder CMD bezeichnet man eine Störung des Kauapparats, an der Gebiss, Kiefermuskeln, -sehnen und -gelenke beteiligt sind. Im Vordergrund steht dabei eine gestörte Kieferbewegung mit Schmerzen (beim Kauen, Öffnen und Schließen des Mundes, später auch in Ruhe) sowie Bewegungseinschränkungen, Reibe- und Knackgeräuschen, evtl. auch Entzündungen und Vorgleiten der Gelenkscheibe im Kiefer. Weil sich die Kieferfunktion auch auf den restlichen Bewegungsapparat auswirkt und die Symptome lokal ausstrahlen, können Schmerzen und Verspannungen in allen Bereichen des Kopfes einschließlich Stirn, Schläfen, Mund, Zunge, Augen und Ohren (auch Tinnitus) sowie an Hals, Rücken und Schulter auftreten. Auch Schwindel, unklare Sehstörungen, Stimmungsschwankungen und Gelenkschmerzen werden häufig beschrieben. Laut Untersuchungen leiden 8 % der Bevölkerung an CMD, besonders häufig Frauen im gebärfähigen Alter.

Bissstörungen (z. B. durch Zahn- und Kieferfehlstellungen, Zahnschäden, Zahnlücken oder fehlerhafte Zahnbehandlung wie überzogene kieferorthopädische Maßnahmen, zu hohe oder zu niedrige Kronen oder Füllungen), langjähriges Zähneknirschen oder festes Zusammenpressen der Zähne führen zur Muskelüberlastung und Gelenkstörungen (Diskusverlagerung, Schmerzen, Entzündung, Arthrose) im Kiefergelenk. Wichtig: Eine unsymmetrische Kieferöffnung, ein schlechter Biss sowie Knacken oder Reibung im Kiefergelenk müssen nicht zu CMD-Beschwerden führen.

Therapeutisch kann nächtliches Zähneknirschen durch eine speziell angepasste Aufbissschiene vermieden werden – diese kann auch tagsüber zur Kieferentspannung und dem Vermeiden von Zähnepressen beitragen. Entspannungsverfahren wie Tai Chi, Autogenes Training oder Progressive Muskelentspannung verringern die Muskelspannung und Schmerzaktivität, ebenso wie die Lösung von Überforderung, inneren und äußeren Dauerkonflikten. Zahnschäden oder -abweichungen (auch durch fehlerhafte Zahnbehandlung) müssen zahnärztlich ausgeglichen werden. Insbesondere der Physiotherapie, manuellen Therapie oder Osteopathie kommt eine wichtige Bedeutung zu, mit der eine natürliche Kieferbewegung wieder trainiert, das Gelenk seiner ursprünglichen Position wieder angenähert und der verhärtete, verspannte Muskel gelockert und gedehnt wird. Auch Massage und Wärmeanwendungen (z. B. Wärmekissen, Fango) und eine an den Biss angepasste (evtl. weichere) Nahrung entspannen die Kiefermuskeln. Bedarfsweise kommen auch schmerzlindernde, entzündungshemmende und muskelentspannende Medikamente zur Anwendung. Parallel ist eine ausgezeichnete Zahnpflege und -vorsorge erforderlich, um die gesunde Zahnsubstanz zu erhalten.

√ Darmbeschwerden

Ob Bauchschmerzen, Blähungen, Durchfall oder Verstopfung: Nahezu jeder Mensch leidet von Zeit zu Zeit unter Magen-Darm-Beschwerden, sei es nach blähenden oder üppigen Speisen, in Stressphasen oder im Rahmen eines Infekts. Während die einen allerdings sehr selten davon heimgesucht werden, leiden andere fast ständig darunter. Häufig weiß außer den Betroffenen niemand davon, denn das Thema Darm gilt – zu Unrecht – immer noch als unschicklich. Doch wer über seine Darmgesundheit im Bild ist, kann sich meist wirksam schützen. Beschäftigen Sie sich daher einmal näher mit Ihrem „Bauchgefühl“!

Welche Kauleistung können Ihre Zähne erreichen?

- ☐ gut bis sehr gut (harte Nahrung wie trockenes Brot oder derbe Wurzelknollen können problemlos zerkleinert werden) 0
- ☐ mittel (herzhafter Biss in einen Apfel und kraftvolles Kauen ist möglich) 1
- ☐ stark beeinträchtigt (Kauen harter Nahrung ist nicht oder nur mit Schmerzen möglich) 2

Welche Symptome treten auf? (0 = selten bis nie, 1 = manchmal, 2 = an den meisten Tagen, Mehrfachnennungen möglich)

__ Blähungen
__ gehäuftes Aufstoßen
__ Sodbrennen (Brennen hinter dem unteren Brustbein)
__ Verstopfung
__ breiiger Stuhl
__ Durchfall
__ Bauchkrämpfe
__ Appetitlosigkeit
__ Stuhlinkontinenz
__ unerklärlicher Gewichtsverlust
__ Blut im Stuhl
__ Fett im Stuhl
__ Allergien
__ Hautstörungen wie Ekzeme oder Quaddeln
__ Heißhunger auf bestimmte Nahrungsmittel

Wie oft pro Woche essen Sie rotes Fleisch (Schwein, Rind, Lamm)?

☐ häufiger als 5 x 2
☐ 3–5 x 1
☐ seltener als 3 x 0

Sind Ihr Magen und Darm ständig in Bewegung, z. B. mit Darmgeräuschen (Magenknurren) und auffällig schneller Verdauung?

☐ ja, meistens 2
☐ manchmal 1
☐ selten bis nie 0

Welche Konsistenz hat Ihr Stuhl überwiegend?

☐ schmerzhaft hart 2
☐ normal fest 0
☐ weich 1
☐ wässrig 2

Welche Symptome treten nach dem Essen auf? (0 = selten bis nie, 1 = manchmal, 2 = an den meisten Tagen, Mehrfachnennungen möglich)

__ Übelkeit
__ Erbrechen
__ Bauchschmerzen
__ Sodbrennen
__ Heraufwürgen von Speisebrei
__ Völlegefühl

__ Druckgefühl im Bauch
__ Hautrötungen, Juckreiz oder Mundbrennen
__ Herzklopfen, Müdigkeit oder Schweißausbrüche

Wurden bei Ihnen bereits Magen-Darm-Erkrankungen (z. B. Morbus Crohn, Zöliakie, Colitis ulcerosa, Darmpolypen, Darmkrebs) festgestellt?

- ☐ ja 4
- ☐ nein 0
- ☐ nein, aber bei nahen Verwandten 2

Auf welche der folgenden Nahrungsmittel reagieren Sie bei normalerweise harmlosen Mengen bereits mit Beschwerden (Mehrfachnennungen möglich)?

- ☐ alkoholische Getränke 1
- ☐ Milch 1
- ☐ Joghurt 1
- ☐ rohes Gemüse 1
- ☐ Obst 1
- ☐ Kohl, Bohnen 1
- ☐ Butter, Öle, Mayonnaise 1
- ☐ Zwiebeln, Knoblauch 1
- ☐ Chili 1

Treten in nüchternem Zustand (ab ca. drei Stunden nach der letzten Mahlzeit) Bauchschmerzen oder Unwohlsein auf?

- ☐ ja, meistens 2
- ☐ manchmal 1
- ☐ selten bis nie 0

Riechen Winde und Stühle faulig oder vergoren?

- ☐ ja, meistens 2
- ☐ manchmal 1
- ☐ selten bis nie 0

Nehmen Sie folgende Medikamente häufiger als zehn Tage pro Jahr ein (Mehrfachnennungen möglich)?

- ☐ Abführmittel 1
- ☐ Durchfallmittel 1
- ☐ Magensäure-Blocker (z. B. Antazida, Prazole) 1
- ☐ Schmerzmittel 1
- ☐ Diabetesmedikamente 1
- ☐ Antibiotika 1
- ☐ sonstige verschreibungspflichtige Medikamente 1

Wie oft essen Sie täglich Vollkornprodukte (z. B. Vollkornbrot und -nudeln, Müsli)?

- ☐ 1 x 0
- ☐ 1 x 1
- ☐ seltener als 1 x 2

Wie oft treiben Sie pro Woche für mindestens 45 Minuten Sport (z. B. Laufen, Radsport, Fitnesstraining) oder bewegen sich zwei Stunden intensiv (z. B. Nordic Walking, Radtouren, Bergwandern)?

- ☐ weniger als 1 x 2
- ☐ 1–2 x 1
- ☐ 2 x 0

Kreuzen Sie Zutreffendes an (Mehrfachnennungen möglich):
Sie ...

- ☐ haben Diabetes 1
- ☐ sind 50 Jahre oder älter 1
- ☐ haben empfohlene Untersuchungen (ab 50 Jahren) zur Darmkrebsvorsorge ausgelassen 1
- ☐ essen weniger als 1 x wöchentlich Kaltwasser-Seefisch wie Lachs oder Hering 1
- ☐ sind häufig müde trotz ausreichenden Schlafs 1
- ☐ fühlen sich mit Ihren täglichen Aufgaben häufig überfordert 1
- ☐ fühlen sich nur selten ausgeglichen oder zufrieden 1
- ☐ schlafen eher unruhig oder zu kurz 1
- ☐ essen meist in Eile 1

Wie oft essen Sie wöchentlich Linsen oder Bohnen?

- ☐ 3 x 0
- ☐ 2–3 x 1
- ☐ weniger als 2 x 2

Wie oft essen Sie täglich sonstiges Gemüse (z. B. gemischten Salat, vegetarisches Gemüsegericht)?

- ☐ 2 x 0
- ☐ 1 x 1
- ☐ weniger als 1 x 2

Wie oft essen Sie wöchentlich Milchprodukte oder Sauerkraut?

- ☐ 5 x 0
- ☐ 3–5 x 1
- ☐ weniger als 3 x 2

Wie viele alkoholische Getränke trinken Sie pro Tag
(entsprechend 0,4 l Bier, 0,2 l Wein oder drei Gläsern Schnaps)?

- ☐ 2 2
- ☐ 1–2 1
- ☐ weniger als 1 0

Kreuzen Sie Zutreffendes an (Mehrfachnennungen möglich):
Sie nehmen an drei oder mehr Tagen pro Woche folgende Nahrungsmittel zu sich:

- ☐ scharfe Gewürze 1
- ☐ Gegrilltes oder Geräuchertes (z. B. Steak, roher Schinken) 1
- ☐ Gebratenes 1
- ☐ Frittiertes 1
- ☐ Wurst 1
- ☐ Kuchen, süße Backwaren 1
- ☐ Spirituosen (Getränke ab 15 % Alkohol) 1
- ☐ Snacks (z. B. Süßigkeiten, Fertigimbiss) 1

Wie hoch ist Ihr BMI (Körpergewicht dividiert durch das Quadrat der Körpergröße, z. B. $78 : (1,79)^2 = 24,3$)?

- ☐ 30 (adipös) 4
- ☐ 25–30 (übergewichtig) oder 2
- ☐ 19–25 (normalgewichtig) 0
- ☐ unter 19 (untergewichtig) 1

Welchen Umfang hat Ihre Taille (Messung mit Maßband)?

Frauen:

- ☐ unter 88 cm 4
- ☐ 80–88 cm 2
- ☐ über 80 cm 0

Männer:

- ☐ unter 102 cm 4
- ☐ 94–102 cm 2
- ☐ über 94 cm 0

Wie viel Wasser oder Kräutertee trinken Sie pro Tag (aromatisierte Tees, Schwarztee, Kaffee, Alkohol sowie industriell hergestellte Getränke werden aufgrund der Dichte gelöster Substanzen nicht eingerechnet)?

- ☐ 1,5 l 0
- ☐ 1–1,5 l 1
- ☐ weniger als 1 l 2

Rauchen Sie?

- ☐ nein 0
- ☐ 1–5 Zigaretten täglich 1
- ☐ 5 Zigaretten täglich 2

Auswertung

0–15 Punkte: Herzlichen Glückwunsch: In Sachen Darmgesundheit schneiden Sie überdurchschnittlich ab. Dies steigert nicht nur die Lebensqualität, sondern senkt auch erheblich das Risiko für Darmerkrankungen einschließlich Darmkrebs.

16–30 Punkte: Förderliche und belastende Einflüsse auf Magen und Darm stehen in Ihrem Fall überwiegend im Gleichgewicht. Wenn jedoch zusätzliche Belastungen wie Stress, Krankheitserreger oder schwer verträgliche Nahrungsmittel hinzukommen, kann Ihr Darm vorschnell krankhaft reagieren und Ihnen das Leben schwermachen. Entlasten Sie ihn daher durch bunte, verträglichere Kost (schonend gegart, gemüsereich, fett- und fleischarm).

31–45 Punkte: Magen und Darm tendieren dazu, gereizt und überempfindlich auf normalerweise harmlose Einflüsse zu reagieren und mit regelmäßigen Beschwerden Ihre unfreiwillige Aufmerksamkeit einzufordern. Dies sollten Sie ändern. Bewegen Sie sich ausreichend und lassen Sie Ihrem Körper die nötige Zeit und Ruhe, die Nahrung aufzunehmen und zu verdauen. Schützen Sie ihn ausreichend vor aggressiven Belastungen wie Alkohol, scharfen Gewürzen, Tabakrauch, Medikamenten und verschmorter Nahrung oder rotem Fleisch. Ist Ihre Kost reichhaltig und (individuell) verträglich? Besonders eine bunte Mischung aus Saisongemüsen, ausreichende Flüssigkeitszufuhr und ein hoher Ballaststoffanteil, z. B. durch Vollkornprodukte, Linsen und Bohnen, fördern eine gesunde Darmtätigkeit. Nahrungsmittel mit hohen Anteilen an Milchsäurebakterien wie Milchprodukte und Sauerkraut verbessern die Darmflora. Mit mikrobiologischen Präparaten wie Symbioflor® oder Mutaflor®, die gesunde Darmbakterien in konzentrierter Form enthalten, können Sie diesen Effekt kurweise verstärken.

46–60 Punkte: Ihre Symptome deuten auf eine chronische Darmbelastung hin, die Sie baldmöglichst vermindern sollten. Diagnostisch sollte geprüft werden, ob eine chronische Darmerkrankung besteht, insbesondere durch Stuhluntersuchung, Blutuntersuchung (z. B. Antikörper gegen Nahrungsmittel) und evtl. eine Magen- und Darmspiegelung. Eine Nahrungsmittelunverträglichkeit können Sie selbst durch einen Auslasstest prüfen: Über 14 Tage werden Nahrungsmittel mit dem fraglichen Auslöser (z. B. Milchprodukte) strikt gemieden und daraufhin wieder bewusst zugeführt. Ein genaueres Ergebnis erhalten Sie, wenn Sie 14 Tage nur Reis, Kartoffeln und stilles Wasser zu sich nehmen, um dann alle 2–3 Tage ein weiteres Lebensmittel hinzuzufügen. Achten Sie auf schonende Kost: Normalerweise gesunde Nahrungsmittel wie Kohl, Vollkornprodukte oder Rohkost können einen vorgeschädigten Darm weiter belasten und sollten evtl. erst nach Verschwinden der Symptome schrittweise in den Speiseplan aufgenommen werden. Darüber hinaus gelten alle Empfehlungen des letzten Abschnitts.

über 60 Punkte: Die meisten Symptome und Voraussetzungen einer chronischen Darmerkrankung liegen in Ihrem Fall vor. Daher sollten Sie Magen und Darm ärztlich untersuchen und bei einer entsprechenden Diagnose behandeln lassen. Insbesondere ist auch ein Ernährungsplan mit schonender, aufbauender Kost erforderlich sowie evtl. ein Darmaufbau mit mikrobiologischen Präparaten. Wirksame Heilpflanzen stehen als Tee (Apotheke) zur Verfügung, z. B. Gelber Enzian, Tausendgüldenkraut oder Wermut als appetit- und verdauungsanregende Bittermittel (nicht bei Magen-Darm-Entzündungen), Kamille, Schafgarbe und Süßholwurzel bei gereiztem oder entzündetem Magen sowie Kümmel und Fenchel bei Blähungen. Gegen Durchfall helfen als Tee Blutwurz und getrocknete Heidelbeeren (max. 4 Wochen), gegen Verstopfung Faulbaumrinde und evtl. Sennesblätter (max. 2 Wochen). Beachten Sie auch die Empfehlungen der letzten beiden Abschnitte.

Schutz- und Belastungsfaktoren für den Darm

Magen und Darm bilden mit Mund, Rachen und Speiseröhre den Verdauungstrakt, der ein zusammenhängendes Organ bildet. Daher erstreckt sich Darmgesundheit von der Zahnpflege (nur gut zerkleinerte Nahrung kann auch gut verdaut werden) bis zur Krebsvorsorge: Darmkrebs steht mit 73 000 jährlichen Neuerkrankungen in Deutschland an zweiter Stelle der Krebsarten und kann durch Früherkennung zu über 90 % verhindert werden.

Belastungsfaktoren:

- chronische Darmentzündungen wie Colitis ulcerosa
- Bewegungsmangel
- häufiger Genuss von rotem Fleisch
- kalorien- und besonders fettreiche Ernährung
- Genuss individuell unverträglicher Nahrungsmittel, z. B. Gluten (in Getreide), Obst, Milchprodukte oder blähende Nahrung (Kohl, Bohnen) und Rohkost
- Übergewicht
- Rauchen
- Diabetes mellitus Typ 2
- häufiger Genuss von scharfen Gewürzen (z. B. Chili), Fett und Alkohol
- seelischer Stress
- hastiges Essen
- Medikamente (z. B. sorgen Antibiotika für eine Abtötung der gesunden Darmbakterien, die schädliche Keime fernhalten und bei der Verdauung helfen)
- Darmerkrankungen in der Familie
- Darmpolypen (erhöhtes Krebsrisiko)

Schützende Faktoren:

- ballaststoffreiche Ernährung (z. B. Gemüse, Vollkornerzeugnisse)
- Zufuhr von Milchsäurebakterien, z. B. durch Milchprodukte oder Sauerkraut
- bunte, frische und vorwiegend vegetarische Nahrung
- regelmäßige, geruhsame und schmackhafte Mahlzeiten
- Bewegung im Alltag und intensive Bewegungseinheiten
- Beachtung der individuellen Nahrungsmittelverträglichkeit
- 1–2 x wöchentlich Fischverzehr

Demenz

Der deutsche Psychiater Alois Alzheimer erkannte bereits 1906 im vorzeitigen Verlust geistiger Fähigkeiten eine charakteristische Krankheit: Demenz ist durch Gehirnabbau und einen rasch fortschreitenden Erinnerungs- und Orientierungsverlust gekennzeichnet. Doch häufig sind Ängste davor unbegründet. Testen Sie, ob Sie oder Angehörige gefährdet sind!

Sind nahe Angehörige (Eltern, Großeltern, Geschwister) vor dem 80. Lebensjahr an Demenz erkrankt?

- ☐ nein 0
- ☐ ja, in einem Fall 1
- ☐ ja, mehrere Fälle 2

Leiden Sie unter Depression?

- ☐ nein 0
- ☐ leicht 1
- ☐ mittelgradig 2
- ☐ schwer 3

Lesen Sie folgende Wortreihe, decken Sie sie dann ab und notieren Sie sie in der richtigen Reihenfolge:
Sonne, Apfel, Haus, Schuh, Anfang, Wolke, Papier, Löffel, Katze, Weg

- ☐ alle Begriffe richtig 0
- ☐ ein Fehler 1
- ☐ zwei oder mehr Fehler 2

Prägen Sie sich 30 Sekunden lang folgende Zahlen ein und decken Sie diese danach ab:
28, 34, 10, 36, 55, 41, 25, 97
Markieren Sie nun diejenigen der folgenden Zahlen, die in der Reihe enthalten waren: 15, 28, 25, 45, 76, 34.
Wie fällt Ihre Antwort aus?

- ☐ 0–1 Fehler 0
- ☐ 2–3 Fehler 1
- ☐ mehr als 3 Fehler 2

Führen Sie Tätigkeiten nicht zu Ende aus, weil Sie deren Ziel vergessen (z. B. wen Sie anrufen wollten oder was Sie erledigen wollten, wenn Sie das Zimmer oder das Haus verlassen)?

- ☐ selten bis nie 0
- ☐ manchmal 1
- ☐ häufig 2
- ☐ täglich 3

Ist Ihr Tagesablauf durch Vergesslichkeit zunehmend beeinträchtigt, z. B. weil Sie den Schlüssel oder Geldbeutel verlegen oder Ihr Auto nicht mehr finden?

- ☐ nein 0
- ☐ geringfügig 1
- ☐ deutlich 2

Fällt Ihnen die Organisation einfacher alltäglicher Tätigkeiten zunehmend schwerer, die Ihnen noch vor wenigen Monaten oder Jahren leichtfielen, z. B. Kochen, Aufräumen oder Einkaufen?

- ☐ nein 0
- ☐ geringfügig 1
- ☐ deutlich 2

Passieren Ihnen zunehmend gefährliche Pannen, z. B. Herd, Licht oder Heizung bei Abwesenheit eingeschaltet lassen?

- ☐ nein 0
- ☐ geringfügig 1
- ☐ deutlich 2

Ziehen Sie sich immer stärker von anderen Menschen, Hobbys oder Aufgaben zurück, weil Sie diese überfordern?

- ☐ nein 0
- ☐ geringfügig 1
- ☐ deutlich 2

Wie viele alkoholische Getränke (entsprechend je 0,4 l Bier, 0,2 l Wein oder drei Gläsern Schnaps) trinken Sie im Durchschnitt täglich?

- ☐ weniger als 1 0
- ☐ 1–2 1
- ☐ mehr als 2 2

Stoppen Sie mit der Uhr eine Minute ab. Können Sie in dieser Zeit 48 x 54 im Kopf ausrechnen?

- ☐ ja 0
- ☐ ja, mit geringfügigem Fehler 1
- ☐ nein 2

Begegnen Sie gerne und immer wieder neuen Aufgaben, Menschen und Erfahrungen?

- ☐ ja 0
- ☐ teilweise 1
- ☐ nein 2

An wie viele Wörter der Wortreihe aus der dritten Frage können Sie sich noch erinnern? Bitte notieren (ohne nachzusehen), die Reihenfolge spielt hierbei keine Rolle.

- ☐ mehr als 8 0
- ☐ 5–7 1
- ☐ weniger als 5 2

Welche der folgenden Schwierigkeiten haben in den letzten Monaten bis Jahren deutlich zugenommen (Mehrfachnennungen möglich)? Sie ...

- ☐ verlaufen sich 1
- ☐ verlieren im Gespräch den Faden oder suchen nach Wörtern 1
- ☐ können schwierige Sachverhalte nicht beschreiben 1
- ☐ können sich zeitlich schlecht orientieren (Uhrzeit, Tag, Monat, Jahr) 1
- ☐ geraten in Konflikte, weil Sie etwas verwechseln oder vergessen 1

- ☐ haben Schwierigkeiten mit einfachen Rechenaufgaben, z. B. das Wechselgeld an der Kasse berechnen 1
- ☐ nehmen täglich Medikamente ein 1
- ☐ legen Gegenstände an ungewöhnlichen Orten ab, z. B. im Kühlschrank 1
- ☐ sind durch neue Situationen (z. B. auf Reisen) überfordert 1

Wurden bei Ihnen folgende Diagnosen gestellt (Mehrfachnennungen möglich)?

- ☐ koronare Herzkrankheit (Verengung der Herzkranzgefäße) 1
- ☐ Schlaganfall 1
- ☐ Bluthochdruck 1
- ☐ Übergewicht 1
- ☐ erhöhte Blutfette (inkl. Cholesterin) 1
- ☐ neurologische Erkrankung (z. B. Parkinson-Krankheit) 1
- ☐ Diabetes mellitus 1
- ☐ Schilddrüsenunter- oder -überfunktion 1
- ☐ Alkohol-, Drogen- oder Medikamentensucht 1

Unter welchen Einschränkungen leiden Sie in den letzten Monaten bis Jahren zunehmend (Mehrfachnennungen möglich)?

- ☐ Stimmungsschwankungen 1
- ☐ Verwirrung 1
- ☐ Hilflosigkeit 1
- ☐ Persönlichkeitsveränderung 1
- ☐ Antriebslosigkeit 1
- ☐ Anspannung 1
- ☐ Teilnahmslosigkeit 1
- ☐ Aggression 1
- ☐ Angst 1
- ☐ Zerstreuung 1
- ☐ Nachlässigkeit 1
- ☐ sozialer Rückzug 1
- ☐ Veränderung des Geschmacks- oder Geruchsinns 1

Sie können sich nicht daran erinnern (Mehrfachnennungen möglich) ...

- ☐ was Sie vorgestern zu Mittag gegessen haben 1
- ☐ was Sie gestern zwischen 14 und 15 Uhr getan haben 1
- ☐ welches die vorletzte Frage war 1
- ☐ mit wem Sie bei den letzten fünf Telefongesprächen gesprochen haben 1
- ☐ wie Ihr Autokennzeichen lautet 1

Sie haben Schwierigkeiten (Mehrfachnennungen möglich) ...

- ☐ Ihren Nachnamen fehlerfrei rückwärts zu buchstabieren 1
- ☐ Ihre Telefonnummer rückwärts aufzusagen 1
- ☐ flüssig in Siebenerschritten von 105 bis 200 zu zählen (105, 112 ...) 1
- ☐ einen Satz auf dem Kopf zu lesen 1

Auswertung

0–8 Punkte: Sie verfügen über eine uneingeschränkte geistige Leistung ohne Hinweise auf ein Demenzrisiko.

9–20 Punkte: Ihr Ergebnis deutet auf eine geringgradige Zerstreutheit hin, die aber meist keine ernsthaften Ursachen hat, sondern in Person oder Lebensweise begründet liegt. Sollten Anzeichen einer Depression bestehen (z. B. Antriebslosigkeit, Angst, Rückzug) oder Symptome deutlich zunehmen, sprechen Sie bitte Ihren Arzt darauf an.

21–34 Punkte: Ihr Ergebnis deutet auf ein hohes Maß an Zerstreutheit und sozialem Rückzug hin und sollte ärztlich abgeklärt werden. Nicht nur ein Demenzrisiko, sondern auch andere Ursachen wie Depression, Traumatisierung, Schlafapnoe oder Mangelerscheinungen könnten dafür verantwortlich sein.

über 34 Punkte: Die meisten Kriterien eines Demenzrisikos treffen auf Sie zu. Daher sollten Sie umgehend einen Arzt aufsuchen und das mögliche Vorliegen einer Demenz oder anderer Erkrankungen untersuchen lassen.

Demenz: Weltvergessenheit

Demenz geht mit einem Abbau von Gehirnnervenzellen und ihrer Vernetzungen sowie einem rasch fortschreitenden Verlust geistiger Fähigkeiten einher, mit der Alzheimer-Krankheit als Hauptvertreter. Sie beginnt selten vor dem 60. Lebensjahr und steigt mit dem Alter deutlich an: Rund ein Drittel der über 90-Jährigen ist betroffen, insgesamt etwa 1,5 Millionen Menschen in Deutschland. Meist werden die Symptome lange durch Tricks verschleiert. Besonders Erinnern und Erkennen (z. B. von Ereignissen, Wörtern, Menschen, Gegenständen, Zusammenhängen) sind zunehmend beeinträchtigt, wobei kurz Zurückliegendes zuerst vergessen wird. Auch die räumliche und zeitliche Orientierung sowie das Ausführen komplexer Bewegungen wie Sprechen, Zeichnen oder Schreiben fallen schwerer. Gegenstände werden verlegt, Worte entfallen, Namen und Gesichter werden vergessen, soziale Kontakte und neue Situationen zunehmend gemieden.

Betroffene überblicken immer weniger, ob sie den Herd ausgeschaltet haben oder welcher Weg zurück nach Hause führt. Der geistigen Störung folgt die emotionale – mit Depressionen, Angstzuständen, Aggression, Reizbarkeit, Stimmungsschwankungen, fehlender Krankheitseinsicht bis hin zu Wahnvorstellungen. Auch Muskelzuckungen, Riech- und Geschmacksstörungen treten auf. Im Spätstadium werden häufig alltägliche Verrichtungen verlernt, darunter Kleidung wechseln, Besteck oder Toilette benutzen, bis hin zu Husten, Schlucken, Blasen- und Darmentleerung. Auch der Sinn für Ort, Tages- und Jahreszeit geht zunehmend verloren. Innerhalb einiger Jahre (selten kürzer) entwickelt sich aus einem gesunden ein komplett desorientierter Mensch.

Die Angst Gesunder vor Demenz ist meist unbegründet: Vergesslichkeit oder Orientierungsprobleme beruhen überwiegend auf Veranlagung, Stress, Konzentrationsproblemen, Übermüdung oder anderen schwankenden Einflüssen. In diesem Fall sorgen Bewegung, Entspannung, Entlastung, erholsamer Schlaf, Stress-, Arbeits- und Zeitmanagement für eine Normalisierung.
Im Gehirn von Alzheimer-Patienten sind typische Eiweißablagerungen (Plaques) sowie ein Mangel des Nervenbotenstoffs Acetylcholin festzustellen, doch die Ursachen sind unbekannt. Zu den Risikofaktoren zählen bestimmte Erkrankungen, familiäre Häufung, aber auch Einsamkeit und Depression.

Diagnose mit dem Uhrentest

Die Diagnose stellt der Arzt vorrangig aufgrund der Symptomatik sowie psychologischer Tests, z. B. dem Uhrentest (Zifferblatt mit verschiedenen Uhrzeiten zeichnen) oder dem etwa zehnminütige Mini-Mental-Status-Test (MMST): Der Patient muss sich Wörter merken, rechnen, zeichnen und einfache Anweisungen befolgen. Zur Absicherung folgen neurologisch-psychiatrische Standard-untersuchungen.

Therapie und Vorbeugung

Eine Demenz ist weder heilbar noch zu stoppen. Allerdings können Gehirntraining, Psycho-, Ergo-, Physio-, Logo- und Soziotherapie sowie Medikamente zur Verbesserung der Hirnfunktion den Krankheitsverlauf verlangsamen. Eine frühe Diagnose, vertraute Umgebung, achtsame, fachkundige Hilfe, soziale Kontakte und ein Maximum an Eigenständigkeit verbessern die Situation deutlich. Das Gehirn kann mit leichten Rätseln und Spielen sanft trainiert werden. Massage, Bewegung, Tanz, Musik, Tiere und Naturerleben wirken ebenfalls heilsam. Psychische Begleiterkrankungen wie Depression müssen hinreichend behandelt, Pflegende unterstützt und entlastet werden.
Vorbeugend wirken sich soziale Kontakte, geistige und körperliche Aktivität und eine gesunde Lebensweise mit frischer, abwechslungsreicher und vorwiegend vegetarischer Kost aus. Wichtige Nährstoffe sind die Vitamine B6 (z. B. in Haferflocken, Linsen, Vollkorn), B12 (Fisch, Fleisch, Ei, Milchprodukte), Folsäure (z. B. Kichererbsen, Grünkohl, Erbsen) und Omega-3-Fettsäuren (Fisch, Leinöl). Ausgedehnte Wanderungen und moderater Ausdauersport (z. B. Schwimmen, Radfahren, Laufen, Nordic Walking, Fitness) 3–4 x pro Woche aktivieren den Körper ebenso wie tägliche Fuß- und Radstrecken oder Gartenarbeit. Das Gehirn sollte täglich durch soziale Kontakte, knifflige Aufgaben, Kunst, Kinder und Sprachen angeregt werden.

Depression

Trauer, Kummer und Angst gehören wie Freude und Hoffnung zum Leben – als notwendige Reaktionen auf belastende Erfahrungen. Wenn die Welt jedoch im Einheitsgrau versinkt und wir immer wieder oder sogar dauerhaft nicht mehr zur Freude, Neugier oder Initiative in der Lage sind, haben sie sich zur Depression verselbständigt. Diese reicht von gelegentlicher Denk- und Gefühlshemmung bis hin zu ständiger Hoffnungslosigkeit mit Antriebsverlust. Der Betroffene sieht wie hinter einer Glasscheibe das Leben vorbeiziehen, ohne selbst daran wirklich teilnehmen zu können. Die Störung wird häufig erst spät oder gar nicht bemerkt. Auf gezielte Maßnahmen kommt es jedoch gerade hier an – und damit auf ein frühzeitiges Erkennen. Wie hoch ist Ihr Risiko?

Fühlen Sie sich aktiv und voller Energie?

- ☐ selten bis nie 0
- ☐ manchmal 2
- ☐ häufig bis immer 4

Wie oft sind Sie ruhig und entspannt?

- ☐ selten bis nie 0
- ☐ manchmal 1
- ☐ häufig bis immer 2

Schlafen Sie erholsam und fühlen Sie sich beim Aufwachen frisch und ausgeruht?

- ☐ selten bis nie 0
- ☐ manchmal 2
- ☐ häufig bis immer 4

Empfinden Sie im Alltag Freude und Interesse (an Menschen, Erlebnissen, Aktivitäten etc.)?

- ☐ selten bis nie 0
- ☐ manchmal 2
- ☐ häufig bis immer 4

Freuen Sie sich auf den nächsten Tag und die Zukunft im Allgemeinen?

- ☐ selten bis nie 0
- ☐ manchmal 1
- ☐ häufig bis immer 2

Treffen Sie gerne Entscheidungen?

- ☐ nein 0
- ☐ manchmal 1
- ☐ ja 2

Grübeln, klagen oder weinen Sie?

- ☐ in der Regel täglich 0
- ☐ manchmal 1
- ☐ selten bis nie 2

Empfinden Sie Schuld- oder Minderwertigkeitsgefühle (z. B. das Gefühl, für eine Beziehung oder die Umwelt eine Last zu sein)?

- ☐ häufig bis immer 0
- ☐ manchmal 1
- ☐ selten bis nie 2

Haben Sie finanzielle Probleme oder Angst davor?

- ☐ ja 0
- ☐ manchmal 1
- ☐ nein 2

Sind Sie leicht zu verletzen (z. B. durch Kritik oder Vorwürfe)?

- ☐ ja 0
- ☐ manchmal 1
- ☐ in der Regel nicht 2

Fühlen Sie sich in Ihren Beziehungen und Ihrem Umfeld unterstützt und gut aufgehoben?

- ☐ nein 0
- ☐ teilweise 2
- ☐ ja 4

Lieben Sie sich und Ihren Körper?

- ☐ nein 0
- ☐ in mancher Hinsicht 1
- ☐ ja 2

Haben Sie Angst, die Kontrolle über Ihr Leben oder Ihren Körper zu verlieren?

- ☐ häufig bis immer 0
- ☐ manchmal 1
- ☐ in der Regel nicht 2

Wann waren Sie das letzte Mal ausgelassen und glücklich?

- ☐ länger zurückliegend 0
- ☐ innerhalb der letzten Wochen 1
- ☐ innerhalb der letzten Tage 2

Bringen Sie Krankheit oder Tod mit sich in Verbindung?

- ☐ häufig bis immer 0
- ☐ manchmal 1
- ☐ selten bis nie 2

Können Sie sich gut konzentrieren und erinnern?

- ☐ nein 0
- ☐ mit Einschränkungen 1
- ☐ in der Regel ja 2

Sind Sie innerlich rastlos, erregt oder gehemmt?

- ☐ häufig 0
- ☐ manchmal 1
- ☐ selten bis nie 2

Haben Sie Schmerzen (z. B. Rücken- oder Kopfschmerzen)?

- ☐ häufig 0
- ☐ manchmal 1
- ☐ selten bis nie 2

Leiden Sie unter Ängsten (z. B. vor Armut, Krankheit oder Verlassenwerden) oder tiefer Verunsicherung?

- ☐ häufig 0
- ☐ manchmal 1
- ☐ selten bis nie 2

Haben Sie Über- oder Untergewicht?

- ☐ ja 0
- ☐ grenzwertig 1
- ☐ nein 2

Haben Sie den Eindruck, nicht fühlen zu können?

- ☐ häufig 0
- ☐ manchmal 1
- ☐ selten bis nie 2

Geht es Ihnen abends besser als morgens?

- ☐ häufig 0
- ☐ manchmal 1
- ☐ selten bis nie 2

Schlafen Sie mehr als zehn Stunden täglich?

- ☐ häufig bis immer 0
- ☐ manchmal 1
- ☐ selten bis nie 2

Haben Sie in den letzten Monaten Schlaf- oder Beruhigungsmittel oder Psychopharmaka erhalten?

- ☐ ja, mehrfach 0
- ☐ ja, einmal 1
- ☐ nein 2

Leben Sie eine erfüllte Sexualität?

- ☐ nein 0
- ☐ teilweise 1
- ☐ ja 2

Haben Sie das Gefühl der Sinn- oder Hilflosigkeit?

- ☐ häufig 0
- ☐ manchmal 2
- ☐ selten bis nie 4

Schlagen Ihre Stimmungen plötzlich und teilweise ohne erkennbaren Grund um?

- ☐ häufig 0
- ☐ manchmal 1
- ☐ selten bis nie 2

Können Sie positive Erfahrungen (z. B. Zuneigung, Lob, Geschenke) annehmen?

- ☐ eher nicht 0
- ☐ teilweise 1
- ☐ ja 2

Können Sie Ihre beruflichen und privaten Aufgaben problemlos bewältigen?

- ☐ meistens nicht 0
- ☐ teilweise 1
- ☐ in der Regel ja 2

Waren Sie in den letzten Jahren starken seelischen Belastungen ausgesetzt (z. B. Trennung, Krankheit, Verlust des Arbeitsplatzes)?

- ☐ ja, in mehreren Lebensbereichen 0
- ☐ ja, in einem Lebensbereich 2
- ☐ nein 4

Sind in Ihrer Familie bereits depressive Störungen bekannt?

- ☐ ja, in mehreren Fällen 0
- ☐ ja, in einem Fall 1
- ☐ nein 2

Pflegen Sie romantische, lustige oder erholsame Freizeitaktivitäten?

- ☐ selten bis nie 0
- ☐ manchmal 1
- ☐ mindestens 1 x wöchentlich 2

Treiben Sie Sport (oder entsprechend z. B. mehrstündige Fahrradtouren oder Wanderungen)?

- ☐ weniger als 1 x wöchentlich 0
- ☐ 1–2 x wöchentlich 1
- ☐ mehr als 2 x wöchentlich 2

Pflegen Sie einen regelmäßigen Lebensrhythmus (z. B. Schlaf- und Wachzeiten, Arbeit, Freizeit)?

- ☐ nein 0
- ☐ teilweise 1
- ☐ in der Regel ja 2

Auswertung

0–25 Punkte: In Ihrem Fall liegt bereits eine Reihe typischer Depressionssymptome vor, die Ihre sozialen Beziehungen und täglichen Aufgaben beeinträchtigen. Bildlich gesprochen fahren Sie mit stark angezogener Bremse und verlieren durch negatives Erleben wichtige Ressourcen, während Sie positive Reize nicht ausreichend annehmen und nutzen (können). Lassen Sie, möglichst therapeutisch, abklären, ob eine behandlungsbedürftige Depression vorliegt. In jedem Fall sollte der depressiv geprägte Teufelskreis von Erleben (z. B. „Ich bekomme keine Unterstützung"), Kommunikation (z. B. „Du unterstützt mich nicht") und negativen Erfahrungen (z. B. Rückzug von Bezugspersonen) durch offene

Gespräche (auch mit nahestehenden Menschen) und gezielte Maßnahmen durchbrochen werden. Hierbei können Psychotherapie oder eine psychosomatische Klinik wichtige Hilfen leisten. Selbsthilfeorganisationen stellen viele nützliche Informationen zur Depression zur Verfügung (Kontakte z. B. unter www.nakos.de). Verschiedene Internetforen bieten eine wichtige Stütze und Plattform zum Austausch für Betroffene und Angehörige. Wenn Sie in dieser Form gezielte Schritte unternehmen, haben Sie gute und wirksame Mittel gegen die Melancholie an der Hand.

25–50 Punkte: Sie meistern Ihren Alltag, leben aber das Prinzip des halbleeren Glases. Daher tendiert Ihr Erleben mitunter „ins Graue", wo andere sich noch mühelos im Sonnenschein tummeln. Dies kann nicht nur die täglichen Aufgaben erschweren, sondern auch die Beziehungen. Überprüfen Sie anhand der Fragen noch einmal, wo wichtige Knackpunkte liegen, und nehmen Sie diese gezielt in Angriff – bei Bedarf auch ohne Scheu mit therapeutischer Hilfe. Vor allem kommt es darauf an, durch praktische Lebensgestaltung (z. B. Lebensrhythmus, Sport, Beziehungs-, Freizeit- und Selbstpflege) und aktives Unterbinden negativer Verstärker (z. B. „Warum ich?" oder „Das schaffe ich sowieso nicht!") den Regelkreis negativen Erlebens zu durchbrechen. Fangen Sie gleich damit an, Sie verfügen dazu über mehr Ressourcen, als Sie denken.

51–65 Punkte: Obwohl Sie schon einige negative Erfahrungen hinter sich haben, sind Sie in der Lage, sich zu freuen oder zu interessieren und gewinnen so wertvolle innere Ressourcen für Ihre Aufgaben und Beziehungen. Gleichzeitig sollten Sie noch sorgsamer und versöhnlicher mit einigen Lebens- und Empfindungsbereichen und letztlich sich selbst umgehen, um den Kopf frei für Schönes und Neues zu haben und depressiven Stimmungen keinen Raum zu lassen. Prüfen Sie nochmals anhand der Fragen, wo Sie dabei ansetzen können.

66–80 Punkte: Wenn Sie noch kein Optimist sind, so haben Sie gute Chancen, es zu werden. Sie denken eher positiv, können sich freuen und interessieren und verfügen über eine stabile Basis, um dies auch weiterhin zu tun. Bei Ihnen finden Kummer und Lethargie kaum fruchtbaren Boden. Gehen Sie dennoch die Fragen noch einmal aufmerksam durch, ob sich noch Verbesserungsmöglichkeiten ergeben.

Hintergrund Depression

Nach Schätzung des Bundesgesundheitsministeriums leiden in Deutschland rund vier Millionen Menschen unter einer Depression, bereits zehn Millionen sollen bis zum 65. Lebensjahr mindestens einmal davon betroffen gewesen sein. Zu den häufigsten Symptomen zählen Antriebs- und Denkhemmung, Stimmungseinengung, innere Unruhe und Schlafstörungen, in vielen Fällen begleitet durch den Verlust von Freude, Hoffnung, Sinn, Selbstwertgefühl und Initiative, in schwereren Fällen auch Todessehnsucht und Suizidalität.

Depression ist nicht zu verwechseln mit depressiver Verstimmung oder Gefühlen wie Trauer und Frustration, die keine Krankheit, sondern eine Stimmungslage darstellen. Es handelt sich im Gegenteil um eine behandlungsbedürftige Erkrankung, die meist nicht aus eigener Kraft überwunden werden kann. Häufig ohne ersichtlichen Grund stürzen die Betroffenen in ein inneres Gefängnis aus Kummer und Hoffnungslosigkeit, sind wie bei vollem Bewusstsein gelähmt und benötigen während der depressiven Episoden auch für einfache tägliche Verrichtungen große Kraft. Sie empfinden das Leben als eine ferne Welt, zu der sie keinen Zugang haben, und fühlen sich verlassen, ungeliebt und von der Welt abgeschrieben. Für Angehörige ist diese Situation nicht weniger schmerzhaft, denn die Betroffenen beantworten deren Verhalten häufig negativ, z. B. mit „Ich bin ohnehin nur eine Last" oder „Ich kann dich nicht ertragen". Sie versuchen mitunter auch, ihre Bezugspersonen systematisch zu verletzen und zu vertreiben, ohne dies tatsächlich zu wollen.

Depression tritt in allen Abstufungen und häufig unauffällig auf. Zwar beginnt die eigentliche Erkrankung oft mit einem plötzlichen Schub. Dieser fällt aber häufig mit einem belastenden Ereignis (z. B. Trennung, Tod eines Angehörigen, Geburt, Arbeitsplatzverlust, Umzug) zusammen und wird daher nicht selten als Trauer, Frust oder Überlastung fehlgedeutet, auch gerade bei alten Menschen.

Manchmal wechseln sich die depressiven mit manischen Phasen ab (mit Euphorie, Aktivismus, Selbstüberschätzung). Man spricht in diesem Fall von einer bipolaren Störung (früher: manisch-depressive Erkrankung).

In der Praxis wird eine Vielzahl psychischer Störungen als Depression zusammengefasst, sodass sich kein wirklich einheitliches Krankheitsbild mit spezifischen Therapien ergibt. Medikamentöse Antidepressiva (v. a. SSRI, trizyklische Antidepressiva, MAO-Hemmer) wirken bei bestimmten Patienten sehr gut, bei anderen bleiben sie jedoch wirkungslos oder führen eine Verschlimmerung herbei. Wenn sich der Zustand unter einem Medikament nicht verändert oder gar verschlechtert, muss dieses abgesetzt werden. Auch sollte nur sehr behutsam und kritisch mit Beruhigungsmitteln, Neuroleptika und anderen Psychopharmaka kombiniert werden. Im Vordergrund stehen Psychotherapie, Ordnungstherapie und Lebenspraxis, welche auf ein eigenständiges, erfülltes Leben und ein Unterbrechen der negativen emotionalen Regelkreise abzielen.

Zu den Ursachen der Depression gibt es nur wenige gesicherte Erkenntnisse. Auffällig ist ein Zusammenhang mit dem positiv gefühlsmodulierenden Botenstoff Serotonin im Gehirn. Wird dieser nicht ausreichend gebildet oder übertragen, steigen das Risiko für Depressionen sowie die depressive Stimmungslage um ein Vielfaches. Die Erkrankung wird bei Frauen doppelt so häufig diagnostiziert wie bei Männern (Erkrankungsgipfel jeweils zwischen dem 30. und 40. sowie jenseits des 60. Lebensjahres). Auch bei vielen chronischen Erkrankungen im neurologischen (z. B. Parkinson), hormonellen (z. B. Schilddrüsenunterfunktion) oder Stoffwechselbereich (z. B. Anämie) sowie dort wirksamen Medikamenten treten Depressionen auf.

Viele Menschen leiden glücklicherweise nicht unter dem Vollbild der Depression, sondern einer abgemilderten Variante oder Vorstufe davon: Sie können ihr Leben bewältigen, Aufgaben erfüllen und Beziehungen pflegen – dies alles allerdings nur mit einem gewissen Kraftaufwand, häufigen Enttäuschungen und frustrierenden Konflikten. Daher sollte gerade hier frühzeitig – therapeutisch oder lebenspraktisch – angesetzt werden, damit es nicht „drinnen regnet, wenn draußen die Sonne scheint" –, sondern im Idealfall umgekehrt.

Diabetes

Fast ein Zehntel der Bevölkerung lebt in Deutschland mit der Zuckerkrankheit Diabetes mellitus, etwa 95 % davon mit dem vermeidbaren Typ-2-Diabetes. Damit dürfte es sich um die häufigste vermeidbare Todesursache des 21. Jahrhunderts handeln. Tückisch dabei: Über Jahrzehnte verursacht sie kaum Symptome, um dann mit unumkehrbaren Spätschäden zuzuschlagen. Wer früh gegensteuert, kann die Krankheitsentwicklung hingegen umkehren. Wie steht es mit Ihrem Risiko?

Wie alt sind Sie?
- ☐ unter 45 Jahre 0
- ☐ 45–60 Jahre 1
- ☐ über 60 Jahre 2

Wie hoch ist Ihr BMI (Körpergewicht dividiert durch das Quadrat der Körpergröße, z. B. $78 : (1{,}79)^2 = 24{,}3$)?
- ☐ unter 25 0
- ☐ zwischen 25 und 30 (übergewichtig) 1
- ☐ über 30 (adipös) 2

Welchen Umfang hat Ihre Taille (Messung mit Maßband)?

Männer:
- ☐ unter 94 cm 0
- ☐ 94–102 cm 1
- ☐ über 102 cm 2

Frauen:
- ☐ unter 80 cm 0
- ☐ 80–88 cm 1
- ☐ über 88 cm 2

Wie oft treiben Sie gewöhnlich pro Woche für mindestens 30 Minuten Sport (z. B. Laufen, Fitnesstraining, Langlauf, flottes Radfahren) und kommen dabei richtig ins Schwitzen?
- ☐ mehr als 2 x 0
- ☐ 1–2 x 1
- ☐ weniger als 1 x 2

Wie viele Stunden bewegen Sie sich zusammengerechnet aktiv zwischen 0 und 24 Uhr (Gehen, körperliche Arbeit, Sport)?
- ☐ mehr als 6 Stunden 0
- ☐ 3–6 Stunden 1
- ☐ weniger als 3 Stunden 2

Wie oft essen Sie eine Gemüseportion (z. B. Salat, Gemüsegericht oder -beilage)?

- ☐ mindestens 2 x täglich 0
- ☐ alle ein bis zwei Tage 1
- ☐ höchstens alle drei Tage 2

Wie viel Alkohol trinken Sie durchschnittlich am Tag?

- ☐ weniger als 1 Glas Wein oder Bier 0
- ☐ 1–2 Gläser Wein oder Bier 1
- ☐ mehr als 2 Gläser Wein oder Bier 2

Wie oft essen Sie fette oder süße (Zwischen-)Mahlzeiten und Snacks (z. B. gebratene oder frittierte Speisen, Süßes, Fast Food)?

- ☐ nicht täglich 0
- ☐ 1 x täglich 1
- ☐ mehrmals täglich 2

Leiden Sie unter zu hohem Blutdruck?

- ☐ nein 0
- ☐ weiß nicht 1
- ☐ ja 2

Wie schwer waren Sie als Neugeborenes (bei Müttern: Wie viel wog Ihr schwerstes Neugeborenes)?

- ☐ unter 3,5 kg 0
- ☐ zwischen 3,5 und 4 kg 1
- ☐ über 4 kg 2

Trat bei Verwandten bereits Diabetes auf?

- ☐ nein 0
- ☐ ja, bei einem 1
- ☐ ja, bei mehreren 2

Wurden bei einer Untersuchung zu hohe Blutzucker oder -fettwerte festgestellt?

- ☐ nein 0
- ☐ ja, einer der beiden Werte erhöht 1
- ☐ ja, beide Werte erhöht 2

Auswertung

0–7 Punkte: Sie tragen nur ein geringes Diabetesrisiko. Wenn Sie weiterhin so gesund leben, wird dies auch so bleiben.

8–15 Punkte: Ihr Risiko, an Diabetes zu erkranken, ist deutlich erhöht. Versuchen Sie, an den aufgeführten Risikofaktoren zu arbeiten. Vor allem drei Ziele sind dabei wichtig: viel intensive Bewegung, Normalgewicht und reichlich Gemüse auf dem Speiseplan.

über 15 Punkte: Sie haben ein sehr hohes Diabetesrisiko. Reduzieren Sie in jedem Fall Ihre Risikofaktoren. Denn, so „normal" Diabetes bereits erscheint, ist es nach wie vor eine häufig tödliche und meist vermeidbare Krankheit. Auch hier gelten die drei wichtigsten Ziele: viel intensive Bewegung, Normalgewicht und reichlich Gemüse auf dem Speiseplan.

Volkskrankheit Diabetes mellitus

Noch vor wenigen Jahrzehnten war Diabetes mellitus eine eher seltene, häufig vererbte Krankheit. Doch schon seit Jahren geht sie uns alle an: Rund sechs Millionen Menschen leben in Deutschland mit der Diagnose, hinzu kommt eine Dunkelziffer von geschätzten zwei Millionen. Denn die Erkrankung verursacht zunächst kaum Symptome und kann über Jahre bis Jahrzehnte unentdeckt bleiben. Damit leben etwa 10 % der Bevölkerung mit Diabetes mellitus. Dabei steigt der Blutzucker über das normale Maß an. Der häufigste Grund: Übergewicht, Bewegungsmangel und Überernährung machen die Zellen unempfindlicher gegen das zuckersenkende Bauchspeicheldrüsenhormon Insulin, das für die Zucker- und Fettspeicherung im Körper sorgt. Man spricht von Insulinresistenz. Immer höhere Mengen erreichen im Körper immer weniger Effekt. Der Blutzucker steigt. Früher oder später lässt damit auch die Leistungsfähigkeit der Bauchspeicheldrüse nach, was die Zuckerwerte weiter nach oben treibt. Beim selteneren Typ-1-Diabetes (ca. 5 % der Fälle) zerstört der Körper hingegen meist ab dem Jugendalter die eigenen insulinproduzierenden Zellen – was eine dauerhafte Insulinbehandlung erfordert.

Das Problem: In hoher Dosis wirkt Zucker – in diesem Fall Traubenzucker oder Glukose – im Körper als Gift. Blutgefäße und Nerven leiden ebenso darunter wie Augen, Leber und Nieren. Nach weitgehend symptomlosen Jahren bis Jahrzehnten treten daher schließlich irreversible Komplikationen auf – vom Nierenversagen über offene Beine bis hin zu Herzinfarkt, Schlaganfall und Erblindung. Daher müssen bereits typische Diabetes-Frühsymptome erkannt werden. Dazu zählen:

- Durst (weniger als 2 l Trinkmenge täglich)
- verstärktes Wasserlassen (auch nachts)
- Hautstörungen wie Juckreiz (Aufkratzen), Flecken, Warzen, Aphthen im Mund (entzündete Stellen), trockene Augen und Schleimhäute
- Immunstörungen: schlechte Wundheilung, Erkältungen, Gerstenkörner und andere Infektionen
- Tagesmüdigkeit, verminderte Leistungsfähigkeit

Zur Diagnose führen der morgendliche Nüchternzucker und ein Glukosetoleranztest (Blutzuckerverlauf nach Glukosegabe). Ein „Blutzuckergedächtnis“ der letzten zwölf Wochen liefert der HbA1c-Wert, mit Zucker verbundener roter Blutfarbstoff.

Eine angepasste Therapie – zunächst mit insulinstimulierenden Tabletten, später wenn nötig mit Insulin selbst – kann die Spätfolgen hinauszögern. Insbesondere kommt es jedoch neben der frühen Diagnose auf eine Änderung der Lebensweise an, allem voran auf das Erreichen des Normalgewichts, gesunde Ernährung und tägliche Bewegung. Dann kann der Krankheitsverlauf häufig sogar umgekehrt werden, sofern der Körper noch Insulin produzieren kann.

Ernährung

Was essen Sie im Alltag und vor allem: Wie entspannt, bewusst und vollwertig essen Sie? Die meisten Menschen ernähren sich weniger gesund, als sie glauben, denn meist tummeln sich zu viel Fett, Zucker, Salz, Alkohol und Fleisch auf dem Speiseplan. Ernähren Sie sich wirklich optimal? Machen Sie den Check!

Wie hoch ist der Anteil frischer Nahrung (roh oder gegart) an Ihrer Ernährung, z. B. frisches Gemüse, Obst, Brot, Pasta oder naturbelassene Milchprodukte, im Gegensatz zu verarbeiteter Nahrung?

- ☐ 10–30 % 0
- ☐ 30–60 % 1
- ☐ über 60 % 2

Wie viel Zeit nehmen Sie sich normalerweise für Ihr Mittagessen?

- ☐ mehr als 40 Minuten 2
- ☐ 25–40 Minuten 1
- ☐ weniger als 25 Minuten 0

Was trifft auf Ihre Mahlzeiten meistens zu (Mehrfachnennungen möglich)? Sie ...

- ☐ freuen sich darauf 1
- ☐ essen in angenehmer, ruhiger Umgebung, nicht am Arbeitsplatz oder unterwegs 1
- ☐ führen beim Essen keine dienstlichen Gespräche 1
- ☐ achten darauf, welche Zutaten Ihnen guttun 1
- ☐ essen nicht bis zur völligen Sättigung 1
- ☐ haben morgens ausreichend gefrühstückt, wenn Sie aus dem Haus gehen oder in den Tag starten 1
- ☐ wissen, woher die Hauptzutaten stammen 1
- ☐ wählen leichte Kost 1
- ☐ bevorzugen nachhaltig, fair und artgerecht hergestellte Nahrungsmittel 1
- ☐ achten auf die Qualität hinsichtlich Herstellung, Lagerung, Geschmack und Verarbeitung 1
- ☐ wählen Nahrungsmittel aus der Region 1
- ☐ berücksichtigen Ihren persönlichen Kalorienbedarf 1

Wie oft essen Sie rotes Fleisch (Rind/Kalb, Schwein, Lamm) als Hauptmahlzeit?

- ☐ an den meisten Tagen 0
- ☐ 2–3 x wöchentlich 1
- ☐ mehr als 2 x wöchentlich 2

Wie viele Mahlzeiten (inkl. Imbisse) nehmen Sie täglich zu sich?

- ☐ mehr als 6 1
- ☐ 4–6 2
- ☐ weniger als 4 0

Was trifft auf Ihre Ernährung zu (Mehrfachnennungen möglich)?

- ☐ mindestens 1 x wöchentlich Seefisch 1
- ☐ mehrmals wöchentlich Vollkornprodukte 1
- ☐ salzarm 1
- ☐ abwechslungsreich 1
- ☐ lecker zubereitet 1
- ☐ fettbewusst 1
- ☐ kalorienbewusst 1
- ☐ gemüsereich 1
- ☐ überwiegend vegetarisch 1
- ☐ keine Verbote oder Diäten 1
- ☐ ballaststoffreich (z. B. Vollkorn, Hülsenfrüchte, Blattgemüse) 1

Wie ist Ihre größte tägliche Hauptmahlzeit normalerweise gegart?

- ☐ gar nicht 1
- ☐ in Dampf oder kurz gekocht 2
- ☐ längere Zeit erhitzt (z. B. durchgekocht oder gebraten) 0

Wie lange liegt die letzte Mahlzeit beim Zubettgehen zurück?

- ☐ weniger als 2 Stunden 0
- ☐ 2–3 Stunden 1
- ☐ mehr als 3 Stunden 2

Wie häufig essen Sie süße oder salzige Snacks, z. B. Süßigkeiten, Backwaren, Knabbersnacks?

- ☐ mehrmals täglich 0
- ☐ 1 x täglich 1
- ☐ seltener als 1 x täglich 2

Wie viele Mahlzeiten kochen Sie sich pro Woche selbst, ohne Fertigzutaten wie Soßen, Gefrierkost oder Fertiggerichte?

- ☐ mehr als 4 2
- ☐ 2–4 1
- ☐ weniger als 2 0

Wie viel Wasser oder Kräutertee trinken Sie pro Tag?

- ☐ mehr als 1 l 2
- ☐ 0,5–1 l 1
- ☐ weniger als 0,5 l 0

Sie essen normalerweise (Mehrfachnennungen möglich) …

- ☐ entspannt 1
- ☐ mit Genuss 1
- ☐ zu festen Tageszeiten 1
- ☐ gemeinsam 1
- ☐ ohne Ablenkung (z. B. Handy, TV, Arbeit) 1

Wie viele zucker- oder süßstoffhaltige Getränke (à 0,2 l) trinken Sie pro Tag, z. B. Limonade, Fruchtsaft, Eistee, gezuckerter Tee oder Kaffee?

- ☐ mehr als 2 0
- ☐ 1–2 1
- ☐ weniger als 1 2

Sind Sie übergewichtig?

- ☐ ja, deutlich 0
- ☐ ja, etwas 1
- ☐ nein 2
- ☐ nein, untergewichtig 0

Bevorzugen Sie auf dem täglichen Speiseplan Saisonlebensmittel (z. B. Kohlgemüse und Feldsalat im Winter und grüne Blattgemüse und Fenchel im Sommer)?

- ☐ meistens bis immer 2
- ☐ teilweise 1
- ☐ eher nicht 0

Wie oft essen Sie Frittiertes, Gegrilltes oder Gebratenes?
- ☐ an den meisten Tagen 0
- ☐ 2–3 x wöchentlich 1
- ☐ seltener als 2 x wöchentlich 2

Wie viele alkoholische Getränke trinken Sie pro Tag (entsprechend 0,4 l Bier, 0,2 l Wein oder drei Gläsern Schnaps)?
- ☐ mehr als 2 0
- ☐ 1–2 1
- ☐ weniger als 1 2

Verspüren Sie nach dem Essen Völlegefühl oder Übelkeit?
- ☐ an den meisten Tagen 0
- ☐ manchmal 1
- ☐ selten bis nie 2

Wie oft leiden Sie unter Bauchschmerzen oder Blähungen?
- ☐ an den meisten Tagen 0
- ☐ manchmal 1
- ☐ selten bis nie 2

Wie häufig treten Durchfälle bzw. sehr weicher Stuhl auf?
- ☐ mehrmals wöchentlich 0
- ☐ mehrmals monatlich 1
- ☐ seltener 2

Auswertung

0–19 Punkte: Ihre Ernährung entspricht noch nicht Ihrem Bedarf und birgt Voraussetzungen für Erkrankungen wie Diabetes und Herz-Kreislauf-Krankheiten. Wenn Sie Ihre Antworten prüfen, erhalten Sie zugleich Ihren persönlichen Maßnahmenkatalog für eine gesündere Ernährung.

20–34 Punkte: Sie verfügen über eine gute Basis für eine gesunde Ernährung, haben dazu aber noch einige Schritte vor sich. Diese erfordern übrigens weder quälenden Verzicht noch Verbote. Im Folgenden finden Sie die wichtigsten Maßnahmen.

35–50 Punkte: Die meisten Kriterien einer gesunden Ernährung sind in Ihrem Fall erfüllt. Weitere werden Sie auf dieser Grundlage leicht erreichen. Wie dies funktioniert, erfahren Sie anhand Ihrer Antworten und des folgenden Infoteils.

über 50 Punkte: Sie ernähren sich gesund und vollwertig. Weiter so!

Wie sieht eine gesunde Ernährung aus?

Zu viele **Kalorien** verursachen mehr als die Hälfte der Sterbefälle in Deutschland. Doch die tägliche Zufuhr von Nahrungsenergie in Form von Kohlenhydraten, Eiweiß und Fett ist zugleich lebenswichtig. Daher sollten Sie nicht kalorienarm, aber kalorienbewusst essen. Mindestens 55 % der Nahrungsenergie sollten dazu aus Kohlenhydraten, höchstens 30 % aus Fett und etwa 15 % aus Eiweiß bestehen. Bei einem Bedarf von 2000 Kalorien (kcal) würde dies am Tag etwa je einer Portion Müsli, Nudeln, Brot, Joghurt, Quark und Käse entsprechen. Der Großteil der Nahrung sollte allerdings aus Wasser und Ballaststoffen bestehen, wie dies bei Gemüse der Fall ist.

Männer benötigen etwa 2500 kcal pro Tag, Frauen ca. 2000 kcal, wobei der Bedarf vom 20. bis zum 65. Lebensjahr um etwa ein Fünftel zurückgeht. Der Kalorienverbrauch wird gesteigert durch intensiven Sport, tägliche körperliche Arbeit (je ca. 20 %), Übergewicht, kühle Temperaturen oder eine aktivitätsbetonte Hormonlage (z. B. Schilddrüsenüberfunktion). Bewegungs- und Schlafmangel, Alter, Insulin (z. B. durch Diabetesmedikamente) und Diäten senken hingegen den Verbrauch und begünstigen damit Übergewicht.

Zucker dient als wichtigster „Treibstoff" des Körpers. Um die zuckerempfindlichen Zähne zu erhalten, sollte man ihn jedoch in Form von Stärke aufnehmen, wie sie natürlicherweise in Kartoffeln, Reis, Hülsenfrüchten und Getreide vorkommt. Leckere Alternativen sind z. B. Hirse, Amarant, Quinoa oder Buchweizen. Verzichten Sie auf Zucker in Getränken: Ein Liter Limonade enthält etwa 400 kcal, Traubensaft sogar 700 kcal – so viel wie ein Mittagessen.

Als Geschmacksträger ist **Fett** allgegenwärtig. Doch nur 4–5 EL benötigen wir umgerechnet täglich. Tatsächlich essen wir über 50 % mehr. Nicht nur die Menge, sondern auch die Art der Fette ist dabei ein Problem. Denn während hochwertige Öle wie Oliven-, Raps-, Hanf- oder Leinöl wertvolle Vitamine und Fettsäuren liefern und kaum Einfluss auf Gewicht und Blutfette haben, handelt es sich bei tierischen oder gehärteten Fette sowie billigen Ölen wie Kokos- oder Palmöl um Dickmacher. Käse, Wurst, Hackfleisch, Fleischkäse, Pommes, Chips und Paniertes bestehen zu einem guten Drittel aus solchen Fetten und gehören daher nicht täglich auf den Speiseplan! Auch Nüsse zählen mit etwa 60 % zu den Spitzenreitern unter den Fettlieferanten und sind damit nur in kleinen Mengen gesund. Übrigens wird auch Alkohol im Körper in Fett umgewandelt. Eine Flasche Wein oder drei Flaschen Bier entsprechen je etwa 70 ml Speiseöl.

Beginnen Sie den Tag mit einem vollwertigen Frühstück, z. B. Müsli mit Haferflocken, Nüssen, Trockenfrüchten, Joghurt und dazu einer Tasse Kräutertee. Gegen Abend sollten die Mahlzeiten leichter werden, damit Sie die Kalorien nicht mit „ins Bett nehmen", wo sie überwiegend in Körperfett umgewandelt werden. Essen Sie immer in Ruhe und zu festen Zeiten (nicht zu häufig), nicht aus Langeweile, auch nicht im Auto/Zug oder vor dem Fernseher. Pflegen Sie Ihr inneres Gleichgewicht und Ihre Beziehungen sorgsam, denn seelischer Stress macht durch kompensatorisches Essen häufig über- und manchmal auch untergewichtig.

Bevorzugen Sie bei allen Mahlzeiten **frische, fettarme und pflanzliche Saisonlebensmittel der Region**, regelmäßig mit Hülsenfrüchten (Bohnen, Erbsen, Linsen), Kartoffeln und Reis. Im Winter eignen sich u. a. auch Wurzelgemüse, Kohl, Chicorée und Feldsalat, im Sommer grüne Blattgemüse (z. B.

Blattsalate, Spinat, Löwenzahn, Brennnessel, Rucola) und Fenchel. Garen Sie warme Mahlzeiten schonend durch Dünsten oder kurzes Kochen statt Braten oder Durchkochen. Einmal wöchentlich Seefisch wie Lachs oder Hering ist ebenso förderlich wie ab und zu ein Ei. Rotes Fleisch (Rind, Schwein, Lamm) sollte hingegen die Ausnahme sein.

Trinken Sie etwa 1,5 l Wasser pro Tag und achten Sie auf eine sparsame **Salzzufuhr** (maximal 6 g pro Tag): Laut Nationaler Verzehrstudie II nehmen 58 % der Frauen und 86 % der Männer zu viel Salz auf, mit Nierenstörungen und Bluthochdruck als möglichen Folgen.

Verzichten Sie auf Diäten oder Verbote, denn diese fördern Fehlernährung und Übergewicht. Gesunde Ernährung funktioniert nur, wenn sie schmeckt und satt macht. Natürlich gehört auch ausreichende tägliche Bewegung dazu, die Stoffwechsel und Nahrungsverwertung ankurbelt. Wenn Ihre Mahlzeiten dann auch noch bunt, frisch und gemüsereich sind, liegen Sie komplett im grünen Bereich.

✓ Essstörungen

Essstörungen kommen auf leisen Sohlen: Besonders bei Magersucht und Bulimie (Ess-Brech-Sucht) sind Betroffene und ihre Angehörigen auch bei dramatischer Unterernährung häufig noch ahnungslos, weil Fasten und Dünnsein immer noch als schick gelten. Ab wann ist die Beziehung zur Ernährung und zum eigenen Körper ernsthaft gestört?

Denken Sie bei Nahrungsmitteln sofort an die darin enthaltenen Kalorien?

- ☐ meistens bis immer 2
- ☐ manchmal 1
- ☐ selten bis nie 0

Wie vielen Diäten haben Sie sich in den letzten fünf Jahren unterzogen, während der Sie auf bestimmte Nahrungsmittel oder -bestandteile strikt verzichtet haben?

- ☐ 0–2 0
- ☐ 3–4 1
- ☐ mehr als 4 2

Haben Sie Angst, zuzunehmen?

- ☐ ständig 2
- ☐ manchmal 1
- ☐ selten bis nie 0

Können Sie ohne Angst und Schuldgefühle kalorienreiche Nahrungsmittel (z. B. Schokolade, Wurst, Käse, Frittiertes, Limonade) zu sich nehmen?

- ☐ meistens bis immer 0
- ☐ teilweise 1
- ☐ selten bis nie 2

Haben Sie nach dem Essen den Wunsch, die Kalorien wieder loszuwerden?

- ☐ meistens bis immer 2
- ☐ manchmal 1
- ☐ selten bis nie 0

Wie hoch ist Ihr BMI (Körpergewicht dividiert durch das Quadrat der Körpergröße, z. B. $78 : (1{,}79)^2 = 24{,}3$)?

- ☐ unter 15,1 5
- ☐ 15,1–17,0 3
- ☐ 17,1–18,5 2
- ☐ 18,5–27,0 0
- ☐ 27,1–33,0 1
- ☐ über 33,0 3

Fühlen Sie sich zu dick, obwohl Ihr BMI unter 27 liegt?

- ☐ ja 2
- ☐ teilweise 1
- ☐ nein 0

Vernachlässigen Sie andere Lebensbereiche (z. B. Beziehungen), weil Sie sich intensiv mit Ihrer Ernährung beschäftigen (z. B. Planung, Information, Einkauf, Zubereitung)?

- ☐ ja 2
- ☐ manchmal 1
- ☐ nein 0

Wie oft genießen Sie Ihr Essen, ohne sich um den Einfluss auf Ihren Körper zu sorgen?

- ☐ häufig 2
- ☐ manchmal 1
- ☐ selten bis nie 2

Sie sind ...

- ☐ eine Frau 2
- ☐ ein Mann 0

Wie oft denken Sie über Ihre Figur oder Ihr Körpergewicht nach?

- ☐ meistens bis immer 2
- ☐ manchmal 1
- ☐ selten bis nie 0

Wie oft stellen Sie sich auf die Waage?

- ☐ mehrmals täglich 2
- ☐ 1 x täglich 1
- ☐ seltener 0

Haben Sie sich Ernährungsverbote auferlegt, z. B. wann und was Sie nicht essen dürfen?

- ☐ ja 2
- ☐ teilweise 1
- ☐ nein 0

Erbrechen Sie sich nach Mahlzeiten absichtlich, um Kalorien wieder loszuwerden?

- ☐ täglich 4
- ☐ mehrmals pro Woche 3
- ☐ manchmal 2
- ☐ selten 1
- ☐ nie 0

Treiben Sie intensiv Sport, vor allem um abzunehmen?

- ☐ täglich 2
- ☐ mehrmals pro Woche 1
- ☐ seltener 0

Versuchen Sie, möglichst viele Stunden am Stück nichts zu essen?

- ☐ täglich 2
- ☐ mehrmals pro Woche 1
- ☐ seltener 0

Nehmen Sie regelmäßig Medikamente (z. B. Abführmittel) ein, um abzunehmen?

- ☐ täglich 3
- ☐ mehrmals pro Woche 2
- ☐ manchmal 1
- ☐ nein 0

Sie essen im Rahmen regelmäßiger Essanfälle (Mehrfachnennungen möglich) ...

- ☐ übermäßig große Mengen (über 1000 kcal) 1
- ☐ sehr schnell 1
- ☐ mit unbezwingbarem Verlangen 1
- ☐ bis zum Völlegefühl 1
- ☐ heimlich 1
- ☐ besonders bei Stress 1
- ☐ gefolgt von Frust oder Schuldgefühlen 1
- ☐ mindestens 2 x wöchentlich 1
- ☐ mindestens seit sechs Monaten 1

Sie leiden unter (Mehrfachnennungen möglich) ...

- ☐ Zyklusstörungen 1
- ☐ Störungen der Sexualität 1
- ☐ Frösteln 1
- ☐ Magen-Darm-Störungen 1
- ☐ Antriebslosigkeit 1
- ☐ Eisen- oder Hämoglobinmangel 1
- ☐ verstärktem Haarausfall 1
- ☐ Infektanfälligkeit 1
- ☐ geschwollenen Speicheldrüsen 1
- ☐ Kreislaufschwäche 1
- ☐ niedrigem Blutdruck 1
- ☐ verstärkter Karies 1
- ☐ Knochenbrüchen/Osteoporose 1
- ☐ niedrigem Puls (in Ruhe unter 60/min) 1
- ☐ Muskelschwäche 1
- ☐ Vitamin- oder Mineralstoffmangel 1

Sie (Mehrfachnennungen möglich) ...

- ☐ benutzen regelmäßig Hilfsmittel wie Apps, Pulsmesser und Schrittzähler, um Ihre Kalorienbilanz zu bestimmen 1
- ☐ essen kleinere Portionen als andere 1
- ☐ essen weniger als drei Mahlzeiten pro Tag 1
- ☐ beschäftigen sich viel mit dem Thema Fasten 1
- ☐ brauchen mehr Zeit für Ihre Mahlzeiten als andere 1
- ☐ denken häufig oder ständig an das Thema Ernährung 1

- ☐ essen lieber allein 1
- ☐ fühlen sich häufig deprimiert oder schuldig 1
- ☐ fühlen sich meist angespannt oder unsicher 1
- ☐ haben ein häufig schwankendes Körpergewicht 1
- ☐ haben schon illegale Medikamente zum Abnehmen bestellt 1
- ☐ essen unregelmäßige Portionen 1
- ☐ essen zu unregelmäßigen Zeiten 1
- ☐ hatten als Kind eine komplizierte Beziehung zu Ihrer Mutter 1
- ☐ können nur schwer genießen 1
- ☐ sind hyperaktiv 1
- ☐ standen als Kind unter hohem Leistungsdruck 1
- ☐ sind meistens hungrig 1
- ☐ sind perfektionistisch 1
- ☐ trinken viel, um den Hunger zu unterdrücken 1
- ☐ unterhalten sich an den meisten Tagen über Ernährung 1
- ☐ verheimlichen Ihr Essverhalten 1
- ☐ werden manchmal auf Ihr Essverhalten angesprochen 1
- ☐ reagieren dann aber abwehrend 1
- ☐ wollen immer abnehmen 1

Auswertung

0–15 Punkte: Ihr Ergebnis spricht für ein entspanntes und natürliches Verhältnis zum Essen. Gibt es Punkte, die Sie noch ändern wollen?

16–30 Punkte: Sie befassen sich häufig mit dem Thema Ernährung – möglicherweise so intensiv, dass Sie sich damit unter Stress setzen und sehr hohe Ideale auferlegen. Dies kann Essstörungen begünstigen. Daher sollten Sie sich mit möglicherweise überhöhten Ansprüchen an sich selbst auseinandersetzen und auch körperliche und seelische Symptome hinterfragen. Können Sie Essen auch ohne (nachfolgende) Gedanken an Kalorien genießen?

31–48 Punkte: Ihr Ergebnis deutet auf ein stark belastetes Essverhalten, möglicherweise eine (beginnende) Essstörung hin. Dies sollten Sie ärztlich abklären lassen, um Folgeschäden und eine Chronifizierung zu vermeiden und, falls erforderlich mit psychologischer Hilfe, wieder ein entspanntes und versöhnliches Verhältnis zur Ernährung zu finden.

über 48 Punkte: Die meisten Antworten sprechen für eine Essstörung. Dies sollten Sie umgehend mit einem Arzt besprechen, um sich vor den Folgen z. B. einer Magersucht zu schützen und zu einem natürlicheren Essverhalten zu finden. Eine psychologische Therapie geht auf die Bedürftigkeit, Selbstwertproblematik und Abhängigkeit ein, die häufig hinter radikalen Ernährungsregeln stehen.

Essstörungen – schön schlank?

Die drei häufigsten Essstörungen scheinen sich deutlich zu unterscheiden, sind jedoch durch gemeinsame Kriterien gekennzeichnet: eine meist belastete Kindheit, Selbstwertprobleme, depressive Tendenzen, Diäten, der Wunsch

abzunehmen, Verheimlichung, Essverbote, überwiegend weibliches Geschlecht und eine intensiv-negative Beschäftigung mit dem Thema Ernährung und Dicksein.
Da es sich bei Essstörungen fast immer um eine Folge psychischer Beeinträchtigungen wie Depressionen, Traumata oder familiäre Konflikte handelt, müssen diese immer mitbehandelt werden.

Magersucht

Rund 1 % der Frauen entwickeln im Lauf ihres Lebens eine Magersucht (Anorexia nervosa), meist beginnend im Jugendalter. Nur zu 5–10 % sind Männer betroffen. Folgende Symptome sollten Sie aufhorchen lassen:

- Abnehmen-Wollen trotz Untergewicht
- intensive Beschäftigung mit Ernährung und Figur
- weniger als drei Mahlzeiten täglich
- kleine, kalorienarme Portionen
- allein und zeitaufwendig essen
- radikale Maßnahmen zum Abnehmen wie absichtliches Erbrechen, Medikamente (z. B. Abführ- und Entwässerungsmittel), intensiver Sport
- BMI unter 17,5
- fehlende Krankheitseinsicht
- sozialer Rückzug
- Mangelerscheinungen wie Zyklus-, Kreislauf-, Verdauungs-, Antriebs und sexuelle Störungen, niedriger Blutdruck, Haarausfall, Zahnschäden (durch Erbrechen), Organschäden (z. B. Herz, Nieren), im Labor häufig Kaliummangel, Sterblichkeit: 10 %

Vernunftappelle richten nichts aus, daher ist eine Psychotherapie – bei Jugendlichen auch der Eltern – erforderlich, häufig auch die Behandlung in einer Spezialklinik, bei Unterernährung zunächst mit Magensonde.

Bulimie

Bulimie oder Ess-Brech-Sucht betrifft 1–3 % der 12–25-jährigen Frauen, selten Männer. Sie ähnelt in ihrer Symptomatik der Magersucht, löst sie auch häufig ab. Doch ist sie im Gegensatz zu dieser von Essanfällen und nachfolgendem absichtlichen Erbrechen gekennzeichnet, häufig mit Normalgewicht. Das Verlangen und der Zwang zu essen wechselt sich mit Schuldgefühlen und dem Drang ab, die Kalorien umgehend wieder loszuwerden. Medikamente und Hungerkuren sollen beim Abnehmen helfen: Auch bei Bulimie besteht eine krankhafte Angst, dick zu sein oder zu werden – auch bei Untergewicht. Die Bulimie verzeichnet ähnlich tiefgreifende Folgen wie die Magersucht und muss psychotherapeutisch, meist stationär, behandelt werden.

Binge-Eating-Störung

Bei der Binge-Eating-Störung (BES) kommt es zwar wie bei Bulimie zu unkontrollierten Ess- bzw. Heißhungerattacken (mindestens 2 x wöchentlich), jedoch ohne Erbrechen oder andere radikale Maßnahmen der Gewichtsreduktion. Daher sind Betroffene meistens übergewichtig. Im Rahmen der Anfälle werden unabhängig vom Hungergefühl enorme Mengen in hoher Geschwindigkeit und bis zum Völlegefühl gegessen (engl. „to binge" = schlingen), gefolgt von Ekel, Deprimiertheit oder Schuldgefühlen. BES betrifft etwa 2–5 % der Bevölkerung und beginnt meist bei jungen Erwachsenen, etwas häufiger bei Frauen. Zwischen den Attacken fällt ein restriktives und unregelmäßiges Essverhalten auf, häufig durch Verzicht und Diäten geprägt. Auch hier sind eine Psychotherapie und die Behandlung der Begleiterkrankungen erforderlich.

Faszien ✓

Die Faszien umhüllen Muskeln und Organe und verbinden als flächige Schichten alle Körperabschnitte miteinander. Damit verleihen sie dem Bewegungsapparat Elastizität, Stabilität und zugleich Beweglichkeit. Wie steht es um Ihre Faszien?
Hinweis: Bewegungstests sollen nur bei entsprechender Beweglichkeit und ohne Schmerzen durchgeführt werden. Bei Vorerkrankungen sprechen Sie bitte zuvor mit Ihrem Arzt.

Beugen Sie Ihre Füße nacheinander im Sprunggelenk, sodass die Zehen nach unten zeigen (Plantarflexion). Können Sie beide Füße um 180 Grad beugen?

- ☐ ja, problemlos 2
- ☐ fast/nur auf einer Seite/mit Mühe 1
- ☐ nein 0

Können Sie in Rückenlage ein Bein senkrecht gestreckt in die Vertikale bringen (ggf. Hände zu Hilfe nehmen), während das andere ganz am Boden bleibt?

- ☐ nein 0
- ☐ mit Mühe/auf einer Seite 1
- ☐ ja 2

Können Sie hinter Ihrem Rücken die Handflächen zusammenlegen?

- ☐ ja 2
- ☐ mit Mühe 1
- ☐ nein 0

Strecken Sie jeweils einen Arm nach vorne und ziehen Sie dessen gestreckte Hand nacheinander Richtung Handfläche und Handrücken. Können Sie die gedehnte Hand (ohne Schmerzen) um 90 Grad nach oben und unten beugen?

☐ nein 0
☐ fast/nur auf einer Seite/mit Mühe 1
☐ ja 2

Setzen Sie sich mit gestreckten Beinen auf den Boden, die Fußflächen an der Wand. Können Sie mit den Händen die Wand berühren?

☐ ja 2
☐ mit Mühe 1
☐ nein 0

Führen Sie Ihre Hände, jeweils eine Hand von oben, eine von unten, hinter Ihrem Rücken zusammen. Berühren sich Ihre Hände?

☐ ja, problemlos 2
☐ ja, mit Mühe/auf einer Seite 1
☐ nein 0

Können Sie im Sitzen ohne Beschwerden den Oberkörper in beide Richtungen so weit drehen, dass Sie bequem genau nach hinten blicken können?

☐ nein 0
☐ nur in eine Richtung 1
☐ ja, aber nur mit Drehung des Oberkörpers 2
☐ ja, auch ohne Drehung des Oberkörpers 3

Sie liegen auf dem Rücken, die Arme leicht abgespreizt, die Beine (im Knie) rechtwinklig aufgestellt. Können Sie nun die geschlossenen Knie zu beiden Seiten auf dem Boden ablegen, ohne Schultern und Arme vom Boden zu lösen?

☐ nein 0
☐ mit Mühe/auf einer Seite 1
☐ ja 2

Gönnen Sie sich (Selbst-)Massagen?

☐ nein 0
☐ manchmal 1
☐ regelmäßig 2

Wie viele Stunden sitzen Sie im Alltag?

☐ 0–3 (überwiegend in Bewegung) 2
☐ 4–7 1
☐ über 7 (überwiegend sitzend) 0

Wie oft bewegen Sie sich pro Woche für mindestens 45 Minuten intensiv (sportlich)?

- ☐ 0–1 x 0
- ☐ 2 x 1
- ☐ öfter 2

Schmerzen Ihre Muskeln, wenn Sie sich am Vortag ungewohnt intensiv bewegt haben (z. B. handwerkliche Arbeiten, Tragen, Gartenarbeit, Sport)?

- ☐ ja, deutlich 1
- ☐ zum Teil 2
- ☐ selten/wenig 0

Leiden Sie unter Muskelverspannungen oder -verhärtungen?

- ☐ selten bis manchmal 2
- ☐ regelmäßig 1
- ☐ häufig bis immer 0

Wie alt sind Sie?

- ☐ unter 35 Jahre 0
- ☐ 35–60 Jahre 1
- ☐ über 60 Jahre 2

Wie groß sind Sie?

- ☐ unter 1,70 m 2
- ☐ 1,70–1,90 m 1
- ☐ über 1,90 m 0

Wie oft haben Sie Nacken- oder Rückenschmerzen, die Sie in Ihren Alltagsaufgaben beeinträchtigen?

- ☐ häufig 0
- ☐ manchmal 1
- ☐ selten bis nie 2

Wie oft dehnen Sie Ihren ganzen Körper mit Dehnübungen?

- ☐ mehrmals wöchentlich 2
- ☐ 1 x wöchentlich 1
- ☐ seltener 0

Sind linke und rechte Körperhälfte seitengleich, wenn Sie sich mit freiem Oberkörper im Spiegel betrachten?

- ☐ ja 2
- ☐ weitgehend 1
- ☐ nein, deutliche Unterschiede, z. B. sind Schultern oder Becken schief oder eingedreht 0

Betrachten Sie sich mit freiem Oberkörper von der Seite im Spiegel, während Sie entspannt stehen. Fallen Ihnen Hohlkreuz oder Rundrücken auf?

- ☐ ja 0
- ☐ teilweise 1
- ☐ nein 2

Sie betreiben regelmäßig (Mehrfachnennungen möglich) ...

- ☐ Schwimmen 1
- ☐ Fahrradfahren 1
- ☐ Wandern 1
- ☐ Tanzen 1
- ☐ Fitnesstraining 1
- ☐ Kampfsport 1
- ☐ Ballsport 1
- ☐ Laufen 1
- ☐ (Nordic) Walking 1
- ☐ Klettern 1
- ☐ gerätegestütztes Muskeltraining 1

Sie können beschwerdefrei (Mehrfachnennungen möglich) ...

- ☐ die Fersen an den Po ziehen 1
- ☐ in der Hocke sitzen 1
- ☐ mit dem Ohr (annähernd) die Schulter berühren, ohne sie anzuheben 1
- ☐ die Hand von oben unterhalb des Halses zwischen die Schulterblätter legen 1
- ☐ sich im Vierfüßlerstand mit den Händen so aufstützen, dass die Fingerspitzen zu den Knien zeigen 1
- ☐ bei gestreckten Beinen im Stehen mit den Händen den Boden berühren 1
- ☐ auf einem Stuhl sitzend durch Vorbeugen mit den Händen den Boden berühren 1
- ☐ auf einem Bein stehend das andere Knie ganz zur Brust ziehen 1

Auswertung

0–20 Punkte: Sie haben das niedrigste Ergebnis in Sachen Fasziengesundheit. Nutzen Sie daher gezielte Übungen (z. B. Ganzkörperdehnung) und Ganzkörpersportarten wie Schwimmen, Nordic Walking, Fitnesskurse oder Klettern, um Ihre Fasziensystem zu unterstützen. Die meisten der Bewegungsprogramme sind in jedem Alter und Gesundheitszustand möglich. Auch Massagen machen Ihre Muskeln und Faszien beweglicher und gleitfähiger. Einfache Formen können Sie auch selbst durchführen, z. B. Dehnungen, Hüpfen und Bein oder Rücken (seitlich der Wirbelsäule) über eine Faszienrolle rollen.

21–35 Punkte: Mit diesem Ergebnis können Sie Basisbewegungen gut ausführen, sind aber in Ihrer Beweglichkeit und körperlichen Elastizität noch eingeschränkt. Dehnen und bewegen Sie sich daher bei jeder Gelegenheit, betreiben Sie Ganzkörpersportarten wie Schwimmen, Nordic Walking oder Klettern und nutzen Sie Möglichkeiten des Faszientrainings z. B. in Fitnessstudios. Sind Sie älter als 60 Jahre, können Sie mit Ihrem Ergebnis zufrieden sein.

36–46 Punkte: Ihr Ergebnis spricht für ein gesundes Fasziensystem und eine hohe Beweglichkeit. Sind Sie älter als 60 Jahre alt, ist Ihr Punktestand sogar optimal. Ansonsten können Sie noch mehr für sich tun – u. a. mit Ganzkörpersportarten, Dehn- und Koordinationsübungen und Massagen.

über 46 Punkte: Sie haben ein optimales Ergebnis erreicht.

Wissenswertes über Faszien

Faszien durchziehen als Bindegewebe – in Form von Gelenk- und Organkapseln, Bändern, Nerven- und Muskelhüllen, Sehnen, Membranen und Haltebändern – den Körper. Als flächige, zähe Bindegewebsschichten verbinden sie zudem entfernte Körperabschnitte miteinander. Alle Faszien fügen sich zu einem Netzwerk zusammen, das dem Körper Elastizität und Stabilität verleiht. Sie trennen Körperabschnitte voneinander – auch als Schutz vor Keimen und anderen Belastungen – und verbinden sie zugleich strukturell: Experten fanden heraus, dass Faszien dem Körper nach dem sogenannten Tensegrity-Modell eine hohe Stabilität durch Zug-, Druck- und Scherkräfte verleihen. Somit sind die Knochen nur für einen kleinen Teil der Körperstatik verantwortlich. Deutlich größere Anteile kommen Muskeln und Faszien zu.

Durch Bewegungsmangel, Fehlbelastungen, chronischen Stress und Entzündungen können Letztere – so die Annahme – verhärten, verkleben, sich zusammenziehen oder verwinden. Dann sind sie nicht mehr elastisch genug, um Kräfte abzufedern oder im Organismus zu verteilen. Es kommt zu Schmerzen und Verspannungen – meistens im Rücken und häufig auch in anderen, weit entfernt liegenden Körperbereichen.

Auch eine wesentliche Immun-, Wahrnehmungs- und Transportfunktion wird dem Fasziengewebe zugesprochen. Wie sich herausstellte, ist es auch wesentlich an der Wahrnehmung der eigenen Bewegung und Stellung im Raum beteiligt. Ebenso korrespondiert es eng mit den Muskeln und übernimmt vor allem federnde Bewegungsanteile, z. B. das Herunterschnellen des Fußes beim Hüpfen.

Am effektivsten unterstützt man die Faszien mit abwechslungsreicher, federnder Bewegung und Dehnungen. Wer schwimmt, klettert, Balance- und Koordinationsübungen und ein buntes Fitnessprogramm macht, erhöht die Zähigkeit, den Stoffwechsel und die Verschieblichkeit der Faszien. Da sie wie auch die Muskulatur unserer Lebensweise folgen und auch Fehlhaltungen und -belastungen übernehmen, kommt es auf gesunde Haltung und Bewegung in jeder Tages- und Lebensphase an. Wer die Faszien arbeiten lässt, bewegt sich müheloser, runder und federnder.

Viele Elemente der klassischen Gymnastik und asiatischen Kampfkunst fanden in das Faszientraining Eingang. Hinzu kommen rhythmische, federnde Bewegungen, die den gesamten Körper einbeziehen, darunter Sprungübungen. Wer gerne frei tanzt oder moderaten Ballsport betreibt, hat die meisten Elemente bereits umgesetzt. Dabei geht es gerade nicht um Leistung, sondern die Entfaltung der natürlichen Federkraft und Beweglichkeit – natürlich im schmerzfreien Bereich. Somit verringern sich Schmerzen und Verletzungen.

Auch Dehnungen, z. B. der Oberschenkelrückseite, des Rückens oder der ganzen linken oder rechten Körperseite sowie Drehungen des Körpers gehören zum Faszientraining, ebenso wie die Selbstmassage mit Faszienrollen. Über diese wird z. B. der Rücken oder das Bein gerollt und so tief massiert. Therapeutisch kommen zur Faszienbehandlung manuelle Techniken wie Rolfing, Bindegewebsmassage und Osteopathie zur Anwendung.

✓ Körperliche Fitness

Körperliche Fitness ist eine der wichtigsten Voraussetzungen für Gesundheit und Lebensqualität. Dabei kommt es nicht nur auf Kraft und Ausdauer an, sondern auch auf Lebensweise, Beweglichkeit, Koordination und Körperhaltung. Wie fit sind Sie?

Tasten Sie in Ruhe (nach mindestens fünf Minuten ohne Bewegung) Ihren Puls an der Pulsschlagader (Unterseite des Handgelenks, daumenseitig) oder der Halsschlagader (seitlich des Kehlkopfes) oder verwenden Sie einen Armband-Pulsmesser. Wie viele Schläge pro Minute zählen Sie?

- ☐ weniger als 65 2
- ☐ 65–85 1
- ☐ über 85 0

Wie oft treiben Sie wöchentlich für mindestens 45 Minuten Sport oder bewegen sich für mindestens zwei Stunden intensiv?

- ☐ gar nicht 0
- ☐ 1 x 1
- ☐ 2 x oder öfter 2

Wie viele Kilometer legen Sie schätzungsweise jeden Tag zu Fuß zurück, inkl. Strecken in Räumen?

- ☐ unter 2 km (die meiste Zeit sitzend) 0
- ☐ 2–7 km (gemischte Bewegung, tägliche Fußstrecken) 1
- ☐ über 7 km (längere tägliche Fußstrecken und/oder Sport) 2

Können Sie hinter Ihrem Rücken die Handflächen zusammenlegen?

- ☐ ja 2
- ☐ mit viel Mühe 1
- ☐ nein 0

Wie lange können Sie ohne Herzklopfen, Erschöpfung oder Atemlosigkeit im zügigen Dauerlauf laufen?

- ☐ 0–1 km 0
- ☐ 1–3 km 1
- ☐ länger 2

Wie viele Liegestützen (Oberkörper absenken, bis die Brust den Boden berührt) schaffen Sie ohne Pause (bei Frauen mit aufgesetzten Knien)?

- ☐ 0–7 0
- ☐ 8–20 1
- ☐ mehr als 20 2

Heben Sie aus der Liegestützposition (Körper bildet eine Linie, Hände und Fußsitzen am Boden) die linke Hand und den rechten Fuß ganz vom Boden ab. Der Körper bleibt dabei in der geraden Linie. Wie viele Sekunden können Sie die Position halten?

- ☐ 0–3 0
- ☐ 4–10 1
- ☐ länger 2

Sie sitzen auf einem Stuhl, die Hände auf die Hüfte gestützt und ein Bein ganz vom Boden abgehoben. Können Sie nun mit dem anderen Bein ohne Schwung aufstehen?

- ☐ ja 2
- ☐ mit viel Mühe 1
- ☐ nein 0

Können Sie einen Handstand an der Wand oder der geschlossenen Tür machen (achten Sie auf Hindernisse im Radius Ihres ausgestreckten Körpers)?

- ☐ nein 0
- ☐ mit Mühe bzw. kurze Zeit 1
- ☐ ja, länger als 5 Sekunden 2

Setzen Sie sich mit gestreckten Beinen auf den Boden, die Fußflächen an der Wand. Können Sie mit den Händen die Wand berühren?

- ☐ ja 2
- ☐ mit viel Mühe 1
- ☐ nein 0

Wie viele Stunden sitzen Sie im Alltag?
- ☐ 0–3 (Alltag bewegungsintensiv) 2
- ☐ 4–7 1
- ☐ über 7 Stunden (Alltag sitzend) 0

Leiden Sie unter Rückenschmerzen?
- ☐ manchmal bis nie 2
- ☐ regelmäßig 1
- ☐ häufig bis immer 0

Sprinten bzw. tippeln Sie so schnell wie möglich auf der Stelle, indem Sie abwechselnd jeweils einen Fuß kurz ganz vom Boden abheben. Wie viele Tipps schaffen Sie in zehn Sekunden?
- ☐ 0–25 0
- ☐ 25–50 1
- ☐ mehr als 50 2

Wie hoch ist danach Ihr Puls (Herzschläge pro Minute)?
- ☐ unter 80 2
- ☐ 80–120 1
- ☐ über 120 0

Schmerzen Ihre Muskeln, wenn Sie sich am Vortag ungewohnt intensiv bewegt haben (z. B. handwerkliche Arbeiten, Tragen, Gartenarbeit, Sport)?
- ☐ ja, intensiv 0
- ☐ ja, deutlich 1
- ☐ selten/wenig 2

Spüren Sie Herzklopfen oder Atemlosigkeit, wenn Sie etwas Schweres tragen oder schnell mehrere Treppen hinaufsteigen?
- ☐ ja 0
- ☐ teilweise 1
- ☐ nein 2

Haben Sie Diabetes mellitus, koronare Herzkrankheit oder deutlichen Bluthochdruck (160/100 oder höher)?
- ☐ ja, mindestens zwei der Erkrankungen 0
- ☐ ja, eine dieser Erkrankungen 1
- ☐ nein 2

Führen Sie eine Hand am Rücken zwischen den Schulterblättern nach unten und die andere Hand von unten entgegen. Können sich die beiden Hände hinter Ihrem Rücken berühren?

- ☐ ja, problemlos 2
- ☐ ja, mit Mühe 1
- ☐ nein 0

Legen Sie sich auf den Rücken (harte Unterlage) und stellen Sie die Beine schräg angewinkelt auf den Boden, die Arme über der Brust gekreuzt. Heben Sie nun Kopf und Schultern an, bis die Schulterblätter vom Boden gelöst sind. Wie viele Sekunden können Sie die Position halten?

- ☐ 0–5 0
- ☐ 6–20 1
- ☐ länger 2

Legen Sie sich ausgestreckt auf den Bauch und heben Sie Brustkorb, Kopf, Arme und Beine vom Boden am, sodass nur noch Bauch und Becken den Boden berühren. Wie viele Sekunden können Sie die Position halten?

- ☐ 0–5 0
- ☐ 6–20 1
- ☐ länger 2

Sie liegen auf dem Rücken, Beine (in der Luft) in Hüfte und Knie rechtwinklig gebeugt, Arme liegen seitlich des Körpers, Handflächen nach unten. Können Sie das Gesäß vom Boden abheben?

- ☐ ja 2
- ☐ mit Mühe 1
- ☐ nein 0

Sie liegen auf dem Rücken, die Arme leicht abgespreizt, die Beine (im Knie) rechtwinklig aufgestellt. Können Sie nun die geschlossenen Knie zu beiden Seiten auf dem Boden ablegen, ohne Schultern und Arme vom Boden zu lösen?

- ☐ nein 0
- ☐ mit Mühe/auf einer Seite 1
- ☐ ja 2

Sie betreiben regelmäßig (Mehrfachnennungen möglich) …

- ☐ Fahrradfahren 1
- ☐ Wandern 1
- ☐ Schwimmen 1
- ☐ Laufen 1
- ☐ Ballsport 1
- ☐ Klettern 1
- ☐ Kampfsport 1

- ☐ Tanzen 1
- ☐ Fitnesstraining 1
- ☐ gerätegestütztes Muskeltraining 1
- ☐ Gartenarbeit 1
- ☐ handwerkliche Tätigkeiten 1

Sie können beschwerdefrei (Mehrfachnennungen möglich) ...

- ☐ einen Klimmzug machen 1
- ☐ einen vollen Getränkekasten tragen 1
- ☐ ein Handtuch auswringen 1
- ☐ beim Autofahren durch die Heckscheibe schauen, ohne den Oberkörper mitzubewegen 1
- ☐ die Fersen an den Po ziehen 1
- ☐ das Knie an die Brust ziehen 1
- ☐ in der Hocke sitzen 1
- ☐ die Hand unterhalb des Halses zwischen die Schulterblätter legen 1
- ☐ sich im Vierfüßlerstand mit den Händen so aufstützen, dass die Fingerspitzen zu den Knien zeigen 1

Auswertung

0–15 Punkte: Ihr Körper ist deutlich untertrainiert und somit anfällig für Schmerzen, Entzündungen und Bewegungseinschränkungen. Daher sollten Sie Ihr persönliches Wohlfühl-Bewegungsprogramm mit mindestens drei wöchentlichen Terminen zusammenstellen. Dazu können Schwimmen, Wandern und Gymnastik, aber auch Fitnesskurse und Rückenschule gehören.

16–30 Punkte: Sie verfügen über eine sportliche Basis, sollten aber noch zulegen, mit mindestens dreimal die Woche 45 Minuten Sport. Wählen Sie Ihre Lieblingssportarten aus – Hauptsache, Sie kommen ins Schwitzen. Steigern Sie außerdem auch Ihre Beweglichkeit durch kleine Dehn- und Gymnastikeinheiten.

31–40 Punkte: Sie sind ein sportlicher Typ, bewegen sich gerne und tun Ihrem Körper damit viel Gutes. Daher wissen Sie auch selbst genau, wo Sie in den Bereichen Ausdauer, Kraft, Beweglichkeit, Koordination und Bewegung im Alltag noch zulegen könnten.

41–53 Punkte: Sie leben sportlich und verfügen über eine ausgezeichnete Fitness. Bei einigen Fragen haben sich noch Möglichkeiten aufgetan. Nutzen Sie diese.

über 53 Punkte: Weiter so!

Acht Schritte zu mehr Fitness

Fitness ist weder kompliziert noch teuer oder zeitaufwendig. Fangen Sie einfach damit an. Folgende acht Maßnahmen machen Sie garantiert sportlicher:

Bewegung im Alltag: Die meisten Menschen verbringen ihren Tag überwiegend im Sitzen. Legen Sie daher täglich mindestens 5 km zu Fuß zurück und stehen Sie bei jeder Gelegenheit aus dem Sitzen auf, strecken und räkeln Sie sich und hüpfen Sie. Arbeiten Sie im Garten und betätigen Sie sich handwerklich.

Körperhaltung: Wenn wir uns zu wenig bewegen, schrumpft unsere Rücken- und Bauchmuskulatur. Das Becken fällt nach hinten, die Schultern nach vorne, und der Hals muss sich nach hinten biegen. Dies bringt Rückenprobleme und Schmerzen. Richten Sie sich daher bei jeder Gelegenheit auf, als seien Sie am Hinterkopf aufgehängt oder würden stolz eine Medaille auf Ihrer Brust präsentieren – dabei das Becken vorne lassen.

Ausdauer: Genießen Sie immer wieder mehrstündige Bewegungseinheiten. Dies darf durchaus lockeres Wandern oder Radfahren sein, aber bleiben Sie dabei. Dies ist übrigens auch die beste Möglichkeit, Körperfett zu verbrennen. Ergänzend bieten sich z. B. Schwimmen, Nordic Walking, Laufen, Crosstrainer, Rudern oder Skilanglauf an.

Kraft: Ein ausgewogenes gerätegestütztes Krafttraining baut alle Muskelgruppen – auch unpopuläre Bereiche wie Tiefen- oder Rückenmuskeln – gleichmäßig auf und verbessert Haltung, Körperspannung und Beweglichkeit.

Rumpftraining: Bauch- und Rückenmuskeln sind fast immer zu schwach. Trainieren Sie sie daher gezielt mit Bauch- und Rückenmuskelübungen, z. B. Sit-ups oder Anheben der Arme und Beine in Bauchlage.

Lebensweise: Die Lebensweise korrespondiert eng mit der Fitness. Normalgewicht, abwechslungsreiche, vollwertige Ernährung, ausreichender, erholsamer Schlaf, Entspannung und behutsamer Umgang mit Genussgiften und Stressquellen sind wichtige Voraussetzungen.

Dehnung und Beweglichkeit: Viele Muskeln sind verkürzt und schränken damit unsere Beweglichkeit ein. Dehnen Sie sich daher so oft wie möglich. Dazu können Sie z. B. im Sitzen mit Kopf und Schultern kreisen oder einen Arm schräg über den Kopf ziehen. Hängen Sie immer wieder einen Arm über die Lehne, und schlagen Sie ein Bein in Gegenrichtung über das andere. Strecken Sie sich nach vorne und hinten oben. Im Stehen können Sie mit den Armen und Beinen kreisen, auf die Zehenspitzen gehen, das Knie an die Brust und die Ferse an den Po ziehen sowie die Wirbelsäule im Stehen (Knie durchgestreckt) nach unten abrollen, bis die Hände (wenn möglich) die Füße berühren.

Koordination: Das Zusammenspiel aller Muskeln macht Bewegung erst geschmeidig und trainiert die wichtigen Tiefenmuskeln. Wer – evtl. mit etwas Übung – problemlos auf einem Bein stehen kann, sollte dies nun auf instabilem Untergrund, z. B. einer zusammengefalteten Decke oder einem Balance-Board versuchen und/oder das freie Bein dabei in verschiedene Richtungen strecken, bis hin zur klassischen Standwaage. Auch den Zehenspitzenstand oder das Balancieren auf einem am Boden liegenden Seil können Sie üben.

Gehirn

Sind Sie geistig hellwach? Stellen Sie sich auf die Probe und beantworten Sie dazu die folgenden Fragen. Geht es im ersten Teil um eine förderliche Lebensweise, so erwarten Sie anschließend Logikrätsel, die Ihnen volle Konzentration abverlangen und zugleich eine nützliche Gehirnjoggingeinheit bieten. Sie benötigen dazu lediglich eine Uhr mit Sekundenanzeige.

Rechnen Sie regelmäßig im Kopf?

- ☐ selten bis nie 0
- ☐ hin und wieder 2
- ☐ ja 3

Treiben Sie Sport?

- ☐ weniger als 1 x pro Woche 0
- ☐ 1–2 x pro Woche 2
- ☐ mehr als 2 x pro Woche 3

Spielen Sie ein Musikinstrument?

- ☐ nein 0
- ☐ manchmal 2
- ☐ regelmäßig 3

Wie viele Fremdsprachen sprechen Sie (ab Mittelstufenniveau)?

- ☐ 0 0
- ☐ 1 1
- ☐ 2 2
- ☐ 3 4
- ☐ mehr 5

Sind Sie künstlerisch aktiv, entwickeln also eigene Ideen und setzen diese in Kunstwerke um?

- ☐ nein 0
- ☐ teilweise 2
- ☐ ja 4

Trainieren Sie gezielt Ihr Denken, Verstehen und Gedächtnis?

- ☐ selten bis nie 0
- ☐ manchmal 2
- ☐ oft 4

Was trifft zu (Mehrfachnennungen möglich)? Sie ...

☐ geben sich nicht mit einfachen Erklärungen zufrieden 1
☐ sind kreativ 1
☐ glauben nicht gleich dem ersten Anschein 1
☐ betrachten Zusammenhänge aus verschiedenen Perspektiven 1
☐ schlafen meistens tief und erholsam 1
☐ trinken im Schnitt nicht mehr als ein alkoholisches Getränk pro Tag 1
☐ nehmen keine Drogen, Opiate, Schlafmittel oder psychisch wirksamen Medikamente 1
☐ sind regelmäßig entspannt 1
☐ lachen regelmäßig 1
☐ pflegen eine erfüllte Sexualität 1
☐ verändern Ihr Leben gerne 1
☐ haben mehrere, sehr unterschiedliche Hobbys 1
☐ spielen regelmäßig Gesellschaftsspiele 1
☐ sind vielseitig interessiert 1
☐ lesen regelmäßig Zeitung und Bücher 1
☐ bewegen sich im Alltag immer wieder 1
☐ werden im Alltag immer wieder geistig gefordert 1

Prägen Sie sich eine halbe Minute lang folgende zehn Begriffe und die zugehörige Position ein. Decken Sie diese danach ab und notieren Sie dann alles aus dem Gedächtnis. Jeder richtig positionierte Begriff ergibt einen Punkt.
1. Rose, 2. Frosch, 3. gelb, 4. Sanduhr, 5. Mitternacht,
6. süß, 7. Widerspruch, 8. Orange, 9. dunkel, 10. Karussell

1. ____________ 2. ____________ 3. ____________ 4. ____________

5. ____________ 6. ____________ 7. ____________ 8. ____________

9. ____________ 10. ____________

Prägen Sie sich eine Minute lang folgende Bilder ein und tragen Sie danach die Begriffe in die folgenden Felder ein. Jedes richtig benannte Feld ergibt einen Punkt.

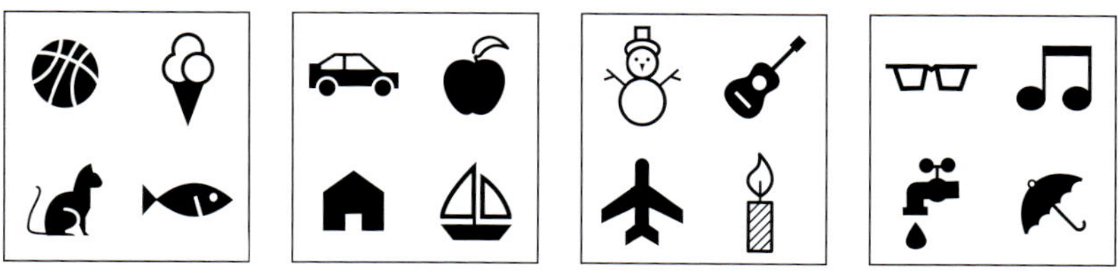

Notieren Sie acht Dinge, die typischerweise in die Küche gehören.
Jeder Begriff muss mit dem letzten Buchstaben des vorhergehenden beginnen.
Schaffen Sie dies innerhalb einer Minute, erhalten Sie vier Punkte.

__________ __________ __________ __________

__________ __________ __________ __________

In folgendem Quadrat verbergen sich mindestens 14 geläufige Vornamen, die waagrecht, senkrecht oder diagonal – jeweils vorwärts oder rückwärts – zu lesen sind. Wie viele davon erkennen Sie? Jeder richtige Name ergibt einen Punkt.
Sie haben 90 Sekunden Zeit.

S	U	L	L	A	R	S
A	I	R	A	M	S	T
B	S	L	I	N	N	R
I	E	E	U	E	A	U
N	K	N	T	K	H	K
E	I	A	S	U	A	I
T	M	O	T	T	O	S

Wie lange brauchen Sie zum Kopfrechnen? Stoppen Sie die Zeit.
Lösen Sie dazu folgende Aufgabe. 37 x 76 = __________

- ☐ unter 30 Sekunden 14
- ☐ 30–59 Sekunden 13
- ☐ 1–2 Minuten 12
- ☐ 2–3 Minuten 11
- ☐ länger oder falsches/kein Ergebnis 1

Lösungen Quadrat: Lukas, Hans, Lena, Maria, Oskar, Ute, Uli, Nils, Otto, Sabine, Tom, Mike, Ulla, Lars;
Kopfrechnen: 2812

Welcher Wochentag ist fünf Tage nach vorgestern, wenn zwei Tage nach übermorgen Dienstag ist? Die richtige Lösung innerhalb einer halben Minute ergibt drei Punkte. ____________________

Welche Zahl folgt in der Zahlenreihe 1 – 8 – 22 – 50 ...?
Sie haben eine Minute Zeit.
Die richtige Lösung ergibt fünf Punkte. ____________________

Wie lange brauchen Sie, um die richtige Lösung zu finden? Stoppen Sie die Zeit. Tannen mit Nadeln: Welche der Schlussfolgerungen a–d ergeben sich aus den folgenden Voraussetzungen?

1. Alle Tannen sind Nadelbäume.
2. Alle Bäume sind Pflanzen.
3. Einige Bäume sind keine Nadelbäume.

Schlussfolgerung:

a. Alle Pflanzen sind Bäume.
b. Alle Nadelbäume sind Pflanzen.
c. Einige Pflanzen sind keine Tannen.
d. Alle Tannen sind Bäume.

- ☐ unter 3 Minuten 6
- ☐ 3–10 Minuten 3
- ☐ länger/falsche oder keine Lösung 0

Geflügelte Schafe? Welche der Schlussfolgerungen a–d ergeben sich aus den folgenden Voraussetzungen?

1. Alle Schafe haben ein Fell.
2. Alle Haustiere sind Vögel.
3. Einige Haustiere haben kein Fell.

Schlussfolgerung:

a. Alle Schafe sind Haustiere.
b. Alle Schafe sind Vögel.
c. Einige Vögel sind kein Schaf.
d. Einige Vögel haben kein Fell.

- ☐ unter 3 Minuten 6
- ☐ 3–10 Minuten 3
- ☐ länger/falsche oder keine Lösung 0

Lösungen Wochentag: Montag; Zahlenreihe: 106; Formel: (x + 3) mal 2;
Tannen mit Nadeln: c. Einige Pflanzen sind keine Tannen;
Geflügelte Schafe: c. Einige Vögel sind kein Schaf und d. Einige Vögel haben kein Fell

Süße Früchte: Welche der Schlussfolgerungen a–d ergeben sich aus den folgenden Voraussetzungen?

1. Einige rote Früchte mit süßem Geschmack sind kein europäisches Steinobst.
2. Alle roten Früchte stammen aus Europa.

Schlussfolgerung:

a. Einige süße Früchte sind nicht europäisch.
b. Einige rote Früchte sind Steinobst.
c. Einige rote Steinobstfrüchte stammen aus Europa und schmecken süß.
d. Einige europäische Früchte sind kein Steinobst.

- ☐ unter 3 Minuten 6
- ☐ 3–10 Minuten 3
- ☐ länger/falsche oder keine Lösung 0

Welche Zahl folgt in der Zahlenreihe 3 – 4 – 7 – 16 – 43 ...?
Sie haben eine Minute Zeit.
Die richtige Lösung ergibt fünf Punkte. ____________________

Auf Ihrem Buffet stehen 8 Körbe mit je 8 Brötchen. In einem davon wurden Ihnen 8 Brötchen vom Vortag untergeschoben, die nur 90 g statt 100 g pro Brötchen wiegen. Wie identifizieren Sie mit einem Mal Wiegen (die Waage fasst alle Brötchen) den fraglichen Korb?

____

____

____

- ☐ unter 3 Minuten 6
- ☐ 3–10 Minuten 3
- ☐ länger/falsche oder keine Lösung 0

Bei den folgenden zehn Heilpflanzen wurden die Buchstaben innerhalb jedes Begriffs vertauscht. Um welche bekannten Vertreter handelt es sich tatsächlich?

1. Malkeil 1
2. Engelrumbli 1
3. Grabfachse 1
4. Simorran 1
5. Kanutjorhansi 1
6. Rilaband 1
7. Stallfurkeele 1
8. Hechtschallam 1
9. Thinmay 1
10. Nellvade 1

Lösungen Süße Früchte: d. Einige europäische Früchte sind kein Steinobst; Welche Zahl: 124; Formel: (x mal 3) – 5; Buffet: Lösungsmöglichkeit: Vom 1. Korb 1, vom 2. 2, vom 3. 3 … vom 8. Korb 8 Brötchen nehmen. Bei 100 g pro Brötchen wäre das Gewicht 3600 g. Zieht man davon das gemessene Gewicht ab und teilt es durch 10, erhält man den richtigen Korb, bei 3570 g z. B. Korb Nr. 3; Heilpflanzen: 1. Kamille, 2. Ringelblume, 3. Schafgarbe, 4. Rosmarin, 5. Johanniskraut, 6. Baldrian, 7. Teufelskralle, 8. Schachtelhalm, 9. Thymian, 10. Lavendel

Auswertung

0–24 Punkte: Wie die Muskulatur, so lässt sich auch der Geist trainieren. Nutzen Sie diese Möglichkeit: Lesen, rechnen, kombinieren und probieren Sie regelmäßig, dann wird die Wirkung nicht lange auf sich warten lassen.

25–59 Punkte: Sie haben bereits viele Voraussetzungen für einen vitalen Geist geschaffen und eine Reihe von Fragen richtig beantwortet. Knüpfen Sie daran an und bieten Sie Ihrem Gehirn noch mehr Lernreize. Erlernen Sie z. B. ein (neues) Musikinstrument oder eine neue Sprache. Verändern Sie öfter einmal etwas im Leben, und gönnen Sie sich immer wieder Logikrätsel und Kopfrechenaufgaben – die Erfolge werden sich bald einstellen.

60–99 Punkte: Sie erfüllen bereits einen großen Teil der Voraussetzungen für einen hellwachen Geist und haben Rätsel entsprechend richtig gelöst. Damit liegen Sie gut im Rennen und können sich im Alltag auf Ihre Denkfähigkeit und Kombinationsgabe verlassen. Denken Sie daran, dass auch eine gesunde, ausgeglichene Lebensweise Sie dabei unterstützt.

100–125 Punkte: Sie verfügen über überdurchschnittliche geistige Fähigkeiten und haben eine sehr gute Kombinations- und Auffassungsgabe bewiesen.

über 125 Punkte: Ihr Ergebnis wird nur von einem kleinen Teil der Menschen erreicht und liegt damit an der Spitze. Machen Sie weiter so.

Den Geist aus der Gewohnheit holen

Das Arbeitsprinzip des Gehirns ähnelt dem Muskel: Weil es viel Energie und Sauerstoff verbraucht, spart es bei jeder Gelegenheit, liebt die Gewohnheit, meidet Neues und überführt aufwendige Aufgaben rasch in energiesparende Gewohnheiten: Wie beim Wandern durch Elefantengras sind neue Wege mit erhöhtem Widerstand verbunden, werden dann jedoch zunehmend breiter und ausgetretener. Jede neue Aktion im selben Areal wird automatisch dorthin gelenkt. Man spricht von Bahnung: Synapsen – Verschaltungen zwischen Nervenzellen – legen bei jeder wiederholten Aktion Bahnen an, die gespeichert werden und sich somit von Mal zu Mal schneller und leichter abrufen lassen. So kann ein routinierter Autofahrer problemlos gleichzeitig schalten, kuppeln, lenken und bremsen, ohne bewusst daran zu denken, während dem Fahranfänger dabei der kalte Schweiß auf der Stirn steht.

Zwei sehr angenehme Dinge sind für das geistige Training dabei wichtiger als bislang angenommen: komplexe Bewegung und Musik. Sport verlangt dem Gehirn ebenso Höchstleistungen ab wie das Spielen eines Musikinstruments. Darüber hinaus lässt es sich hervorragend mit Kopfrechnen, Lesen und Rätseln trainieren. Dies reicht vom Zeitungsartikel über ein Sudoku bis zu kniffligen Logikrätseln. Auch Fremdsprachen, künstlerisches Wirken, Gesellschaftsspiele, Reisen und Lebensveränderungen geben dem Geist Nahrung. Eine wichtige Voraussetzung dafür ist gleichermaßen ein liebevolles Selbst- und Menschenbild und ein Grundvertrauen, das uns erholsamen schlafen, gerne morgens aufstehen und immer wieder entspannen lässt.

Gehör

Etwa 7 % der Bevölkerung sind in ihrem Hörvermögen auf Dauer deutlich eingeschränkt und damit schwerhörig, wobei vorübergehende oder sogar langfristige Hörstörungen in vielen Fällen unbemerkt bleiben. Doch benötigen wir ein intaktes Gehör, um mit anderen Menschen in Beziehung zu treten und verhältnismäßig auf unsere Umwelt zu reagieren. Wie gut hören Sie?

Hören Sie bei Stille das Ticken einer Armbanduhr aus 50 cm Entfernung?

- ☐ meistens bis immer 0
- ☐ nicht bei allen Uhren 1
- ☐ selten bis nie/weiß nicht 2

Verstehen Sie am Telefon Ihren Gesprächspartner problemlos?

- ☐ (fast) immer 0
- ☐ manchmal nicht 1
- ☐ häufig nicht 2

Haben Sie in Ihrem Leben schon viele Mittelohrentzündungen gehabt?

- ☐ sehr häufig 2
- ☐ immer wieder 1
- ☐ nein 0

Können Sie bei Stille das normale Flügelschlagen von Vögeln in der Nähe hören?

- ☐ ja, häufig 0
- ☐ manchmal 1
- ☐ selten bis nie/bei mir gibt es keine Stille 2

Kreuzen Sie Zutreffendes an (Mehrfachnennungen möglich):

- ☐ Sie haben schon einmal einen Knall in Kopfnähe (z. B. Feuerwerkskörper) mit nachfolgender Hörstörung (Schwerhörigkeit, Ohrgeräusch) erlebt. 2
- ☐ Sie sitzen bei Konzerten, Videovorführungen oder Vorträgen gerne vorne, um sie besser hören zu können. 2
- ☐ Sie stehen häufig unter starkem Stress. 2
- ☐ Sie haben Verständnisschwierigkeiten, wenn viele Menschen gleichzeitig reden. 2
- ☐ Sie überhören immer wieder Telefon oder Türklingel. 2
- ☐ In Ihrer Familie trat Schwerhörigkeit vor dem 70. Lebensjahr auf. 2
- ☐ Sie stellen den Fernseher lauter ein als andere oder deutlich lauter als früher. 2

Können Sie sich bei lauten Hintergrundgeräuschen, z. B. Feier, Baustelle, Konzert oder lautem Verkehrslärm, problemlos unterhalten?

- ☐ meistens 0
- ☐ zum Teil 1
- ☐ nein 2

Test: Verlegen Sie Ihren Gehörgang z. B. mit einem Stück Taschentuch, Watte oder Ohrstöpseln (jeweils nicht zu tief hineindrücken). Setzen Sie dann eine Geräuschquelle – z. B. einen Wecker im Alarmton oder einen Ohrhörer mit lauter Musik – mittig oben auf Ihrem Kopf auf, sodass der Schall über den Kopf weitergeleitet wird. Wo hören Sie das Geräusch?

- ☐ mittig 0
- ☐ leicht auf eine Seite verlagert 1
- ☐ stark auf eine Seite verlagert 2

Wie lange liegt Ihr letzter Hörtest zurück?

- ☐ unter 1 Jahr 0
- ☐ 1–5 Jahre 1
- ☐ länger als 5 Jahre 2

Müssen Sie bei Gesprächen nachfragen, weil Sie etwas akustisch nicht verstanden haben?

- ☐ häufig 2
- ☐ manchmal 1
- ☐ selten 0

Leiden Sie unter Schwindelgefühl oder Gleichgewichtsstörungen?

- ☐ häufig 2
- ☐ manchmal 1
- ☐ selten bis nie 0

Wie alt sind Sie?

- ☐ unter 50 Jahre 0
- ☐ 50–70 Jahre 1
- ☐ über 70 Jahre 2

Test: Stellen Sie in einem Zimmer Fernseher und Radio gleichzeitig auf dieselbe Lautstärke ein (gleicher Abstand zum Hörer). Können Sie dem TV-Text folgen?

- ☐ ja, ohne größere Probleme 0
- ☐ teilweise 1
- ☐ kaum bis gar nicht 2

Hören Sie bei ruhiger Umgebung das Fiepen oder Rauschen nicht ausgeschalteter Lautsprecher (z. B. PC, Hi-Fi-Geräte)?

- ☐ häufig 0
- ☐ manchmal 1
- ☐ selten bis nie 2

Hören Sie das Zwitschern der Vögel?

- ☐ häufig 0
- ☐ manchmal 1
- ☐ selten bis nie 2

Sind oder waren Sie immer wieder starker Lärmbelastung ausgesetzt, z. B. als Metallarbeiter, am Bau, bei Hobbyarbeiten ohne Gehörschutz, als DJ, bei Konzert-/Discobesuchen, Kopfhörer?

- ☐ häufig 4
- ☐ manchmal 2
- ☐ selten bis nie 0

Hören Sie im Sommer das Zirpen der Grillen?

- ☐ häufig 0
- ☐ manchmal 1
- ☐ selten bis nie 2

Beugen Sie sich bei einer Unterhaltung zu Ihrem Gesprächspartner, um ihn besser zu verstehen?

- ☐ häufig 4
- ☐ manchmal 2
- ☐ selten bis nie 0

Rauchen Sie?

- ☐ mehr als fünf Zigaretten täglich 2
- ☐ höchstens fünf Zigaretten täglich 1
- ☐ nein 0

Auswertung

0–8 Punkte: Gratulation! Alles spricht dafür, dass Sie über ein ausgezeichnetes Gehör verfügen.

9–17 Punkte: Die Ergebnisse deuten auf ein gutes Gehör hin, lassen jedoch einige Fragen offen. Daher sollten Sie Ihr Hörvermögen durch einen Hörtest beim HNO-Arzt überprüfen lassen.

18–33 Punkte: Sie sind Risikopatient für Hörstörungen oder bereits davon betroffen. Daher sollten Sie baldmöglichst Ihr Hörvermögen sowie mögliche Ursachen von Hörstörungen durch einen HNO-Arzt untersuchen lassen.

34–52 Punkte: Vieles weist in Ihrem Fall auf eine bereits bestehende Schwerhörigkeit hin. Dies sollte umgehend durch einen HNO-Arzt abgeklärt werden, um mögliche Ursachen zu ermitteln und der Hörstörung bei Bedarf therapeutisch begegnen zu können.

Funktion und Störungen des Gehörs

Tief im Schädelknochen liegt, von der Ohrmuschel aus betrachtet nach vorne oben versetzt, eine der kompliziertesten Vorrichtungen des Körpers, nicht größer als eine Haselnuss, aber leistungsfähiger als jede elektronische Sensorik: Mittel- und Innenohr vereinigen sich hier zu einer akustischen Sensoreinheit, die mit filigranen Strukturen Schwingungen der Luft empfängt, misst und weiterleitet, und dies in einer Messbreite von 16 (Blauwalbrummen, Donnergrollen) bis 20 000 Hertz (Mauspiepsen) sowie einer Lautstärke knapp oberhalb von 0 bis 120 Dezibel (dB).

Übrigens gehören auch drei Bogengänge zum Innenohr, die die Lage im Raum in allen drei räumlichen Dimensionen messen und zusammen das Gleichgewichtsorgan bilden. Daher stehen Hör- und Gleichgewichtsempfindung in engem Zusammenhang. Von Schwerhörigkeit spricht man ab 20 (leicht), 40 (mittel) bzw. 55 (hochgradig) dB Hörminderung. Hierbei sind vor allem drei Störungen zu unterscheiden:

Tinnitus äußert sich durch wiederkehrende oder dauerhafte Ohrgeräusche jeder möglichen Lautstärke und Tonhöhe bei eigentlich einwandfreiem Hörvermögen. Ursachen können z. B. körperliche Traumata, Knalleinwirkungen oder – am häufigsten – seelischer Stress sein. Eine Umstellung der Lebensbedingungen (Arbeit, Beziehungen, Wohnen, Bewegung, Freizeit, Ernährung) hat hierbei, evtl. unterstützt durch eine Verhaltenstherapie, gute Erfolgschancen.

Schallleitungsschwerhörigkeit bedeutet eine verschlechterte Schallweiterleitung – z. B. durch Mittelohrentzündung, übermäßiges Ohrenschmalz, Wasser oder Furunkel im äußeren Gehörgang, Ohrdruck oder verletztes Trommelfell –, ohne dass das Innenohr beeinträchtigt wäre. Häufig verschwindet, z. B. nach Abklingen einer Mittelohrentzündung oder (fachkundigem!) Entfernen des Ohrenschmalzpfropfens, die Störung von selbst oder kann in chronischen Fällen chirurgisch behandelt werden.

Im Fall der **Schallempfindungsschwerhörigkeit** wird der Schall durch das Hörorgan oder die weiterleitenden Nervenbahnen und -zentren nicht mehr vollständig gemessen oder wahrgenommen. Die häufigsten Ursachen sind Hörsturz (plötzliche Hörverschlechterung, Notfall!), dauerhafte Lärmbelastungen, Traumata durch Knall oder extremen Lärm, seelischer Stress oder eine verschlechterte Durchblutung des Innenohrs. Zwar kann mit durchblutungsfördernden Maßnahmen wie blutverdünnenden Medikamenten – naturheilkundlich ein Einsatzgebiet für Ginkgo biloba – gegengesteuert werden, doch ist die Störung häufig irreversibel und erfordert in vielen Fällen ein Hörgerät, damit man sich und andere, z. B. im Straßenverkehr, nicht in Gefahr bringt und sich wieder möglichst unbelastet unterhalten kann.

Wer sich häufig Musik aus Ohr- oder Kopfhörern, Konzert- oder Discolautsprechern aussetzt oder sich anderweitig durch Lärm belastet (Vielfahrer, Holz- oder Metallarbeiten, Bau, Wohnen an stark befahrener Straße), wird deutlich früher schwerhörig werden, als dies natürlicherweise mit Beginn zwischen 70 und 80 Jahren der Fall wäre. Dabei verläuft die Hörminderung anfangs oft unbemerkt und setzt sich schleichend fort. Auch Faktoren wie Bewegungsmangel, Rauchen, Stress oder fettreiche Ernährung, die zur Verengung von Blutgefäßen führen, schädigen das gut durchblutete Innenohr. In anderen Fällen sind Giftstoffe (z. B. Schwermetalle, Fluorid), Kopfverletzungen, Diabetes oder Entzündungen verantwortlich. Daraus ergeben sich auch die wichtigsten vorbeugenden Maßnahmen:

- Verzicht auf Musikhören über Kopf-/Ohrhörer
- Gehörschutz bei Lautsprechermusik über Zimmerlautstärke sowie bei allen Lärmeinwirkungen wie Motorsport, Metall- oder Holzarbeiten. Im Fachhandel erhält man Gehörschutz vom einfachen, stark dichtenden Silikon-Ohrstöpsel bis hin zu High-Tech-Ohrstöpseln und -schützern, die gezielt filtern, sodass z. B. noch eine Unterhaltung möglich ist oder Musik qualitativ unverfälscht wahrgenommen wird.
- möglichst geräuscharme Wohnumgebung
- fettbewusste, überwiegend vegetarische Ernährung
- Nichtrauchen

- viel Bewegung
- Schutz vor Knalleinwirkungen, besonders Knallkörper und Schusswaffen in Körpernähe

Beispiele für Lautstärken (Schalldruck)

Hinweis: Etwa alle 10 dB (Dezibel) verdoppelt sich die Lautstärke.

Lautstärke (Schalldruck in dB)	Beispiel
0	Hörschwelle
10	leichter Wind, Atmen, Mücke
20	Ticken einer Armbanduhr, Blätterrascheln
30	ruhiges Zimmer bei Nacht, Flüstern
40	ruhiger Raum, sehr leise Musik (Lern- und Konzentrationsstörung möglich)
50	normales Hintergrundgeräusch in Räumen
! 60	normales Gespräch (bei Dauerbeschallung: Stressreaktionen, 20 % erhöhtes Herz-Kreislauf-Risiko)
!! 70	Staubsauger, Schreien, Rasenmäher, Straßenverkehr
!!! 80	Lastwagen, Motorrad, Verkehrslärm an einer viel befahrenen Straße (bei Dauerbeschallung Hörschäden)
!!!! 90	Gewitter, vorbeifahrender Zug
!!!!! 100	Presslufthammer (10 m Entfernung), Disco
!!!!!! 110	Kreissäge, Autohupe, Discolautsprecher (1 m Entfernung)
!!!!!!! 120	Silvester-Knallkörper, Spielzeugpistole oder platzende Tüte in Kopfnähe, Düsentriebwerk (Schmerzschwelle, akute Hörschäden)

√ Glückliche Kindheit

Erinnern sich die einen ungeachtet einstiger Entbehrungen und Schicksalsschläge an eine glückliche Kindheit, so beschreiben andere trotz scheinbar förderlicher Umstände diese Zeit als hoch belastend. Der Begriff Eltern steht hierbei für die ersten Bezugspersonen, die mit dem Kind zusammenleben. Dies können z. B. auch Groß-, Stief- oder Pflegeeltern sein. Wie haben Sie Ihre Kindheit erlebt?

Haben Sie sich als Kind überwiegend geliebt und sicher gebunden gefühlt?

- ☐ nein 0
- ☐ ja, aber nur gegen Wohlverhalten oder Leistung 1
- ☐ ja, ohne Bedingungen 3

Wie viel Aufmerksamkeit schenkten Ihnen Ihre Eltern?

- ☐ viel, ich stand häufig im Mittelpunkt 1
- ☐ viel, aber vor allem zur Kontrolle 0
- ☐ so viel es förderlich war 2
- ☐ wenig, häufig kein Ansprechpartner 0

Zeigten sich Verhaltensauffälligkeiten wie Einnässen, Selbstverletzen, Weinen, Aggression, Sucht oder Schulprobleme?

- ☐ ja, intensiv und über längere Zeit 0
- ☐ ja, deutlich 1
- ☐ ja, zeitweise 2
- ☐ gering 3
- ☐ kaum bis nie 4

Haben Sie Gewalt durch Bezugspersonen erfahren (auch Zerren, Stoßen, Klaps)?

- ☐ ja, häufig 0
- ☐ wiederholt 1
- ☐ manchmal 2
- ☐ selten 3
- ☐ nie 4

Haben Sie Missbrauch oder schwere Misshandlung erfahren?

- ☐ ja, regelmäßig 0
- ☐ mehrmals 1
- ☐ einmal 2
- ☐ in Ansätzen 3
- ☐ nein 4

Wurde in Ihrer Familie geschrien, beleidigt, abgewertet oder etwas kaputt gemacht?

- ☐ ja, regelmäßig 0
- ☐ manchmal 1
- ☐ selten bis nie 2

Hatten Sie das Gefühl, um die Liebe und Aufmerksamkeit Ihrer Eltern kämpfen oder buhlen zu müssen?

- ☐ meistens bis immer 0
- ☐ manchmal 1
- ☐ selten bis nie 2

Machten Sie Ihre Eltern (z. B. durch Regeln, Religion, Wohnen, Kleidung) unter Gleichaltrigen zum Außenseiter?

- ☐ ja 0
- ☐ teilweise 1
- ☐ eher nicht 2

Litten Sie unter Leistungsdruck, hohen Erwartungen, Angst, Strafen oder Drohungen?

- ☐ ja, intensiv 0
- ☐ deutlich 1
- ☐ manchmal 2
- ☐ selten bis nie 3

Haben Sie als Kind einen oder mehrere schwere Schicksalsschläge erfahren (z. B. Unfall, Krankheit, Verlust)?

- ☐ ja 0
- ☐ ja, aber ohne traumatische Folgen 1
- ☐ nein 3

Gab es einen Wechsel von Bezugspersonen?

- ☐ ja 0
- ☐ teilweise 1
- ☐ nein 2

Wie haben Sie in der Jugend den Weg zu Liebe und Partnerschaft beschritten?

- ☐ selbstbestimmt und emotional 2
- ☐ eher passiv, unsicher 1
- ☐ gar nicht 0

Verglichen Ihre Eltern Sie oft mit anderen (z. B. Geschwister, Bekannte oder sich selbst)?

- ☐ ja 0
- ☐ teilweise 1
- ☐ nein 2

Waren ein oder beide Elternteile suchtkrank oder mit dem Gesetz in Konflikt?

- ☐ ja 0
- ☐ zeitweise 1
- ☐ nein 2

Waren Ihre Eltern übermäßig auf Besitzstand oder (beruflichen) Erfolg fixiert?

- ☐ ja 0
- ☐ teilweise 1
- ☐ eher nicht 2

Hatten Ihre Eltern eine glückliche Kindheit?

- ☐ ja 2
- ☐ teilweise 1
- ☐ nein 0

Als Kind fühlten Sie sich überwiegend (Mehrfachnennungen möglich) ...

- ☐ wertgeschätzt 1
- ☐ geborgen 1
- ☐ von den Eltern gewollt 1
- ☐ durch Ihre Eltern unterstützt und gestärkt 1
- ☐ von Erziehern und Lehrern angenommen 1

Ihre Eltern waren (Mehrfachnennungen möglich) ...

- ☐ körperlich gesund 1
- ☐ psychisch gesund 1
- ☐ in ihren Reaktionen berechenbar 1
- ☐ ein Paar 1
- ☐ in ein Netzwerk (Verwandte, Freunde) eingebunden 1
- ☐ finanziell abgesichert 1
- ☐ versöhnlich 1
- ☐ liebevoll (auch zueinander) 1
- ☐ zuversichtlich 1
- ☐ offen für andere Weltanschauungen und Lebensweisen 1
- ☐ mitfühlend 1
- ☐ konflikt- und kritikfähig 1
- ☐ in der Lage, Gefühle zu zeigen 1
- ☐ achtsam 1
- ☐ von einem tiefen Lebenssinn überzeugt 1

Folgende Umstände haben Ihre Kindheit geprägt (Mehrfachnennungen möglich):

- ☐ Toleranz 1
- ☐ Respekt 1
- ☐ Anerkennung 1
- ☐ Erfolgserlebnisse 1
- ☐ erfüllte, positive Kontakte 1
- ☐ Vertrauen 1
- ☐ eigene Gesundheit 1
- ☐ Freiheit 1
- ☐ Wärme 1
- ☐ Gerechtigkeit 1
- ☐ Unternehmungen mit den Eltern 1
- ☐ erfüllte Grundbedürfnisse (Essen, Kleidung, Gesundheit) 1
- ☐ Zuwendung 1
- ☐ Verlässlichkeit 1
- ☐ Humor, Lachen 1

Als Kind durften Sie (Mehrfachnennungen möglich) ...

- ☐ Nein sagen 1
- ☐ altersgemäß Ihre Persönlichkeit und Gewohnheiten entwickeln 1
- ☐ Ihre Privatsphäre und Selbstständigkeit entwickeln 1
- ☐ mit ein oder mehreren Geschwistern aufwachsen 1
- ☐ sich so zeigen, wie Sie wirklich waren 1
- ☐ Ihr Zuhause als einen beschützten Ort erleben 1
- ☐ Ihre Bedürfnisse formulieren 1
- ☐ lange an einem Wohnort bleiben 1
- ☐ Konflikte offen austragen 1
- ☐ ausreichend spielen, testen und lernen 1
- ☐ Lob erhalten 1
- ☐ sich Fehler und Misserfolge erlauben 1
- ☐ eine ehrliche Meinung zu sich erhalten 1

Auswertung

0–25 Punkte: Sie dürfen mit Recht feststellen, dass Sie eine belastete Kindheit hatten und unzureichend gefördert wurden. Hier haben Eltern, Betreuungs- und Bildungssystem zumindest zu Teilen versagt und Sie alleingelassen. Umso beachtenswerter, dass Sie sich aktiv damit auseinandersetzen. Machen Sie weiter damit, wenn möglich auch mit fachkundiger psychotherapeutischer Hilfe. Entlarven Sie Verhaltens- und Denkmuster, die noch aus dieser Zeit stammen und heutige Beziehungen und Situationen belasten. Außerdem gilt es, erfüllte positive Beziehungen und Erlebenswelten auszubauen, Selbstwert und Achtsamkeit weiterzuentwickeln und sich mit der Vergangenheit auszusöhnen. Dann stehen die Chancen gut, erlebte Verletzungen zu überwinden.

26–50 Punkte: Sie blicken auf eine Kindheit mit vielen Stolpersteinen, aber auch Chancen zurück. Zwar haben Sie nicht die Sicherheit, Geborgenheit und Förderung erfahren, die Sie benötigt hätten, haben aber gelernt, mit schwierigen Situationen umzugehen und Energiequellen zu nutzen. In den richtigen Antworten spiegeln sich überwiegend Ihre heutigen Stärken. Achten Sie umgekehrt darauf, dass Sie damals entbehrte Beziehungs- und Gefühlsqualitäten wie Verlässlichkeit, Emotionalität, Anerkennung, Versöhnlichkeit oder Humor heute aktiv erlernen, um sie sich selbst und anderen Menschen gewähren zu können.

51–70 Punkte: Wie die meisten Menschen haben Sie Hochs und Tiefs in Ihrer Kindheit erlebt, sind aber mit viel Kreativität, Kompetenz, Selbstwert- und Mitgefühl daraus hervorgegangen und haben damit eine sehr gute Basis, um positive Beziehungen und Erlebensmuster aufzubauen. Beachten Sie Ihre Antworten: Welche Kompetenzen nehmen Sie aus Ihrer Kindheit mit, welche möchten Sie noch aufbauen?

über 70 Punkte: Ihr Ergebnis spricht für eine glückliche, erfüllte Kindheit. Dies bedeutet nicht ungetrübte Heiterkeit. Doch Sie haben nahezu alle wichtigen Ressourcen für den Start ins Leben mit auf den Weg bekommen und damit beste Voraussetzungen für ein gesundes Selbstwertgefühl, innere Stabilität sowie sinngebende, erfüllte Beziehungen und Aufgaben.

Eckpfeiler einer unbeschwerten Kindheit

Aspekte wie Wärme, Zusammenhalt, Geschwister oder Gewaltfreiheit werden häufig in Zusammenhang mit einer glücklichen Kindheit genannt. Doch an erster Stelle steht eine sichere, liebevolle Bindung zu einer festen, ersten Bezugsperson. Dies können Mutter, Vater, Großeltern oder andere Personen sein. Entscheidend ist die Verlässlichkeit, Güte und Bedingungslosigkeit elterlicher Liebe. Sie ist nicht abhängig von „Gegenleistungen" wie Folgsamkeit, Anpassung, Leistung, Typ oder Geschlecht. Sie vereinnahmt, vergleicht, berechnet und besitzt nicht, sondern schafft Lebensstruktur und entlässt das Kind zunehmend in die Selbstständigkeit: Denn es soll und kann nicht die Träume und Wünsche der Eltern erfüllen, sondern soll eigene Strategien entwickeln, dabei durchaus auch Probleme und Konflikte erfahren und diese altersentsprechend eigenständig lösen.

Ein Kind stellt infrage, sucht und testet Grenzen – dies stellt auch das Leben der Eltern auf den Prüfstand und erfordert von ihnen Lernbereitschaft und Toleranz, aber auch konstruktive Konflikte und eigene Souveränität. Auch die körperliche und seelische Gesundheit der Eltern sowie Gewaltfreiheit sind Voraussetzungen für das sogenannte Urvertrauen. Dann werden auch Schicksalsschläge und Durststrecken meist gut gemeistert. Ohne liebevolles, akzeptierendes Verhältnis zu den Eltern können hingegen auch hervorragende pädagogische Maßnahmen und eine tolerante Gemeinschaft das fehlende Selbstbewusstsein des Kindes nicht ersetzen.

Die gute Nachricht: Die meisten Kinder fühlen sich heute in ihrer Familie und ihrem Freundeskreis wohl und haben ein positives Bild von sich. Eltern reflektieren sich heute eher, kommen ab von autoritären oder gar gewalttätigen Erziehungskonzepten und rücken die Förderung und Entwicklung des Kindes stärker in den Fokus. Wenn sie dabei ihre eigene Zuversicht und Lebensgestaltung pflegen, eine liebevolle, verlässliche Bindung aufbauen und das Kind altersentsprechend in die Eigenständigkeit entlassen, sind wichtige Weichen für eine glückliche Kindheit gestellt.

√ Haut

Sie ist unser größtes Organ und unsere Visitenkarte, wird aber meist eher stiefmütterlich behandelt: Die Haut spiegelt unsere Lebensweise und Geschichte. Was man auch daran kaschieren möchte, ist bekanntlich reine Kosmetik. Wie steht es um Ihre Hautgesundheit?

Fahren Sie mit dem stumpfen Ende eines Stiftes kräftig über Ihre Haut am Bauch, ca. 5 cm lang. Welche Reaktion tritt im Bereich des betroffenen Hautareals ein?

- ☐ deutliche Rötung innerhalb einer Minute 0
- ☐ kaum merkliche Rötung oder Rötung erst nach einer Minute 1
- ☐ keine Reaktion 1
- ☐ Weißfärbung 2
- ☐ Knoten (Quaddeln) oder Blasen 3

Sind Sie mit Ihrer Haut zufrieden?

- ☐ ja 0
- ☐ teilweise 1
- ☐ nein 2

Wie oft hatten Sie schon einen Sonnenbrand mit nachfolgendem Abschälen der Haut?

- ☐ 0–5 x 0
- ☐ 6–10 x 1
- ☐ öfter 2

Wie lange setzen Sie Ihre Haut von April bis September zwischen 9 und 16 Uhr täglich im Schnitt der direkten Sonne aus (Urlaube eingerechnet), z. B. kurze Kleidung, unbedeckter Kopf?

- ☐ 0–15 Minuten 0
- ☐ 15–45 Minuten 1
- ☐ länger 2

Verwenden Sie regelmäßig Cremes und andere Kosmetika zum Auftragen?

- ☐ ja, täglich und großflächig 3
- ☐ täglich, aber kleinflächig 2
- ☐ manchmal 1
- ☐ selten bis nie 0

Rauchen Sie?

- ☐ nein 1
- ☐ nein, auch in den letzten 15 Jahren nicht 0
- ☐ ja, 1–5 Zigaretten täglich 2
- ☐ 5–10 Zigaretten täglich 3
- ☐ mehr als 10 Zigaretten täglich 4

Leiden Sie unter wiederkehrenden Atemwegs- oder Magen-Darm-Erkrankungen?

- ☐ nein 0
- ☐ teilweise 1
- ☐ deutlich 2

Zeigt Ihre Haut allergische Reaktionen (z. B. Ausschlag, Bläschen, Ekzem) bei Kontakt mit bestimmten Substanzen (z. B. Nickel, Latex)?

- ☐ nein 0
- ☐ selten 1
- ☐ häufig 2

Ernähren Sie sich fettbewusst mit vielseitiger, frischer, verträglicher und vorwiegend vegetarischer Kost?

- ☐ häufig bis immer 0
- ☐ teilweise 1
- ☐ eher nicht 2

Verwenden Sie Duschgels, Shampoos und Waschlotionen im sauren pH-Bereich, um den Säureschutz der Haut zu erhalten?

- ☐ nein 2
- ☐ manchmal 1
- ☐ häufig 0

Wie oft duschen Sie sich pro Woche?

- ☐ weniger als 3 x 0
- ☐ 3–6 x 1
- ☐ 7–10 x 2
- ☐ öfter 3

Achten Sie auf die Verträglichkeit und Schadstofffreiheit von Kosmetika?

- ☐ nein 2
- ☐ manchmal 1
- ☐ meistens bis immer 0

Sind Hauterkrankungen in Ihrer Familie bekannt?

- ☐ ja 2
- ☐ in geringem Umfang 1
- ☐ nein 0

Wie oft in der Woche bewegen Sie sich länger als 45 Minuten am Stück?

- ☐ gar nicht 2
- ☐ 1–2 x 1
- ☐ mehr als 2 x 0

Wie oft hatten Sie in den letzten drei Jahren eine deutlich sichtbare Hautentzündung (z. B. Ekzem) über mehr als drei Tage?

- ☐ bis 3 x 0
- ☐ 4–8 x 1
- ☐ öfter oder chronisch 2

Hatten Sie in den letzten drei Jahren Pilzinfektionen der Haut oder Schleimhäute?

- ☐ nein 0
- ☐ ja, einmal 1
- ☐ mehrfach 2

Hatten Sie in den letzten drei Jahren Hautinfektionen mit Viren (z. B. Herpes) oder Bakterien (z. B. Gerstenkorn, entzündete Pickel)?

- ☐ nein 0
- ☐ ja, einmal 1
- ☐ mehrfach 2

Zu welchem Hauttyp zählen Sie?

- ☐ Sehr hell, mit Sommersprossen, die Haut wird in der Sonne rot und bräunt nie (Typ 1). 3
- ☐ Die Haut wird in der Sonne erst rot und bräunt dann nach einer Woche (Typ 2). 2
- ☐ Die Haut wird evtl. vorübergehend rot, bräunt aber dann gut (Typ 3). 1
- ☐ Die Haut wird bei jedem Sonnenkontakt braun (Typ 4). 0

Welche natürliche Haarfarbe haben Sie?

- ☐ rot oder hellblond 3
- ☐ blond 2
- ☐ braun 1
- ☐ dunkelbraun oder schwarz 0

Haben Sie viele (über 40), besonders erhabene oder sich verändernde Leberflecke am Körper?

- ☐ nein 0
- ☐ teilweise 1
- ☐ ja 2

Lassen Sie Ihre Haut im Rahmen des kostenlosen Hautscreenings (ab 35) alle zwei Jahre untersuchen?

- ☐ ich bin unter 35 0
- ☐ ja 0
- ☐ teilweise 1
- ☐ nein 2

Betrachten Sie jetzt, nach mindestens zehn Minuten, noch einmal den Hautbereich, den Sie für die Frage 1 getestet haben. Was sehen Sie?

- ☐ Die Reaktion ist deutlich zurückgegangen oder verschwunden. 0
- ☐ Es gibt nach wie vor keine Reaktion. 1

- ☐ Die Reaktion ist nicht oder kaum zurückgegangen. 2
- ☐ Die Reaktion ist stärker geworden. 3

Ihre Haut reagiert unverhältnismäßig stark (z. B. mit Rötung, Schwellung, Brennen, Quaddeln) auf (Mehrfachnennungen möglich) ...

- ☐ Kälte 1
- ☐ Trockenheit 1
- ☐ Reinigungs- und Waschmittel 1
- ☐ bestimmte Kleidung 1
- ☐ Kosmetika 1
- ☐ Insektenstiche 1
- ☐ Verletzungen 1
- ☐ Duschen 1
- ☐ Druck 1
- ☐ Reibung 1
- ☐ bestimmte Nahrungsmittel 1

Ihre Haut ...

- ☐ schuppt sich leicht 1
- ☐ ist meist rissig 1
- ☐ juckt häufig 1
- ☐ heilt bei Verletzungen schlecht 1
- ☐ entzündet sich nach Verletzungen häufig 1
- ☐ wirkt pergamentartig 1
- ☐ neigt zu Pickeln 1
- ☐ spannt 1
- ☐ wird schnell fettig 1
- ☐ ist häufig gereizt oder entzündet (z. B. an Auge oder Lippen) 1
- ☐ zeigt besonders viele Flecken und Alterswarzen 1
- ☐ trocknet schnell aus (z. B. bei Kälte, Hitze oder nach dem Duschen) 1
- ☐ ist eher blass mit durchscheinenden Blutgefäßen 1

Auswertung

0–15 Punkte: Ihre Haut findet bei Ihnen ideale Voraussetzungen, um lange gesund und jung zu bleiben. Ihre gute Behandlung wird sie Ihnen durch gesunden Teint und eine feste, elastische sowie natürliche Erscheinung danken.

16–30 Punkte: Ihre Haut muss manches aushalten. Das kann sie angreifen. Achten Sie daher auf optimale Bedingungen – wenig direkte Sonne im Sommer, sparsamer und bewusster Umgang mit Kosmetika, Bewegung und gesunde Ernährung. Auch erholsamer Schlaf und Entspannung unterstützen die Haut.

31–45 Punkte: Sie tragen ein hohes Risiko für Hautstörungen und vorzeitige Hautalterung. Unterstützen Sie daher Ihre Haut mit Bewegung, Entspannung, gesunder Ernährung, Reduzierung von direktem Sonnenlicht und Kosmetika sowie der Teilnahme am ärztlichen Hautscreening alle zwei Jahre.

über 45 Punkte: Die weitaus meisten Kriterien für eine gefährdete oder gestörte Haut treffen in Ihrem Fall zu. Hier heißt es, die Haut auf allen Ebenen unterstützen, auch evtl. mithilfe eines Hautarztes. Neben einer gesunden Lebensweise (Stichworte Bewegung, Ernährung, Entspannung, Nikotinverzicht) können hier auch rückfettende und ggf. antientzündliche Cremes oder Salben hilfreich sein.

Gesunde Haut – ganz einfach

Direktes Sonnenlicht bildet Vitamin D in der Haut und sorgt somit für gesunde Knochen und ein vitales Immunsystem. Doch im Sommer reichen dafür fünf Minuten pro Tag aus. Zu viel direkte Sonne (auch bei kühler Luft)

und besonders Sonnenbrände im Lauf des Lebens sind eine der Hauptursachen von Hautkrebs und Hauptfaktor für Hautalterung. Eine modische Kopfbedeckung und luftige, lange Kleidung sind daher von April bis September (9–16 Uhr) die idealen Begleiter. Dann ist ein Urlaub am Meer für die Haut sogar eine der heilsamsten Maßnahmen. Sonnencreme eignet sich allerdings nur für Ausnahmefälle, denn ihre hormonähnlichen Inhaltsstoffe können im Körper bei häufiger Anwendung zu hormonellen Veränderungen bis hin zu Krebs führen.
Auch mit allen anderen Kosmetika sollte man zurückhaltend sein, auch mit deren Duft-, Hilfs- und Konservierungsstoffen. Duschen Sie höchstens 1x täglich (jedes Mal wird der Fettfilm der Haut abgewaschen) – und auch dies möglichst mit sauren Lotionen (ca. pH 5,5), um den Säureschutz der Haut zu erhalten. Schminken Sie sich dezent – weniger ist mehr. Cremen Sie Haut und Lippen nur zeitlich begrenzt ein, z. B. an sehr kalten Wintertagen und nie durchgehend, weil dies die Eigenregulation der Haut reduziert und diese austrocknet. Doch gerade bei großer Kälte oder beim Wintersport benötigt sie manchmal Hilfe von außen, ebenso bei bereits bestehenden Hautstörungen.
Achten Sie auf Leberflecken: Bis 40 Flecken auf Hautniveau am Körper sind meist harmlos. Doch wenn diese Zahl deutlich überschritten wird, Flecken erhaben sind oder sich verändern (regelmäßig fotografieren oder abpausen), sollte der Hautarzt einen Blick darauf werfen. Apropos: Eine ärztliche Hautuntersuchung alle zwei Jahre ist für gesetzlich Versicherte ab 35 Jahren kostenlos – und sehr empfehlenswert.
Trinken Sie ausreichend Wasser, tanken Sie Vitamine durch vitalstoffreiche, frische Nahrungsmittel, sparen Sie an minderwertigen Fetten (z. B. Gebratenes, Frittiertes, Backwaren, Schokolade, Fertiglebensmittel, Wurstwaren, Hackfleisch) und bewegen Sie sich oft. Wenn Sie außerdem Nichtraucher sind, beachten Sie bereits die wichtigsten Maßnahmen für eine gesunde Haut. Denken Sie auch daran: Wenn Sie entspannen, entspannt auch Ihre Haut. Hören Sie daher auf Ihre Intuition, die Ihnen genau sagt, wann eine Pause oder das Verlassen einer unmöglichen Situation angebracht ist.

Selbstkontrolle mit dem ABCDE-Test: Nur ein Leberfleck?

Für den ABCDE-Test prüfen Sie folgende verdächtige Auffälligkeiten von Leberflecken und Muttermalen:

- **A**symmetrie: unregelmäßige Form. Melanome (schwarzer Hautkrebs) sind meist nicht rund, sondern wachsen bevorzugt in eine Richtung.
- **B**egrenzung: an den Rändern unscharf, ausgefranst, ein- oder ausgebuchtet
- **C**olour: auffällige oder unregelmäßige Färbung (z. B. rot, hell, schwarz)

- **D**urchmesser: mehr als 5 mm oder zunehmend (zur Kontrolle den Rand verdächtiger Male alle vier Wochen abzeichnen)
- **E**rhebung bzw. Hautveränderung im Bereich des Flecks, z. B. knotig, rau, nässend oder schuppend.

Verändern sich Leberflecken oder Muttermale oder unterscheiden sich auffällig von den anderen, sollten sie ärztlich untersucht werden.

Helfersyndrom

Helfendes Engagement gehört zum sozialen Kitt unserer Gemeinschaft und ist Basis des Vereins-, Sozial- und Familienlebens. Doch wer als Helfer sein Selbstwertgefühl aus der Bedürftigkeit anderer schöpft, wird selbst zum Bedürftigen und lebt durch den Wunsch des Gebrauchtwerdens in ständiger Unruhe. Welche Rolle spielt dieses Muster in Ihrem Leben?

Fällt es Ihnen schwer, für Ihre eigenen Bedürfnisse einzustehen?

- ☐ ja 2
- ☐ teilweise 1
- ☐ nein 0

Fühlen Sie sich schuldig oder unwohl, wenn Sie helfen könnten und es nicht tun?

- ☐ ja 2
- ☐ teilweise 1
- ☐ nein 0

Fällt es Ihnen in freien Zeiten schwer, nicht gebraucht zu werden?

- ☐ ja 2
- ☐ ich werde immer gebraucht 2
- ☐ nein 0

Machen Sie sich viele Gedanken um andere Menschen und Möglichkeiten, deren Leben und Handeln zu verbessern?

- ☐ selten bis nie 0
- ☐ manchmal 1
- ☐ häufig 2

Beraten Sie andere häufig?

- ☐ ja, auch wenn ich nicht darum gebeten werde 2
- ☐ ja, weil ich darum gebeten werde 1
- ☐ eher selten 0

Fühlen Sie sich durch die Probleme anderer persönlich betroffen?

- ☐ ja 2
- ☐ teilweise 1
- ☐ nein 0

Wünschen Sie sich mehr Anerkennung für Ihr Engagement?

- ☐ ja, es kommt zu wenig zurück 2
- ☐ teilweise 1
- ☐ nein, es macht mir Freude, das ist der Lohn 0

Begünstigen Sie möglicherweise, dass andere – z. B. Angehörige, Ratsuchende, Teilnehmer – in einer bedürftige Lage sind, damit Ihre Hilfe gebraucht wird (z. B. Aufgaben anleiten oder erledigen, die Ihre Kinder problemlos selbstständig übernehmen könnten)?

- ☐ ja, das ist möglich 2
- ☐ eher nicht 1
- ☐ nein 0

Erzählen Sie oft von Ihrem Engagement für andere?

- ☐ selten bis nie 0
- ☐ manchmal 1
- ☐ häufig 2

Wann haben Sie sich das letzte Mal einen Tag lang nicht um andere gekümmert?

- ☐ in den letzten Tagen 0
- ☐ in den letzten Wochen 1
- ☐ in den letzten Monaten 2
- ☐ weiß nicht 3

Glauben Sie, dass Sie einfach so wertvoll und liebenswert sind, ohne etwas dafür tun zu müssen?

- ☐ ja 2
- ☐ teilweise 1
- ☐ nein 0

In Gegenwart Hilfebedürftiger fühlen Sie sich sicher, gegenüber selbstsicher auftretenden Menschen hingegen eher unwohl.

- ☐ ja 2
- ☐ teilweise 1
- ☐ nein 0

Wahren und verteidigen Sie Ihre eigenen Grenzen?

- ☐ selten bis nie 2
- ☐ immer wieder 1
- ☐ häufig 0

Fühlen Sie sich außerhalb Ihrer Rolle als Helfender – z. B. auf einem Klassentreffen – unsicher und schutzlos?

- ☐ ja 2
- ☐ teilweise 1
- ☐ nein 0

Sie (Mehrfachnennungen möglich) ...

- ☐ setzen Sie sich lieber für die Interessen anderer als für Ihre eigenen ein 1
- ☐ bekleiden zwei oder mehr Ehrenämter 1
- ☐ umgeben sich am liebsten mit Menschen, die Ihre Hilfe oder Anleitung benötigen 1
- ☐ sind in einem helfenden Beruf tätig oder ausgebildet 1
- ☐ bitten andere nicht gern um Hilfe 1
- ☐ können Ihr helfendes Engagement nur schwer abgeben 1
- ☐ leiden stark unter Konflikten 1
- ☐ kommen nur schwer zur Ruhe 1
- ☐ sind oft fassungslos über Dinge, die in der Welt geschehen 1
- ☐ übernehmen gerne Verantwortung für andere 1
- ☐ fühlen sich einsam oder wertlos, wenn Sie nicht gebraucht werden 1
- ☐ sind gekränkt, wenn man Ihre Hilfe ausschlägt 1
- ☐ halten ein oder mehrere Haustiere 1
- ☐ bieten häufig auch dann Hilfe an, wenn diese nicht gefragt ist 1

- ☐ können schwer Nein sagen 1
- ☐ sind oft enttäuscht oder frustriert über das Verhalten anderer 1
- ☐ können allein mit sich nicht viel anfangen 1
- ☐ sind fast immer aufmerksam und bereit, sich einzubringen 1
- ☐ beschäftigen sich häufig mit moralischen Fragen 1
- ☐ sind eher perfektionistisch und können sich Fehler nur schwer verzeihen 1
- ☐ halten Ihr Engagement für unersetzlich 1

In Ihrer Kindheit (Mehrfachnennungen möglich) ...

- ☐ mussten Sie früh Verantwortung für Geschwister oder Eltern übernehmen 1
- ☐ war ein Elternteil oder Geschwister chronisch krank (z. B. Depression, Sucht, Krebs) oder behindert 1
- ☐ mussten Sie das Fehlen eines Elternteils ausgleichen (z. B. wegen Trennung, Tod oder häufiger Abwesenheit) 1
- ☐ mussten Sie Ihren Eltern Halt geben 1
- ☐ mussten Sie sich angepasst verhalten, um geliebt zu werden 1
- ☐ mussten Sie etwas leisten, um geliebt zu werden 1
- ☐ haben Ihre eigenen Bedürfnisse keine große Rolle gespielt 1
- ☐ haben Sie nur wenig Anerkennung erfahren 1
- ☐ standen Sie im Schatten eines Geschwisterkindes 1
- ☐ durften Sie Ihr Wesen inkl. Ihre Kreativität und Sexualität nicht frei entfalten 1
- ☐ wurden Moral und soziale Werte großgeschrieben 1
- ☐ mussten Sie immer aufmerksam sein und auf die Signale anderer achten 1

Sie (Mehrfachnennungen möglich) ...

- ☐ möchten die Welt besser machen 1
- ☐ werden öfter aufgefordert, mehr an sich zu denken 1
- ☐ können nur schwer mit Misserfolgen, Krisen und Enttäuschungen umgehen 1
- ☐ sind selten ausgelassen und fröhlich 1
- ☐ fühlen sich mit Ihrem Engagement überfordert 1
- ☐ generieren den Großteil Ihrer sozialen Kontakte aus Ihrer helfenden oder sorgenden Rolle 1
- ☐ reagieren empfindlich, wenn jemand Ihr Engagement infragestellt 1
- ☐ haben die letzten drei Wochen jeden Tag Alkohol oder mindestens 0,5 l Kaffee konsumiert 1
- ☐ lachen nur selten über sich 1
- ☐ stellen eigene Bedürfnisse wie Regeneration, Genuss oder Beziehungen hinter Ihr Engagement zurück 1
- ☐ können nur schwer Lob, Zuneigung oder Erfolge annehmen 1
- ☐ finden es sehr wichtig, was andere über Sie denken 1
- ☐ glauben nicht, dass andere Sie auch ohne Ihr Engagement anerkennen würden 1

- ☐ sehen helfendes Engagement als notwendigen Dienst an den Hilfeempfängern oder der Gemeinschaft 1
- ☐ fühlen sich durch andere Meinungen und Vorschläge schnell angegriffen 1
- ☐ können sich nur schwer jemandem öffnen 1

Auswertung

0–10 Punkte: In Ihrem Fall deutet nichts auf ein Helfersyndrom hin.

11–25 Punkte: Ihr Ergebnis spricht nicht für ein Helfersyndrom im engeren Sinne, aber für eine Tendenz dazu. Selbstwertgefühl, Authentizität, Bindungsmuster, Selbst- und Grundvertrauen sind möglicherweise wichtige Lernfelder für Sie.

26–40 Punkte: Viele Kriterien eines Helfersyndroms treffen in Ihrem Fall zu. Hier kann ein Überschreiben Ihrer Beziehungs- und Kommunikationsmuster anstehen, um Ihre erlernte (Helfer-)Rolle abzulegen und persönlich deutlicher und selbstbewusster in Erscheinung zu treten.

über 40 Punkte: Ihr Ergebnis spricht stark für ein Helfersyndrom, ob Sie dieses ausagieren oder nicht. Wenn Sie sich – ggf. mit therapeutischer Unterstützung – die Ursprünge und Hintergründe dieser Muster bewusst machen, können Sie wieder freier, entspannter und authentischer Beziehungen aufbauen und pflegen.

Bedürftige Helfer

Helfersyndrom hört sich fast nobel an: Menschen, die sich bis zur Erschöpfung für andere einsetzen. Doch brauchen sie selbst letztlich mehr als ihre Hilfeempfänger, insbesondere das Gebrauchtwerden. Aus diesem schöpfen Betroffene wesentliche Teile ihres Selbstwertgefühls – allerdings nur scheinbar: Echter Selbst-Wert ist einfach da und an keine Bedingungen geknüpft. Die dringend ersehnte Anerkennung kann zudem nur aus gleichberechtigten und freiwilligen Begegnungen entstehen. Kein Kind und kein Bedürftiger kann diese liefern.

Solidarisches Helfen ist wertvoll und notwendig, doch müssen sich in diesem Zuge beide Parteien auf Augenhöhe voneinander emanzipieren.

Ursachen des Helfersyndroms

Häufig fällt es Menschen mit Helfersyndrom schwer, Selbstwertgefühl aufzubauen und gegenüber anderen Grenzen zu ziehen: Wann sage ich Nein und sorge für mich? Wo endet meine Verantwortung? Sie zeigen häufig depressive, abhängige oder emotional-instabile Persönlichkeitsmuster. In der Helferrolle suchen sie die Sicherheit, Bestätigung, Überlegenheit und Zugehörigkeit, die sie aus anderen Beziehungen (vermeintlich) nicht erhalten.

Das Helfersyndrom zeigt sich häufig in sozialen Berufen und ehrenamtlichem Engagement, aber auch im kleinsten Kreis der Familie, Nachbarn, Kollegen und Freunde. Das Helfen prägt die Kommunikation und Kontakte. Häufig

haben Betroffene in der Kindheit nicht für ihre Person, sondern für ihr Wohlverhalten Anerkennung erhalten, mussten früh Verantwortung für Familienmitglieder übernehmen und „im Außen sein“ statt das eigene Wesen und Zugehörigkeit zu erfahren.
Doch zwanghaftes Helfen und die Konkurrenz im Ranking der guten Taten führt auf Dauer in eine (Erschöpfungs-)Depression. Aus Idealismus wird ohne Kursänderung schließlich Enttäuschung, Zynismus und Erschöpfung. Daher müssen falsche Glaubenssätze wie „Ich bin wertvoll, weil ich helfe und gebraucht werde“ mit Varianten wie „Ich bin von Natur aus wertvoll und zugehörig und muss nichts dafür leisten“ überschrieben werden.
Eine gute regelmäßige Übung für notorische Helfer ist der „unsoziale Tag“. Unter Einweihung der engsten Vertrauten unterlassen sie dabei nicht nur jegliche gut gemeinte Hilfe, sondern verhalten sich ausgesprochen unsozial und verantwortungslos: drängeln sich vor, grüßen und lächeln nicht, lassen sich versorgen und kümmern sich nur um sich selbst. Häufig ahnen sie dann erstmals, wie sehr sie das Gebrauchtwerden brauchen.

Herz

Rund 100 000 Mal schlägt das Herz jeden Tag und pumpt damit unsere 5–6 l Blut über tausend Mal durch den Körper. Es ist damit der ausdauerndste aller Muskeln. Doch Risikofaktoren wie Gefäßablagerungen oder Übergewicht können ihm ebenso zusetzen wie Bewegungsmangel, Bluthochdruck oder erbliche Belastungen. Wie steht es um Ihre Herzgesundheit?
Hinweis: Der Check eignet sich nur, wenn bislang noch keine Herzkrankheit festgestellt wurde.

Wurde bei Ihnen in den letzten Jahren mehrfach ein erhöhter Blutdruck (erster Wert über 135 oder zweiter Wert über 85) gemessen?

- ☐ nein 0
- ☐ keine Messung/weiß nicht 1
- ☐ ja, zwischen 135/85 und 160/100 2
- ☐ ja, bei 160/100 oder höher 3

Wie alt sind Sie?

- ☐ unter 50 Jahre 0
- ☐ 50–70 Jahre 1
- ☐ über 70 Jahre 2

Bewegen Sie sich im Alltag (außer Sport und Freizeit), z. B. Rad- und Fußwege, Bewegung im Beruf?

- ☐ häufig 0
- ☐ manchmal 1
- ☐ selten 2

Wie oft treiben Sie wöchentlich mindestens 45 Minuten Sport oder bewegen sich mindestens 90 Minuten intensiv (z. B. Wandern, Gartenarbeit, Handwerk)?

- ☐ weniger als 1 x 3
- ☐ 1 x 2
- ☐ 2 x 1
- ☐ öfter 0

Rauchen Sie?

- ☐ nein, auch in den letzten 15 Jahren nicht 0
- ☐ aktuell nicht 1
- ☐ 1–5 Zigaretten täglich 2
- ☐ mehr als 5 Zigaretten täglich 3

Leiden Sie an Diabetes mellitus?

- ☐ nein 0
- ☐ der Blutzucker wurde in den letzten fünf Jahren nicht gemessen 1
- ☐ ja 2
- ☐ ja, mit Insulintherapie 3

Welchen BMI haben Sie (Körpergewicht dividiert durch das Quadrat der Körpergröße, z. B. $78 : (1{,}79)^2 = 24{,}3$)?

- ☐ über 30 3
- ☐ 25–30 2
- ☐ 19–25 0
- ☐ unter 19 1

Welchen Umfang hat Ihre Taille (Messung mit Maßband)?

Frauen:

- ☐ über 88 cm 2
- ☐ 80–88 cm 1
- ☐ unter 80 cm 0

Männer:

- ☐ über 102 cm 2
- ☐ 94–102 cm 1
- ☐ unter 94 cm 0

Wie hoch ist Ihr WHtR-Wert (Taillenumfang dividiert durch Körpergröße)?

- ☐ unter 0,4 0
- ☐ 0,4–0,6 1
- ☐ über 0,6 2

Sind Eltern, Großeltern oder Geschwister vor ihrem 60. Lebensjahr am Herz erkrankt (inkl. angeborener Herzfehler)?

- ☐ nein 0
- ☐ ja, in einem Fall 1
- ☐ ja, in mehreren Fällen 2

Wie viele alkoholische Getränke trinken Sie im Durchschnitt pro Tag (entsprechend 0,4 l Bier, 0,2 l Wein oder drei Gläsern Schnaps)?

- ☐ 0–1 0
- ☐ 2 1
- ☐ mehr als 2 2

Wo hoch ist Ihr Ruhepuls (Herzschläge pro Minute) nach mindestens fünfminütigem Sitzen (gemessen mit Pulsuhr oder Tasten seitlich des Kehlkopfs)?

- ☐ unter 75 0
- ☐ 75–90 1
- ☐ über 90 2

Leiden Sie unter Atemnot und Herzklopfen, wenn Sie sich bewegen?

- ☐ ja, auch bei leichter Anstrengung, z. B. Spazierengehen 3
- ☐ bei normaler Anstrengung wie Treppensteigen 2
- ☐ bei hoher Belastung wie schnellem Rennen oder schwerem Tragen 1
- ☐ nein 0

Wurde Ihr Herz in den letzten vier Jahren per EKG untersucht und für gesund befunden?

- ☐ ja 0
- ☐ früher/weiß nicht 1
- ☐ nein 2

Sind Ihre Unterschenkel oder Fußknöchel abends angeschwollen?

- ☐ meistens bis immer 2
- ☐ manchmal 1
- ☐ selten bis nie 0

Leiden Sie nachts unter Atemnot, die sich bessert, wenn Sie den Oberkörper hochlagern, sich aufsetzen oder aufstehen?

- ☐ selten bis nie 0
- ☐ manchmal 1
- ☐ meistens bis immer 2

Wie oft essen Sie Gemüse (z. B. gemischten Salat, vegetarisches Gemüsegericht)?

- ☐ mehr als 1 x täglich 0
- ☐ 1 x täglich 1
- ☐ seltener 2

Sie (Mehrfachnennungen möglich) ...

- ☐ können in der Freizeit schlecht abschalten 1
- ☐ fühlen sich durch Ihre täglichen Aufgaben über- oder unterfordert 1
- ☐ finden nur selten erholsamen Schlaf 1
- ☐ essen und schlafen unregelmäßig 1
- ☐ lachen und singen nur selten 1
- ☐ leiden unter finanziellen Problemen 1
- ☐ finden selten Zeit für Pausen 1
- ☐ stehen in einem langwierigen Konflikt 1
- ☐ nehmen täglich verschreibungspflichtige Medikamente ein 1
- ☐ sind meistens angespannt 1
- ☐ leben an einem Ort mit hoher Verkehrsdichte 1
- ☐ essen gerne salzig 1
- ☐ mussten schon einmal aufgrund einer Bakterieninfektion im Krankenhaus behandelt werden 1
- ☐ ernähren sich eher einseitig 1

Sie leiden unter (Mehrfachnennungen möglich) ...

- ☐ chronischer Bronchitis 1
- ☐ Asthma bronchiale 1
- ☐ Lungenemphysem (krankhaft erweiterter Lunge) 1

- ☐ nächtlichem Husten 1
- ☐ Schlafapnoe (Schnarchen mit nächtlichen Atemaussetzern) 1
- ☐ einer Erkrankung von Niere, Leber oder Bauchspeicheldrüse 1
- ☐ chronischen Entzündungen (z. B. der Gelenke) 1
- ☐ chronischen Schmerzen 1
- ☐ Herzrhythmusstörungen 1
- ☐ nächtlichem Wasserlassen 1
- ☐ Krampfadern 1
- ☐ Thrombose 1
- ☐ Herzschmerzen 1
- ☐ Harn-, Nieren- oder Gallensteinen 1
- ☐ Schilddrüsenunter- oder -überfunktion 1
- ☐ Depression 1
- ☐ Angstattacken 1
- ☐ Einsamkeit 1
- ☐ Erschöpfung 1
- ☐ erhöhten Blutfetten 1
- ☐ erhöhten Cholesterinwerten 1

Sie essen mehr als 2 x pro Woche im Rahmen einer Hauptmahlzeit (Mehrfachnennungen möglich) ...

- ☐ Gebratenes 1
- ☐ Gebackenes 1
- ☐ Frittiertes 1
- ☐ Wurst 1
- ☐ Fleischkäse 1
- ☐ Hackfleisch 1
- ☐ fette Soße 1
- ☐ rotes Fleisch (Schwein, Rind, Lamm) 1

Sie verzehren an den meisten Tagen (Mehrfachnennungen möglich) ...

- ☐ Knabbersnacks 1
- ☐ Süßigkeiten 1
- ☐ Kuchen 1
- ☐ Garnelen, Krabben oder Muscheln 1
- ☐ mehr als ein Ei (inkl. verarbeitetem Ei in Lebensmitteln) 1
- ☐ Limonade, Cola oder Fruchtsaft 1

Auswertung

0–9 Punkte: Ihr Ergebnis spricht für ein gesundes und leistungsfähiges Herz.

10–19 Punkte: Die meisten Kriterien stehen für eine gute Herzgesundheit. Doch sollten Sie prüfen, was Sie noch verbessern können, um Ihr Herz weiter zu entlasten, insbesondere in den Bereichen Bewegung, Ernährung und Lebensweise.

20–34 Punkte: Ihr Herz muss mit einer Reihe von Belastungen fertig werden, die auf Dauer zu Störungen führen können. Wie steht es um Ihr Körpergewicht und Körperfett, Bewegung, gesunde Ernährung und Suchtmittel? Auch die Lebensweise wirkt sich direkt auf das Herz aus: Nutzen Sie regelmäßige Entspannung, Erholungsphasen, gesunde Distanz zu Alltagshektik, Konflikten, Ängsten und Bedürftigkeiten sowie einen festen Tagesrhythmus.

35–50 Punkte: Ihr Ergebnis spricht für eine deutliche Herzbelastung, die Sie durch einen Arzt abklären lassen sollten. Doch bleiben auch Sie selbst nicht untätig: Regelmäßige Bewegung, Gewichtsnormalisierung, fester Tagesrhythmus, Ernährung mit frischen Nahrungsmitteln, Stressmanagement, Entspannung, Pausen, gesunde Beziehungen und Distanz zu Konflikten und Alltagswirren gehören zu den wichtigsten Maßnahmen.

über 50 Punkte: Die meisten Kriterien für ein belastetes Herz treffen in Ihrem Fall zu. Daher sollten Sie gemeinsam mit einem Arzt Ursachen, evtl. bereits bestehende Störungen und notwendige Maßnahmen abklären. Was Sie selbst dazu tun können, ersehen Sie aus den Fragen und dem folgenden Infoteil.

Säulen der Herzgesundheit

Herzerkrankungen, allen voran Herzinfarkt, sind heute für jeden vierten Todesfall verantwortlich. Meist sind Bewegungsmangel, fett- und fleischreiche Ernährung, Alkohol oder Nikotin beteiligt. Die gute Nachricht: Bereits wenige alltägliche Maßnahmen reduzieren das Herzrisiko um etwa 90 % und verlängern das Leben laut einer Studie um durchschnittlich 14 Jahre. Daher sollten wir dem Organ, das gerade einmal so groß wie unsere Faust ist, größere Aufmerksamkeit widmen. Nehmen Sie alle Möglichkeiten wahr, Ihr Herz zu unterstützen.

Für die **erste Säule** braucht es insbesondere regelmäßige, alltägliche Bewegung. Denn wie allen Muskeln geht es auch dem Herz nur gut, wenn es – achtsam – trainiert wird, und zwar durch wohltuende Bewegung je nach Neigung und Verfassung. Tägliche Wegstrecken oder Gartenarbeit sind dazu ebenso gut geeignet wie Ganzkörpersportarten, darunter Schwimmen, Fitnesstraining, Nordic Walking, Crosstrainer oder Skilanglauf.

Die **zweite Säule** der Herzgesundheit bildet die Ernährung. Denn überschüssiges Nahrungsfett, Alkohol, zu viel rotes Fleisch und grundsätzlich alle überschüssigen Kalorien, die wir täglich aufnehmen, sorgen früher oder später für Übergewicht, Arteriosklerose, Bluthochdruck und Diabetes – die vier größten Herzfeinde. Ob vegetarisch, Low Carb, Intervallfasten oder bunte Mischkost: Wir dürfen und sollen nur so viele Kalorien aufnehmen, wie wir verbrauchen. Einfache Möglichkeiten der Kalorienreduktion sind höhere Gemüseanteile, mehr Trinken und mehr Ballaststoffe, aber auch mehr Zufriedenheit.

Dies leitet die **dritte Säule** der Herzgesundheit ein, das emotionale Gleichgewicht. Denn das Herz wird durch unser vegetatives Nervensystem und damit unsere seelische Verfassung gesteuert. Sind wir bedürftig, unauthentisch, verärgert oder ängstlich, läuft es auf Hochtouren und altert schneller. Fühlen wir uns sicher, selbstwirksam und entspannt, schlägt das Herz im „Eco-Modus".

Die **vierte Säule** der Herzgesundheit ist schnell beschrieben: Nicht rauchen. Neben solchen steuerbaren Maßnahmen gibt es auch erworbene Risiken wie Herzerkrankungen in der Familie, angeborene Herzfehler oder schwere bakterielle Infektionen (z. B. Streptokokken), besonders wenn sie unzureichend behandelt oder auskuriert wurden. Doch mit gesunder Lebensweise und medizinischen Vorkehrungen ist auch damit meist ein normales Leben möglich.

√ Immunsystem

Manche Menschen scheinen niemals krank zu werden. Andere plagen sich im Abstand weniger Wochen oder sogar ständig mit Atemwegs-, Blasen-, Magen-Darm- oder Hautinfektionen. Beschwerden wie Schnupfen, Husten, Durchfälle oder entzündete Wunden gehören für sie häufig zum Alltag. Wie fit ist Ihr Immunsystem?

Wie viele Erkältungen hatten Sie im letzten Jahr?

- ☐ weniger als 3 x 3
- ☐ 3–5 x 2
- ☐ 6–8 x 1
- ☐ mehr als 8 x 0

Wie viele Tage eines Jahres haben Sie Schnupfen oder Husten?

- ☐ weniger als 20 3
- ☐ 20–49 2
- ☐ 50–180 1
- ☐ mehr als 180 0

Wie oft wurden Sie in den letzten drei Jahren aufgrund von Infektionen mit Antibiotika behandelt?

- ☐ weniger als 3 x 3
- ☐ 3–6 x 2
- ☐ 7–11 x 1
- ☐ mehr als 11 x 0

Wie oft traten bei Ihnen im letzten Jahr folgende Infektionen auf (2 Punkte = gar nicht, 1 Punkt = 1 x, 0 Punkte = mehrmals, Mehrfachnennungen möglich)?

- ___ (Mittel-)Ohrentzündung
- ___ Bronchitis
- ___ Nebenhöhlenentzündung
- ___ Mandelentzündung
- ___ Blasenentzündung
- ___ Wundinfektion
- ___ Bindehautentzündung
- ___ Gerstenkorn
- ___ (Schleim-)Hautpilz
- ___ Magen-Darm-Infektion
- ___ Herpes

Wie viele Tage dauert bei Ihnen gewöhnlich eine Erkältung, bis Sie wieder bei vollem Wohlbefinden sind?

- ☐ weniger als 7 3
- ☐ 7–10 2
- ☐ 11–14 1
- ☐ mehr als 14 0

Wie oft im Jahr treten bei Ihnen Aphthen (kleine entzündete Stellen im Mund) auf?

- ☐ weniger als 3 x 3
- ☐ 3–6 x 2
- ☐ 7–12 x 1
- ☐ mehr als 12 x 0

Wie viele innere Infektionen wie Lungen-, Knochenmark- und Hirnhautentzündung oder Blutvergiftung hatten Sie in den letzten zehn Jahren?

- ☐ 1–2 3
- ☐ 3–5 2
- ☐ 6–10 1
- ☐ mehr als 10 0

Kreuzen Sie Zutreffendes an (Mehrfachnennungen möglich). Sie ...

- ☐ überstehen Infektionswellen – z. B. Erkältungen, Grippe oder Magen-Darm-Infektionen – in Ihrer Umgebung normalerweise gesund 1
- ☐ vertragen Impfungen gut 1
- ☐ hatten in den letzten drei Jahren Fieber über 39 °C 1
- ☐ sprechen auf Antibiotika innerhalb weniger Tage an 2
- ☐ haben keinen nachgewiesenen Mangel an weißen Blutkörperchen oder Antikörpern 3

Risikofaktoren

Wie viele Zigaretten rauchen Sie täglich?

- ☐ 1–3 3
- ☐ 4–8 2
- ☐ 9–16 1
- ☐ mehr als 16 0

Wie viele alkoholische Getränke trinken Sie pro Tag (entsprechend 0,4 l Bier, 0,2 l Wein oder drei Gläsern Schnaps)?

- ☐ weniger als 2 4
- ☐ 2 3
- ☐ 3 2
- ☐ 4 1
- ☐ mehr als 4 0

Wie oft sind Sie normalerweise richtig entspannt?

- ☐ täglich 2
- ☐ manchmal 1
- ☐ selten 0

Wie oft treiben Sie wöchentlich mindestens 45 Minuten Sport oder bewegen sich mindestens zwei Stunden intensiv (z. B. Radfahren, Wandern)?

- ☐ gar nicht 0
- ☐ 1 x 1
- ☐ 2 x 2
- ☐ mehr als 2 x 3

Kreuzen Sie Zutreffendes an (Mehrfachnennungen möglich). Sie ...

- ☐ schlafen erholsam und ausreichend 1
- ☐ gönnen sich häufig Sonne und frische Luft 1
- ☐ sind normalgewichtig 1
- ☐ nehmen sich ausreichend Zeit zur Regeneration (z. B. Pausen, Urlaub, freie Tage und Abende) 1
- ☐ pflegen einen regelmäßigen Tagesrhythmus (Schlafen, Essen, Arbeit, Freizeit) 1
- ☐ lachen häufig 1
- ☐ fühlen sich meistens zufrieden 1
- ☐ ernähren sich abwechslungsreich und gesund 1

- ☐ heizen im Winter nicht über 21 °C 1
- ☐ gönnen sich regelmäßig Kältereize, z. B. kalter Guss, kühl abduschen, frische Winterluft 1
- ☐ haben noch Ihre Mandeln 2

Leiden Sie an Diabetes mellitus (Zuckerkrankheit)?

- ☐ ja, ohne Insulin 1
- ☐ ja, mit Insulin 0
- ☐ weiß nicht 2
- ☐ nein 3

Traten bereits Infektanfälligkeit bzw. Immundefekte in Ihrer Familie auf?

- ☐ ja, in geringer Ausprägung 1
- ☐ ja, ausgeprägt bzw. in mehreren Fällen 0
- ☐ nein 2

Kreuzen Sie Zutreffendes an. Als Kind haben Sie (Mehrfachnennungen möglich) ...

- ☐ häufig im Freien gespielt 1
- ☐ viel Kontakt mit Tieren gehabt 1
- ☐ sich ohne größere Störungen körperlich entwickelt 1
- ☐ Infektionen meist ohne Medikamente durchgemacht 1

Auswertung

0–25 Punkte: Ihr Ergebnis spricht für eine krankhafte Infektanfälligkeit. Daher sollten Sie Ihren Immunstatus durch ein differenziertes Blutbild ärztlich abklären lassen. Insbesondere die verschiedenen Gruppen der weißen Blutkörperchen und Antikörper sind hierbei entscheidend. Infektanfälligkeit kann angeboren sein, durch eine belastende Lebensweise erworben oder durch chronische Infektionen, Diabetes oder ein bösartiges Geschehen verursacht werden. Die Diagnose bestimmt hierbei das weitere Vorgehen.

26–45 Punkte: Ihre Antworten weisen auf ein deutlich geschwächtes Abwehrsystem hin, das Infektionen u. a. von Atemwegen, Darm, Haut und Schleimhäuten begünstigt. Wenn Sie dies im Alltag beeinträchtigt, sollten Sie mögliche Ursachen wie Antikörpermangel, starken Stress, Nährstoffmangel oder chronische Krankheiten ärztlich abklären lassen. Nutzen Sie außerdem bewährte Maßnahmen zur Verbesserung des Abwehrsystems (s. Infoteil).

46–65 Punkte: Ihre Abwehrkraft bewegt sich etwa im Durchschnitt, lässt sich aber noch verbessern – damit Sie auch feucht-kalte Witterung, Infektionswellen und Stresszeiten gesund überstehen. Tipps dazu finden Sie unten.

über 65 Punkte: Ihr Ergebnis spricht für ein intaktes Immunsystem, das Sie wirksam vor angreifenden Erregern schützt. Weiter so!

Infektanfälligkeit: Symptome, Ursachen, Maßnahmen

Ein intaktes Immunsystem trotzt den meisten Erregern und überwindet Infektionen rasch und folgenlos. Wenn hingegen Schnupfen, Husten oder Entzündungen zur Normalität zu werden drohen oder Erreger zunehmend in den Körper eindringen, sollten Sie etwas unternehmen.

Symptome

Auf eine erhöhte Infektanfälligkeit deuten hin:

- mehr als drei Erkältungen (bei Kindern mehr als acht) pro Jahr
- verzögertes Abklingen von Infektionen, z. B. Erkältungen meistens über mehr als zehn Tage
- Unfähigkeit, Fieber zu entwickeln
- innere Infektionen wie Lungen-, Knochenmark- und Hirnhautentzündung oder Blutvergiftung
- Herpesinfektionen
- verzögertes oder ausbleibendes Ansprechen auf Antibiotika
- ausgeprägte Reaktionen auf Impfungen
- mehr als zwei Infekte im Jahr, die mit Antibiotika behandelt werden müssen
- Häufung von Magen-Darm-Infekten, Bronchitis, Mittelohr-, Nebenhöhlen-, Mandel-, Blasen- oder Bindehautentzündungen
- Neigung zu Wundinfektionen, auch bei Bagatellverletzungen
- auffällig viele Infektionen und evtl. Entwicklungsstörungen in der Kindheit
- Gerstenkörner („Eiterpickel" im Augenbereich)
- Aphthen
- Haut- und Schleimhautpilze (z. B. Rachen, Darm, Genitalien)

Ursachen

Infektanfälligkeit kann durch einen angeborenen Mangel an bestimmten Abwehrzellen oder Antikörpern (IgM, IgA, IgG), chronische Infektionen (z. B. HIV, Mononukleose), Diabetes, Medikamente (z. B. Antibiotika, Chemotherapie, Immunsuppressiva) oder Krebs bedingt sein. Auch Verengungen im Bereich der Atemwege (z. B. Nase, Nebenhöhlen) oder des Harnabflusses sowie Allergien, Autoimmunerkrankungen und entfernte Mandeln erleichtern Erregern das Eindringen. Deutlich häufiger spielt jedoch die Lebensweise eine entscheidende Rolle. Denn Bewegungsmangel und einseitige Ernährung schwächen die Abwehr ebenso wie Alkohol, Rauchen, trockene Heizungsluft, zu viel Wärme (Heizen, Kleidung, Decken), Frösteln, Dauerstress, Schlafmangel oder übertriebene Hygiene (besonders in der Kindheit).

Maßnahmen

Wenn Infekte und Beschwerden deutlich vermehrt auftreten, sollte zunächst ein differenziertes Blutbild vorgenommen werden, in dem sich eine krankhafte Abwehrschwäche und deren Ursachen meist niederschlagen. Ein Antikörpermangel kann durch das Spritzen (in die Vene oder unter die Haut) von Antikörpern behandelt werden. Häufig fallen die Blutwerte jedoch trotz Infektanfälligkeit normal aus. Dann sollten Sie Ihr Augenmerk auf unterstützende

Maßnahmen und die Vermeidung von Belastungen richten. Das Immunsystem wird verbessert durch:

- häufige Bewegung, besonders Ausdauersport
- frische Luft
- vielseitige Ernährung mit frischen saisonalen Nahrungsmitteln
- erholsamen und ausreichenden Schlaf
- Saunagänge
- Normalgewicht
- ausreichende Regeneration (z. B. Pausen, Urlaub, freie Tage und Abende)
- regelmäßigen Tagesrhythmus (Schlafen, Essen, Arbeit, Freizeit)
- Lachen
- das Gefühl von Geborgenheit und Selbstbehauptung
- Kältereize, z. B. schwimmen, kalte Güsse, frische Winterluft
- Kontakt mit Tieren und „Schmutz“
- das Vermeiden von Zugluft und Auskühlen z. B. durch nasse oder zu dünne Kleidung
- ausreichend trinken zur Befeuchtung der Schleimhäute

Im Winterhalbjahr helfen folgende Maßnahmen:

- ansteigendes Fußbad: Füße in Eimer oder kleine Wanne mit lauwarmem Wasser (ca. 33 °C) stellen, sodass die Knöchel bedeckt sind. Dann über ca. zehn Minuten sehr warmes Wasser (ca. 50 °C) so lange dazugießen, wie es als angenehm empfunden wird. Danach warme Socken anziehen.
- wärmende Nahrungsmittel, z. B. Lindenblütentee, Meerrettich, Knoblauch, Ingwer, Curry, in Maßen Chili
- Befeuchtung trockener Heizungsluft durch Zimmerpflanzen, Massivholz, evtl. ein feuchtes Tuch über der Heizung
- ausreichend Sonne

✓ Kindliche Entwicklung

Viele Faktoren begleiten die Entwicklung eines Kindes. Sie entscheiden über die Wahrscheinlichkeit, dass es sich gesund entwickelt und sein Leben meistert. Weil die seelische Entwicklung sich auf alle anderen Lebensbereiche und das Gesundheitsverhalten direkt auswirkt, steht sie hierbei im Mittelpunkt. Der Check eignet sich für Kinder von 0–16 Jahren.

Spürt das Kind, dass es geliebt, gewollt und anerkannt wird?

- ☐ ja, deutlich 2
- ☐ weniger deutlich 1
- ☐ eher wenig 0

Zeigt das Kind Verhaltensauffälligkeiten wie übermäßiges Schreien, Einnässen, Selbstverletzen, Weinen, Aggression, Zwänge oder Probleme in der Gruppe?

- ☐ ja, deutlich 0
- ☐ manchmal/teilweise 1
- ☐ kaum bis nie 2

Erhält das Kind eine altersgemäß vollwertige Ernährung mit frischen Zutaten und ausreichend Wasser?

- ☐ ja 2
- ☐ häufig 1
- ☐ eher nicht 0

Wie oft isst Ihr Kind Süßes oder trinkt aromatisierte Getränke?

- ☐ mehrmals täglich 0
- ☐ täglich 1
- ☐ seltener 2

Wird in der Familie geschrien, abgewertet oder etwas kaputt gemacht?

- ☐ ja, regelmäßig 0
- ☐ manchmal 1
- ☐ selten bis nie 2

Steht Ihr Kind unter Leistungsdruck oder hohen Erwartungen?

- ☐ meistens bis immer 0
- ☐ manchmal 1
- ☐ selten bis nie 2

Regeln ...

- ☐ sind tägliches Reizthema 0
- ☐ werden oft nicht befolgt 1
- ☐ werden konsequent umgesetzt 2

Wie viele Termine hat Ihr Kind wöchentlich in seiner Freizeit?

- ☐ 0 1
- ☐ 1–2 3
- ☐ 3–4 2
- ☐ 5–7 1
- ☐ mehr als 7 0

Wie lange ist Ihr Kind pro Tag im Schnitt mit elektronischer Unterhaltung konfrontiert (TV, Smartphone, Tablet, Computer)?

- ☐ 0–0,5 Stunden 3
- ☐ 0,5–2 Stunden 2
- ☐ 2–4 Stunden 1
- ☐ länger 0

Gibt es in der Familie schwerwiegende Belastungen, z. B. durch Trennung, Schulden, Konflikte, Sucht, Verlust oder Krankheit?

- ☐ ja 0
- ☐ teilweise 1
- ☐ nein 2

Dem Kind stehen täglich als Entwicklungsanreize zur Verfügung (Mehrfachnennungen möglich):

- ☐ Trampolin 1
- ☐ Musikinstrumente 1
- ☐ Hängematte 1
- ☐ Klettermöglichkeiten 1
- ☐ Garten, Natur 1
- ☐ Ball 1
- ☐ Verkleidungen 1
- ☐ Bauklötze 1
- ☐ Bücher 1
- ☐ Platz zum Spielen im Freien 1
- ☐ Schwimmbad 1

Die Familie ist geprägt von (Mehrfachnennungen möglich) ...

- ☐ Geborgenheit 1
- ☐ Wertschätzung 1
- ☐ gemeinsamen Mahlzeiten in ruhiger, heiterer Atmosphäre 1
- ☐ Toleranz 1
- ☐ Respekt 1
- ☐ Zuversicht 1
- ☐ Erfolgserlebnissen 1
- ☐ erfüllten, positiven Kontakten 1
- ☐ Vertrauen 1
- ☐ Zeit füreinander 1
- ☐ Zuwendung 1
- ☐ Verlässlichkeit 1
- ☐ Lachen und Humor 1
- ☐ festen Ritualen (z. B. Vorlesen vor dem Schlafen) 1

Ihr Kind (Mehrfachnennungen möglich) ...

- ☐ erhält regelmäßig Körperkontakt (in den Arm nehmen, auf dem Schoß sitzen, anlehnen) 1
- ☐ erhält die Aufmerksamkeit, die es benötigt 1
- ☐ ist neugierig 1
- ☐ schläft ausreichend und entspannt 1
- ☐ lacht oft 1
- ☐ bewegt sich täglich ausgiebig 1
- ☐ ist sicher gebunden 1
- ☐ hat feste Ess-, Frei- und Schlafzeiten 1
- ☐ ist überwiegend heiter und gelöst 1
- ☐ bewegt sich häufig unter Gleichaltrigen 1
- ☐ ist sozial gut integriert 1
- ☐ nimmt regelmäßig an den kinderärztlichen U-Untersuchungen teil 1
- ☐ schläft überwiegend im eigenen Bett 1

Ihr Kind darf (Mehrfachnennungen möglich) ...

- ☐ Nein sagen 1
- ☐ komplett gewaltfrei aufwachsen (inkl. Zwicken, Ziehen, Klaps) 1
- ☐ seine Privatsphäre, Eigenheit und Selbstständigkeit entwickeln 1
- ☐ mit ein oder mehreren Geschwistern aufwachsen 1
- ☐ sich so zeigen, wie es wirklich ist 1
- ☐ anwesend sein, ohne im Mittelpunkt zu stehen 1
- ☐ sein Zuhause als einen beschützten Ort erleben 1
- ☐ seine Bedürfnisse formulieren 1
- ☐ mit Tieren aufwachsen 1
- ☐ Konflikte offen austragen 1
- ☐ ausreichend spielen, testen und lernen 1

- ☐ sich Fehler und Misserfolge erlauben 1
- ☐ seine Liebe und Sexualität entdecken und altersentsprechend leben 1
- ☐ in gesunder Umgebung (wenig Verkehr, natürliche Materialien) aufwachsen 1

Was kann Ihr Kind? Beantworten Sie nur den Fragenblock für das aktuelle Alter Ihres Kindes (Mehrfachnennungen möglich).

1 Monat

- ☐ Strampelbewegungen machen 1
- ☐ die Hand zum Mund führen und daran saugen 1
- ☐ Bewegungen mit den Augen verfolgen 1
- ☐ das Gesicht der Mutter erkennen 1
- ☐ auf Geräusche reagieren 1
- ☐ Laute von sich geben 1
- ☐ ruhig werden, wenn es auf den Arm genommen wird 1

3 Monate

- ☐ die Hände zueinander führen 1
- ☐ in Bauchlage sicher den Kopf heben (bis 90 °) und sich auf die Unterarme stützen 1
- ☐ nach einem Gegenstand greifen 1
- ☐ unterschiedliche Schreitöne (Müdigkeit, Hunger, Schmerzen) von sich geben 1
- ☐ Gegenstände mit den Augen verfolgen 1
- ☐ lächeln 1
- ☐ deutlich auf Stimmen, Gesichter, Berührung und Musik reagieren 1

6 Monate

- ☐ sich zum Sitzen hochziehen 1
- ☐ eigenständig und ausdauernd den Kopf halten und aus der Rückenlage den Kopf heben 1
- ☐ Gegenstände gezielt greifen und in den Mund stecken 1
- ☐ aufmerksam beobachten 1
- ☐ Gegenstände unterscheiden und erkennen 1
- ☐ Lächeln erwidern 1
- ☐ lallen 1

9 Monate

- ☐ frei sitzen 1
- ☐ krabbeln, robben 1
- ☐ intensiv die Umwelt mit Mund, Händen und Augen erforschen 1
- ☐ plappern (z. B. „babababa“, „rararara“) 1
- ☐ „Mama“, „Papa“ oder ein anderes Wort sagen 1
- ☐ Zuneigung zeigen 1
- ☐ bekannte und fremde Personen unterscheiden 1

12 Monate

- ☐ stehen mit Festhalten 1
- ☐ mit Daumen und Zeigefinger greifen 1
- ☐ klatschen oder winken 1
- ☐ Gegenstände werfen 1
- ☐ Sprachlaute imitieren 1
- ☐ auf den Namen reagieren 1
- ☐ erste Freundschaften knüpfen 1

15 Monate

- ☐ laufen mit Festhalten 1
- ☐ zwei Klötze aufeinandersetzen 1
- ☐ mit anderen Ball spielen 1
- ☐ aus einem Becher trinken 1
- ☐ bewusst „Mama", „Papa" und den eigenen Namen gebrauchen 1
- ☐ einfache Regeln befolgen 1
- ☐ sich über Fingerspiele, Reime, Rhythmus und Nachahmen freuen 1

18 Monate

- ☐ frei laufen 1
- ☐ mit dem Löffel essen 1
- ☐ einen Turm aus fünf Klötzen bauen 1
- ☐ den Mund überwiegend geschlossen halten 1
- ☐ Einwortsätze bilden (z. B. „Ball", „mein", „haben") 1
- ☐ auf Gegenstände und Menschen zeigen 1
- ☐ darstellend spielen, z. B. mit fingiertem Essen oder Trinken 1

2 Jahre

- ☐ sicher rennen 1
- ☐ rückwärts laufen 1
- ☐ Hände waschen und trocknen 1
- ☐ Mitgefühl zeigen 1
- ☐ bis zu 50 Wörter sprechen 1
- ☐ Zweiwortsätze bilden, z. B. „Mama spielen" oder „Lena haben" 1
- ☐ sich allein im Zimmer aufhalten und spielen 1

3 Jahre

- ☐ selbstständig essen 1
- ☐ 20 cm weit springen 1
- ☐ eine Sekunde auf einem Bein stehen 1
- ☐ Rollenspiele mit Puppen, Autos oder Spieltieren machen 1
- ☐ ein Gefühl für Scham, Geschlecht, Schuld, Stolz zeigen 1
- ☐ Drei- bis Fünfwortsätze, „ich" und Plural verwenden 1
- ☐ Hilfsbereitschaft, Fürsorge zeigen (z. B. für kleinere Kinder oder Tiere) 1

4 Jahre

- ☐ fünf Sekunden auf einem Bein stehen 1
- ☐ sicher und selbstständig die Toilette benutzen 1
- ☐ Dreirad fahren, Fangen spielen 1
- ☐ alleine an- und ausziehen 1
- ☐ darstellend zeichnen (z. B. „Kopffüßler", Kreis, Kreuz) 1
- ☐ sich leicht von der Mutter trennen 1
- ☐ Sätze korrekt und verständlich formulieren, Vergangenheitsformen bilden 1

5 Jahre

- ☐ sicher Treppen steigen und Ball fangen 1
- ☐ basteln, z. B. kleben, (aus)schneiden etc. 1
- ☐ Viereck korrekt malen, komplexe Geschichten erzählen 1
- ☐ Zehen- oder Hackenstand für einige Sekunden halten 1
- ☐ Schuhe binden 1
- ☐ Anteilnahme zeigen, z. B. mit Trösten oder Helfen 1
- ☐ Gewissen (Vorstellung von Gut und Böse) zeigen 1

6 Jahre

- ☐ differenzierte Ausdrucksweise, genaues Beschreiben 1
- ☐ Gruppenbewusstsein und -ziele 1
- ☐ Geschichten nacherzählen 1
- ☐ einige Buchstaben aufmalen 1
- ☐ mit Messer und Gabel essen, Brot streichen 1
- ☐ ohne Hilfe Fahrrad fahren 1

Ältere Kinder

- ☐ Sicherheit im Ballspielen, Balancieren, Schwimmen, Radfahren 1
- ☐ eigene Interessen, Freunde und Hobbys 1
- ☐ tägliche Bewegung, eigene Aufgaben im Haushalt 1
- ☐ selbstständig schlafen, aufstehen, zur Schule gehen 1
- ☐ essen ohne Konflikte und kleckern 1
- ☐ Tiere oder kleinere Kinder mitversorgen 1
- ☐ widersprechen, eigene Ideen und Aktivitäten 1

Auswertung

0–20 Punkte: Die Rahmenbedingungen sollten sich verbessern, damit das Kind unbelastet aufwachsen kann. Der Kinderarzt ist zunächst der geeignete Ansprechpartner dazu.

21–40 Punkte: Von einigen Voraussetzungen kann das Kind bereits profitieren. Doch gibt es im Moment noch Hemmschuhe unter den Ergebnissen. Manche davon sind im Moment gegeben, andere jedoch lassen sich ganz einfach verändern. Alle Verbesserungen kommen Eltern und Kind gleichermaßen zugute.

41–60 Punkte: Die meisten Kriterien für eine gesunde Entwicklung sind erfüllt. Damit findet das Kind sehr förderliche Bedingungen für seinen Weg in die Selbstständigkeit vor. Nehmen Sie dennoch noch einmal Ihre Antworten in Augenschein: Was ist unabänderlich, und was lässt sich lösen oder verbessern?

über 60 Punkte: Ihr Ergebnis spricht für eine gesunde Mischung aus Geborgenheit, lebendigem Miteinander, Freiheit und Entwicklungsreizen. Dies bietet dem Kind die besten Voraussetzungen für einen gesunden Start ins Leben.

Wechselnde Trends, zeitlose Lösungen

Wie in jeder anderen Wissenschaft ändern sich auch die Parameter in der Pädagogik und der Erforschung der Kindesentwicklung. Stand beispielsweise früher der Weg vom Bauernhof in die Stadt für Entwicklung und Freiheit, so ist es derzeit umgekehrt. Das G9 war zu lang, das G8 zu stressig, Schulnoten galten früher als Wegweiser, heute als unsozial. Je nach Trend sollen Kinder alleine oder betreut einschlafen, im Mittelpunkt stehen oder gerade nicht. Und obwohl sie meist kein Gemüse mögen, sollen sie dieses fünfmal täglich zu sich nehmen, hingegen zuckerfrei leben – und dabei noch ihren Willen entfalten. Aber über all diese aufgeregten Diskussionen hinweg hat sich an den ebenso zeitlosen wie einfachen Lösungen, die allen Kulturen gemein sind, nichts geändert: Kinder brauchen Liebe, Geborgenheit, Anerkennung, Würde, Zeit, Verantwortung, Wertschätzung, Freunde, Bewegungsraum, Freiräume und Körperkontakt. Sie benötigen die Familie als Hafen, aber nicht als Enklave, sollen integriert, aber nicht im Mittelpunkt sein. Weil sich alle alten, unbewussten Emotions- und Verhaltensmuster der Eltern auf die Kinder auswirken, müssen diese aufgedeckt werden – dann stehen die Weichen richtig.

√ Knochen

206 Knochen geben dem Menschen Stabilität – und Beweglichkeit, denn fast alle sind über Gelenke miteinander verbunden. Auch Kalziumstoffwechsel und Blutbildung wären ohne sie unmöglich. Doch Bewegungsgewohnheiten, Hormone, Erbanlagen und andere Faktoren können die Knochenvitalität wesentlich beeinflussen. Wie steht es um Ihre Knochen?

Sie sind:

- ☐ ein Mann 1
- ☐ eine Frau 2

Wie alt sind Sie?

- ☐ unter 60 Jahre 0
- ☐ 60–70 Jahre 1
- ☐ 71–80 Jahre 2
- ☐ über 80 Jahre 3

War ein Elternteil von Ihnen von einem Oberschenkelhalsbruch vor dem 75. Lebensjahr betroffen?

- ☐ ja 2
- ☐ beide Elternteile 3
- ☐ nein 0

Hatten Sie selbst schon Knochenbrüche nach einem eher leichten Sturz oder Anschlag?

- ☐ ja, einmal 1
- ☐ mehrfach 3
- ☐ nein 0

Konnten Sie in den letzten Monaten bis Jahren an sich eine Verringerung der Körpergröße feststellen?

- ☐ ja, um ca. 1–2 cm 1
- ☐ um ca. 2–3 cm 2
- ☐ um mehr als 3 cm 3
- ☐ nein 0

Wie oft trinken Sie alkoholische Getränke?

- ☐ selten bis nie 0
- ☐ 1 Getränk (entsprechend 0,4 l Bier, 0,2 l Wein oder drei Gläsern Schnaps) an den meisten Tagen 1
- ☐ 2 Getränke an den meisten Tagen 2
- ☐ mehr als 2 Getränke an den meisten Tagen 3

Wurden Sie in den letzten Jahren länger als drei Monate innerlich mit Kortikosteroiden (Cortison) behandelt?

- ☐ ja 2
- ☐ nein 0

Rauchen Sie?

- ☐ nein, nie 0
- ☐ früher, aber nicht in den letzten zwei Jahren 1
- ☐ bis vor Kurzem 2
- ☐ gelegentlich, z. B. in Gesellschaft 2
- ☐ regelmäßig 3

Haben Sie Magen-Darm-Probleme mit Durchfall?

- ☐ chronische Magen-Darm-Erkrankung mit häufigem Durchfall 2
- ☐ gelegentlich, aber ohne Befund 1
- ☐ selten bis nie 0

für Frauen: Wann trat bei Ihnen die Menopause ein?

- ☐ zwischen dem 40. und 44. Lebensjahr 3
- ☐ zwischen dem 45. und 49. Lebensjahr 2
- ☐ zwischen dem 50. und 55. Lebensjahr 1
- ☐ ich bin noch nicht in der Menopause 0

Neigen Sie zu Stürzen ohne ersichtlichen Anlass?

- ☐ nein, bislang nie 0
- ☐ selten, aber ohne behandlungsbedürftige Verletzung 0
- ☐ ich hatte deshalb bereits einen Knochenbruch 2
- ☐ ich hatte deshalb bereits mehrere Knochenbrüche 3

Wie hoch ist Ihr Körpergewicht?

- ☐ mehr als 10 kg Übergewicht 2
- ☐ starkes Untergewicht 2
- ☐ stabiles Normalgewicht (BMI 19–25) 0
- ☐ häufig wechselnd aufgrund von Diäten 2

Fühlen Sie sich körperlich eingeschränkt?

- ☐ Nein, ich fühle mich körperlich fit und gut beweglich. 0
- ☐ Ich bin öfter verspannt und dann in meiner Beweglichkeit etwas eingeschränkt. 1
- ☐ Ich habe oft Rücken- und/oder Gelenkprobleme und bin daher körperlich eingeschränkt. 2
- ☐ Ich leide an einer chronischen Erkrankung des Bewegungsapparates und bin daher deutlich eingeschränkt. 3

Hatten Sie schon einmal einen Wirbelkörperbruch?

- ☐ nein, noch nie 0
- ☐ ja, einmal 1
- ☐ ja, mehrmals 3

Nehmen Sie Antidepressiva oder Schlafmittel ein?

- ☐ ja, regelmäßig seit mehr als zwei Jahren 3
- ☐ ja, regelmäßig seit mehr als drei Monaten 2
- ☐ früher über einen längeren Zeitraum 1
- ☐ selten bis nie 0

Nehmen Sie Milchprodukte (z. B. Joghurt, Quark, Milch, Käse) zu sich?

- ☐ ja, täglich 0
- ☐ selten bis nie 2
- ☐ nur laktosefreie Milch- und Sojaprodukte 1
- ☐ unregelmäßig 1

Leiden Sie an folgenden Krankheiten (Mehrfachnennungen möglich)?

- ☐ Diabetes mellitus Typ 1 3
- ☐ rheumatische Erkrankungen 3
- ☐ Epilepsie 2
- ☐ Nebennierenunterfunktion 3
- ☐ Schilddrüsenüberfunktion 3
- ☐ Entfernung von Magenteilen 2

Treiben Sie Sport?

- ☐ mindestens 2 x wöchentlich 0
- ☐ 1 x wöchentlich 1
- ☐ manchmal 2
- ☐ nein, aber ich bewege mich täglich mindestens eine Stunde (z. B. Spaziergänge, Gartenarbeit, Handwerk) 0
- ☐ nein 3

Auswertung

0–14 Punkte: Sie haben sehr gute Knochen und ein geringes Osteoporoserisiko. Damit dies so bleibt, können Sie einige Übungen in Ihr tägliches Leben integrieren (s. Infoteil)

15–25 Punkte: Eine Knochenerkrankung inkl. Osteoporose ist in Ihrem Fall – auch in naher Zukunft – unwahrscheinlich. Dennoch sollten Sie Risiken reduzieren, um in Zukunft beschwerdefrei zu leben. Eine vollwertige Ernährung mit kalziumreicher Kost (s. Infoteil) stabilisiert Ihren Knochenbau. Sorgen Sie auch für körperlichen Ausgleich. Gehen Sie spazieren, genießen Sie die frische Luft, üben Sie Sportarten wie Schwimmen, Nordic Walking, Fitnesstraining oder Laufen aus, um den Bewegungsapparat zu stärken. Krankenkassen, Sportvereine und Fitnessstudios informieren über Rückensport-Angebote. Sie haben jetzt die Gelegenheit, Ihre Knochen weiterhin zu stärken und sich ein stabiles Knochengerüst zu bewahren.

26–40 Punkte: Sie tragen ein deutlich erhöhtes Risiko für Osteoporose und andere Knochenstörungen. Gesunde, kalziumreiche Ernährung kann evtl. durch kontrollierte Zufuhr von Kalzium, Vitamin D und Folsäure als Zusatzpräparate ergänzt werden. Rauchen Sie? Dann hören Sie Ihren Knochen zuliebe jetzt damit auf. Meiden Sie Alkohol, da er den Knochenabbau beschleunigt. Verbringen Sie viel Zeit im Freien und sorgen Sie für Bewegung. Wenn noch nicht geschehen, wählen Sie sich eine moderate Ausdauersportart wie Nordic Walking, Fitnesstraining oder lockeres Laufen, evtl. ergänzt durch eine Rückenschule. Hier erlernen Sie das richtige Heben, Tragen, Sitzen, Beugen und Stehen. Achten Sie zur Sturzprophylaxe auf Stolperfallen auf der Straße und auf gut beleuchtete Gehwege und Hauseingänge. Vermeiden Sie einseitiges oder schweres Tragen.

mehr als 50 Punkte: Die meisten Symptome und Risikofaktoren für eine Knochenstörung wie Osteoporose liegen in Ihrem Fall vor. Sie sollten auf alle Fälle regelmäßig eine Knochendichtemessung durchführen lassen, da Ihre Knochen bereits einem Abbau unterliegen. Halten Sie sich an die Tipps (s. Infoteil). Achten Sie dabei besonders auf die Sturzprophylaxe. Wassersport wie Schwimmen und Aquagymnastik eignen sich ideal als schonende Bewegungsform. Sie stärken die Muskulatur, die Sie benötigen, um Ihre Knochen zu entlasten. Sind Sie stark unter- oder übergewichtig, dann versuchen Sie, Ihr Normalgewicht zu erreichen.

Knochen: Beinhart, aber sehr lebendig

Unsere Knochen halten uns nicht nur aufrecht, sondern dienen auch als riesiger Kalziumspeicher und – im Fall platter Knochen wie dem Becken – als Quelle der Blutzellen, insbesondere weißer und roter Blutkörperchen. Sie sind keinesfalls statische Gebilde, sondern lebendiges Gewebe, das ein Leben lang ständigen Ab- und Aufbauprozessen unterliegt. Nur wenn diese sich im Gleichgewicht befinden, erfüllen die Knochen ihre Funktionen. Andernfalls droht ein Verlust an Knochenmasse, insbesondere Osteoporose (Knochenschwund), bei der Kalzium und Eiweißanteile gleichermaßen zurückgehen. Die Knochen werden porös und brüchig, mit Symptome wie Knochendeformierungen, vermehrten Knochenbrüchen besonders des Oberschenkelhalses und der Handgelenke. Frauen nach dem Klimakterium und Männer ab dem 70. Lebensjahr sind besonders betroffen: Das veränderte Hormonsystem drosselt den Kalziumeinbau in die Knochen. Ebenfalls verringert sich die Versorgung mit den Nährstoffen Vitamin D, K und B sowie Kupfer, Fluor und Folsäure. Einige Veränderungen der Lebensweise erhöhen den Knochenstoffwechsel und damit die Stabilität.

Maßnahmen für jeden Tag

Eine kräftige Muskulatur schützt die Knochen vor Verschleiß und Überlastung. Mithilfe von Hanteln und Übungsbändern (z. B. Theraband) können Sie zu Hause Ihre Muskeln stärken oder alternativ ein Fitnesstraining in Sportverein oder Fitnessstudio belegen. Darüber hinaus erhöht jeder Druck und Zug am

Knochen – und damit jede Art von Bewegung – die Knochendichte. Eine gute Balance verringert zudem die Sturzgefahr. Tai Chi beispielsweise entspannt, verbessert die Koordination und regt gleichzeitig das Herz-Kreislauf-System an.
Kalziumreiche Nahrungsmittel wie Milchprodukte, Eier, Obst und Gemüse sowie Nüsse, Samen und Fisch sollten regelmäßig auf Ihrem Speiseplan stehen. Halten Sie sich auch häufig im Freien auf: Die Lichteinwirkung der Sonne fördert die Bildung von Vitamin D, das sogenannte Knochenvitamin. Es kurbelt den Kalzium- und Knochenstoffwechsel an. Im Winter können Vitamin-D- und Kalziumpräparate einem Mangel vorbeugen, insbesondere bei vegetarischer Ernährung und geringem Verzehr von Milchprodukten. Bei Verdacht auf Knochenstörungen wird ärztlich eine Knochendichtemessung vorgenommen.

Risikofaktoren

Neben dem Klimakterium erhöhen auch Alkohol, Bewegungsmangel, Übergewicht, Cortison, Mangelernährung sowie Magen-Darm-Störungen das Risiko, an Osteoporose und anderen Knochenstörungen zu erkranken. Dies gilt auch für das Rauchen: Eine Studie der schwedischen Universität Göteborg belegt, dass die Knochendichte schon bei jungen Rauchern abnimmt, besonders an den Hüftknochen.

√ Kopfschmerzen

Ob durch Wetterumschwung, Stress oder grippalen Infekt: Hin und wieder leidet fast jeder Mensch unter Kopfschmerzen. Doch wenn sie Ihre Lebensqualität beeinträchtigen, sollten Sie herausfinden, zu welchem Kopfschmerztyp Sie gehören, und auf dieser Grundlage eine Strategie gegen den Schmerz entwickeln. Kreuzen Sie dazu die am ehesten zutreffenden Antworten an und zählen Sie am Schluss zusammen, wie oft Sie A, B, C oder D gewählt haben. Mehrfachnennungen sind möglich.

Schmerzort:
- ☐ vorwiegend einseitig A, C
- ☐ auf einer bestimmten Seite C
- ☐ im Bereich des ganzen Kopfes A

Schmerzcharakter:
- ☐ drückend oder ziehend B
- ☐ pulsierend-pochend A
- ☐ reißend, bohrend C

Bewegung …
- ☐ verbessert die Schmerzen B
- ☐ verschlimmert die Schmerzen A

Auftreten und Intensität:
- ☐ schleichend, leicht bis mäßig B
- ☐ anfallsartig, heftig A, C
- ☐ beschwerdefreie Monate bis Jahre C
- ☐ phasenweise mehrmals täglich C

Zeitpunkt/Auslöser:

- ☐ vorwiegend nachts oder morgens C
- ☐ immer zur selben Tageszeit C
- ☐ klimatische Veränderungen, Alkohol, Stress, Verspannungen und hormonelle Schwankungen A, B
- ☐ Reizüberflutung (Lärm, Licht, Gerüche) A
- ☐ bestimmte Nahrungsmittel, z. B. Rotwein, Käse, Glutamat A

Begleitsymptome:

- ☐ Übelkeit, evtl. Erbrechen A
- ☐ Licht- und Lärmempfindlichkeit A
- ☐ alltägliche Tätigkeiten zum Teil unmöglich A, C
- ☐ Ruhebedürfnis A
- ☐ Bewegungsdrang B, C
- ☐ vor und/oder während der Kopfschmerzen: Ausfallserscheinungen wie Seh-, Sprach oder Empfindungsstörungen A
- ☐ Unruhe oder Gereiztheit im Vorfeld A
- ☐ Augensymptome wie tränendes oder geschwollenes Auge, hängendes Lid oder gerötete Bindehaut C

Ort des Schmerzes:

- ☐ Beginn im Nacken, einseitig A
- ☐ einseitig im Bereich von Schläfe und/oder Auge C

vorwiegende Dauer:

- ☐ 15 Minuten bis 3 Stunden C
- ☐ 30 Minuten bis 7 Tage B
- ☐ 4–72 Stunden A

Welche Voraussetzungen treffen oder trafen auf Sie zu?

- ☐ Geruchsempfindlichkeit A
- ☐ Ängstlichkeit, depressive Verstimmung, Schlafstörungen B
- ☐ Medikamentenmiss- oder -fehlgebrauch B
- ☐ dauerhafte berufliche oder private Belastung, z. B. Konflikte, Schulden, Zeit- oder Leistungsdruck B
- ☐ Migräne bei einem Elternteil A

A	B	C

Auswertung

Typ A: Wenn Sie A unter den Antwortmöglichkeiten am häufigsten und mehr als fünfmal angekreuzt haben, leiden Sie vermutlich unter **Migräne**. Bis zu acht Nennungen sprechen für eine leichte, neun bis 13 für eine mittlere und mehr als 13 für eine schwere Form.

Migräne ist eine neurologische Erkrankung mit anfallsartigem, heftig pochend-pulsierendem halbseitigem (bei Kindern evtl. beidseitigem) Kopfschmerz und häufig zusätzlichen Symptomen wie Übelkeit/Erbrechen, Licht-, Geruchs- und Geräuschempfindlichkeit. In 10–20 % der Fälle geht der Attacke eine Aura mit neurologischen Ausfallserscheinungen, z. B. Seh-, Sprach oder Empfindungsstörungen voraus (evtl. auch ohne Schmerzsymptomatik). Migräneattacken dauern zwischen vier und 72 Stunden, können vereinzelt bis täglich auftreten und sind gefolgt von einer Phase der Müdigkeit. 6 % der Männer und 18 % der Frauen sind betroffen, mit einem Altersgipfel zwischen 25 und 45 Jahren und steigender Tendenz. Obwohl die Ursachen weitgehend ungeklärt sind, lassen sich eine familiäre Häufung und Auslöser wie Stress, Hormonschwankungen oder Genussmittel (Alkohol, Zucker, Nikotin, Koffein) feststellen.

Symptome, Diagnose und Behandlung sollten durch einen Arzt abgeklärt werden. Die Strategien gegen wiederkehrende Kopfschmerzen (s. Infoteil) bieten Möglichkeiten, um die Beschwerden zu verringern oder sogar zu überwinden.

Während der Migränephase sollten alle starken Reize ferngehalten werden (Gerüche, Geräusche, Licht). Meiden Sie grundsätzlich starke Sinnes- und Gefühlsreize. Bei starken oder gar unerträglichen Schmerzen, die nicht auf andere Maßnahmen reagieren, sind im Akutfall Schmerzmittel (nicht dauerhaft!) angezeigt. Unter anderem werden Ibuprofen, ASS (Aspirin) oder Kombinationspräparate aus ASS, Paracetamol und Koffein – bei starken bis sehr starken Schmerzen Triptane oder Mutterkornalkaloide – verordnet (ärztliche Rücksprache).

Typ B: Wenn Sie B unter den Antwortmöglichkeiten am häufigsten und mehr als dreimal angekreuzt haben, leiden Sie vermutlich unter **Spannungskopfschmerzen**. Bis zu vier Nennungen sprechen für eine leichte, fünf bis sechs für eine mittlere und mehr als sechs für eine ausgeprägte Form. Dabei handelt es sich um wiederkehrende, leichte bis mittelschwere und drückend-ziehende Kopfschmerzen im Bereich des ganzen Kopfes, die zwischen einer halben Stunde und einer Woche andauern. Neurologische Begleitsymptome wie Geruchs- oder Lichtempfindlichkeit bleiben meistens aus. Neben genetischer Disposition (Auftreten bei den Eltern) spielen seelischer Stress und Muskelverspannungen (v. a. Kau- oder Nackenmuskeln) eine ursächliche Rolle.

Daher kommt der Reduktion von Angst und Stress sowie der Entspannung der Kopf- und Wirbelsäulenmuskulatur (Sport, Massagen, Sauna, Gymnastik, Rücken- und Bauchmuskeltraining) große Wichtigkeit zu, außerdem Strategien gegen wiederkehrende Kopfschmerzen (s. Infoteil). Bei starken oder gar unerträglichen Schmerzen können im Akutfall (nicht dauerhaft) ASS, Paracetamol und Koffein eingesetzt werden (ärztliche Rücksprache). Eine schonende und länger wirksame Alternative bietet der Weidenrindentee (s. u.).

Typ C: Wenn Sie C unter den Antwortmöglichkeiten am häufigsten und mehr als dreimal angekreuzt haben, leiden Sie vermutlich unter **Clusterkopfschmerzen** (0,2–0,3 %). Bis zu fünf Nennungen sprechen für eine leichte, sechs bis neun für eine mittlere und mehr als neun für eine schwere Form. Bei Clusterkopfschmerzen (engl. „cluster" = Anhäufung) handelt es sich um einen plötzlich einschießenden, einseitigen, heftigen und reißend-bohrenden Kopfschmerz, meist im Bereich des Auges. Die Symptome dauern zwischen 15 und 180 Minuten an und treten vorwiegend nachts auf. Phasenweise kommt es alle zwei Tage bis mehrmals täglich zu den Attacken, unterbrochen von beschwerdefreien Monaten bis Jahren (meist Sommer und Winter). Neben Bewegungsdrang fallen vor allem Augensymptome wie geschwollenes, gerötetes Auge, hängendes Lid und verengte Pupille sowie eine laufende Nase auf. Aura (vorausgehende Ausfallserscheinungen) und Reizempfindlichkeit können auftreten.

Meiden Sie soweit möglich starke Sinnes- und Gefühlsreize, Nahrungsmittelzusätze, Glutamat, Histamin (z. B. Rotwein, Käse) und beachten Sie die Strategien gegen wiederkehrende Kopfschmerzen (s. u.). Bei starken Schmerzen kann im Akutfall (ärztliche Rücksprache) Sauerstoff inhaliert sowie Triptane (Migränemittel) oder Lidocain (Lokalanästhetikum) eingesetzt werden.

Von einer Erkrankung spricht man bei Kopfschmerzen dann, wenn sie in einer charakteristischen Ausprägung schon mindestens zehnmal aufgetreten sind und das Leben nennenswert beeinträchtigen. Die Diagnose wird hierbei vom Arzt über die Anamnese (Beschwerdebild/Krankengeschichte) gestellt.

Strategien gegen wiederkehrende Kopfschmerzen

In Deutschland leiden zwischen acht und 15 Millionen Menschen regelmäßig oder dauerhaft unter primären (idiopathischen) Kopfschmerzen. Primär definiert hierbei eine eigenständige Krankheit ohne apparativ erkennbare organische Ursache. Unterschieden werden Migräne, Spannungs-, Cluster- und weitere primäre Kopfschmerzen. Sekundäre Kopfschmerzen (unter 10 %) treten hingegen als Folge anderer Erkrankungen auf, insbesondere im Kopfbereich, z. B. durch Neuralgien, Entzündungen oder Zahnfehlstellungen.

Einen Arzt sollten Sie aufsuchen, wenn ...

- ... starke Beschwerden auftreten, die Ihre Alltagstätigkeiten beeinträchtigen.
- ... Sie öfter als 1 x wöchentlich Schmerzmittel (auch ASS oder Paracetamol) einnehmen.
- ... deutliche Kopfschmerzen mehrmals monatlich auftreten.
- ... es sich um ungewöhnliche, Ihnen bislang unbekannte Kopfschmerzen handelt.
- ... die Kopfschmerzen an Intensität oder Häufigkeit zunehmen.
- ... die Kopfschmerzen nach oder während einer körperlichen Veränderung auftreten (Krankheit, Medikamenteneinnahme, Genuss- oder Nahrungsmittel, Unfall). Achtung: Zunehmende Kopfschmerzen nach einer Prellung des Kopfes müssen sofort untersucht werden!
- ... die Beschwerden ein normales Leben unmöglich machen – hier bietet sich eine Schmerzklinik bzw. Schmerzambulanz an.

Das können Sie gegen wiederkehrende Kopfschmerzen tun:

- Während der Schmerzen: kühle Kompressen (nasses Tuch oder Gelbeutel aus dem Kühlschrank) auf Nacken und/oder Stirn, einen Tropfen Minzöl auf Schläfen auftragen
- Eine fast vergessene, aber wirksame Alternative zu ASS (Acetylsalicylsäure) ist die Weidenrinde (Apotheke), die als Tee zubereitet wird: 3–5 x täglich 2 gehäufte TL mit ¼ l kochendem Wasser übergießen und 10 Minuten ziehen lassen. Der Tee schmeckt bitter, wirkt aber länger und schonender als die chemische Variante. Gute Eigenschaften bei Migräne wurden auch der Pestwurz bescheinigt, die als Langzeitpräparat (z. B. Petadolex®) über mindestens drei Monate eingenommen wird und die Zahl der Migräneattacken im Schnitt um mehr als die Hälfte reduziert.
- Ursachen/Auslöser (wann und wonach tritt der Schmerz auf – Nahrungsmittel, Hormonschwankungen, Wetter, Situationen?) mittels Kopfschmerztagebuch (erhältlich in der Apotheke oder unter www.dmkg.de)

herausfinden und meiden, Erkrankungen im Bereich Kopf, Wirbelsäule Stoffwechsel und Hormonsystem sowie Schmerzmittelmissbrauch als Ursachen ausschließen
- frische Luft
- Verhaltenstherapie für Konflikt- und Stressmanagement und Umgang mit den Attacken
- Schmerzmittel nur im Notfall einnehmen, da sie bei regelmäßiger Einnahme die Schmerzempfindlichkeit des Körpers erhöhen, also selbst Kopfschmerzen verursachen! Bei unerträglichen Schmerzen jedoch nicht darauf verzichten, um starken körperlichen Stress und ein sogenanntes Schmerzgedächtnis zu verhindern.
- Ernährung: Ernähren Sie sich vorwiegend vegetarisch und reduzieren Sie Fett (wichtig: hoher Anteil an Omega-3-Fettsäuren, z. B. aus Lachs oder Leinöl), Zucker, Zitrusfrüchte, Glutamat (Geschmacksverstärker), Lebensmittelzusatzstoffe, Alkohol, Kaffee und Nikotin.
- Entspannung, z. B. durch Progressive Muskelentspannung, Autogenes Training, Musik oder Yoga
- Rückengesundheit: geeignete Schuhe, Sitzmöbel und Matratze, mindestens 2 x wöchentlich 30 Minuten Rücken- und Bauchmuskeltraining (z. B. Bauchaufzüge, Arm- und Beinübungen auf dem Bauch liegend)
- 3 x wöchentlich eine Stunde Sport, alternativ jeweils drei Stunden Bewegung im Freien
- starke Reize vermeiden, z. B. Beschallung durch TV und Radio, Straßen-, Maschinen- und Musiklärm, übermäßiges Telefonieren, starke Lichtreize, heftige Gefühlsregungen (TV, Kino, Bücher)
- Lebensrhythmus: regelmäßig und maßvoll essen und ausreichend schlafen
- mindestens 2 l täglich trinken (Wasser, z. B. ergänzt mit Melissentee)
- Energiediebe wie schwelende Konflikte in Beziehung, Familie oder Betrieb, Ängste oder Selbstüberforderung, ggf. mit Hilfe einer Psychotherapie, reduzieren

✓ Krebsrisiko

450 000 Menschen erkranken in Deutschland jährlich an Krebs, 216 000 Menschen sterben daran, etwa 1,5 Millionen Menschen leben damit. Trotz verbesserter Behandlung gibt es bis heute keinen medizinischen Durchbruch in der Therapie. Weil zwei Drittel der Erkrankungen aus der Lebensweise entstehen, kommt es mehr denn je auf Risikovermeidung und Vorsorgeuntersuchungen an. Testen Sie Ihr Risiko!

Wie viele Jahre haben Sie in den letzten 15 Jahren im Schnitt mindestens fünf Zigaretten oder eine Pfeife täglich geraucht?

- ☐ unter 1 Jahr bzw. gar nicht 0
- ☐ 1–2 Jahre 1
- ☐ 3–5 Jahre 2
- ☐ 6–10 Jahre 3
- ☐ mehr als 10 Jahre 4

Wie viele Zigaretten rauchen Sie aktuell täglich?

- ☐ weniger als 1 bzw. keine 0
- ☐ 1–4 1
- ☐ 5–12 2
- ☐ 12–20 3
- ☐ mehr als 20 4

Haben Sie Übergewicht?
Wenn ja, wie hoch?

- ☐ nein 0
- ☐ immer wieder, abwechselnd mit Normal- oder Untergewicht aufgrund von Diäten 2
- ☐ 5–10 kg 1
- ☐ 11–20 kg 2
- ☐ 21–40 kg 3
- ☐ mehr als 40 kg 4

Welchen Umfang hat Ihre Taille (Messung mit Maßband)?

Frauen:

- ☐ über 88 cm 2
- ☐ 80–88 cm 1
- ☐ unter 80 cm 0

Männer:

- ☐ über 102 cm 2
- ☐ 94–102 cm 1
- ☐ unter 94 cm 0

Wie oft essen Sie Fleisch als Hauptmahlzeit?

- ☐ mehr als 4 x wöchentlich 2
- ☐ 3–4 x wöchentlich 1
- ☐ weniger als 3 x wöchentlich 0

Wie viele alkoholische Getränke trinken Sie pro Tag (entsprechend 0,4 l Bier, 0,2 l Wein oder drei Gläsern Schnaps)?

- ☐ mehr als 2 2
- ☐ 1–2 1
- ☐ weniger als 1 0

Wie oft treiben Sie wöchentlich für mindestens 45 Minuten Sport oder bewegen sich für mindestens zwei Stunden intensiv?

- ☐ weniger als 1 x 4
- ☐ 1 x 2
- ☐ 2 x 1
- ☐ mehr als 2 x 0

Wie lange bewegen Sie sich im Schnitt täglich (z. B. Handwerk, Fuß- und Radstrecken, Haus- oder Gartenarbeit)?

- ☐ weniger als 30 Minuten 2
- ☐ 30–60 Minuten 1
- ☐ mehr als 60 Minuten 0

Wie alt sind Sie?

- ☐ unter 40 Jahre 0
- ☐ 40–65 Jahre 1
- ☐ über 65 Jahre 2

Gab es bei Ihren Eltern, Großeltern, Kindern oder Geschwistern Fälle von Krebs vor dem 65. Lebensjahr?

- ☐ nein 0
- ☐ ja, in einem Fall 1
- ☐ ja, in mehreren Fällen 2

Wie intensiv treten Muttermale und Leberflecken auf Ihrer Haut auf?

- ☐ gering 0
- ☐ normale Ausprägung 1
- ☐ zahlreich, aber nicht erhaben 2
- ☐ zahlreich, häufig erhaben 3

Wie viele Sonnenbrände (kräftige, schmerzhafte Hautrötung mit späterer Hautschälung) hatten Sie schon in Ihrem Leben?

- ☐ 0–5 0
- ☐ 6–15 1
- ☐ 16–30 2
- ☐ 30–50 3
- ☐ mehr als 50 4

Schützen Sie sich von April bis August vor direkter Sonne (lange Kleidung, Kopfbedeckung, Schatten, Sonnencreme)?

- ☐ selten bis nie 2
- ☐ teilweise 1
- ☐ meistens 0

Wie oft haben Sie mit Chemikalien zu tun?

- ☐ selten bis nie 2
- ☐ manchmal 1
- ☐ meistens 0

Wie stark bzw. häufig haben Sie im Alltag Kontakt zu Kunststoffen (z. B. Industriemöbel, Kunststoffböden, PET-Flaschen, Verpackungen, Geräte)?

- ☐ gering 2
- ☐ mittel 1
- ☐ hoch 0

Wie intensiv war Ihre sexuelle Aktivität in den letzten zehn Jahren?

- ☐ gering 2
- ☐ mittel 1
- ☐ hoch 0

Kreuzen Sie Zutreffendes an (Mehrfachnennungen möglich). Sie ...

- ☐ fühlen sich die meiste Zeit überfordert 1
- ☐ haben meistens Angst vor Bedrohungen (z. B. Insolvenz, Verlust, Krankheit, Gewalt) 1
- ☐ essen und schlafen unregelmäßig 1
- ☐ lachen nur selten und fühlen sich nicht glücklich 1
- ☐ tun täglich im Schnitt weniger als eine Stunde etwas, das Ihnen Freude macht 1
- ☐ befinden sich in langwierigen Konflikten, z. B. mit Angehörigen, Nachbarn, Prozessgegnern 1

Achten Sie auf Veränderungen von Muttermalen, Brust, Hoden oder Stuhlgewohnheiten?

- ☐ selten bis nie 2
- ☐ manchmal 1
- ☐ häufig 0

Sie nehmen jährlich an einer Enddarm-Untersuchung im Rahmen der Krebsvorsorge teil oder sind jünger als 50 Jahre.

- ☐ ja 0
- ☐ nein 2
- ☐ unregelmäßige Teilnahme 1

Sie nehmen alle zwei Jahre an einer Hautuntersuchung im Rahmen der Krebsvorsorge teil oder sind jünger als 35 Jahre.

- ☐ ja 0
- ☐ nein 2
- ☐ unregelmäßige Teilnahme 1

Für Frauen:

Sind Sie kinderlos oder hatten Ihre erste Geburt nach dem 30. Lebensjahr?

☐ ja 2
☐ nein/ich bin unter 30 Jahren alt 0

Sie nehmen jährlich eine ärztliche Tastuntersuchung der Brust im Rahmen der Krebsvorsorge wahr oder sind jünger als 30 Jahre.

☐ ja 0
☐ nein 2
☐ unregelmäßige Teilnahme 1

Sie nehmen jährlich an einer Untersuchung von Gebärmutter und Genitalien im Rahmen der Krebsvorsorge teil oder sind jünger als 20 Jahre.

☐ ja 0
☐ nein 2
☐ unregelmäßige Teilnahme 1

Für Männer:

Sie nehmen jährlich an einer Untersuchung von Prostata und Genitalien im Rahmen der Krebsvorsorge teil oder sind jünger als 45 Jahre.

☐ ja 0
☐ nein 2
☐ unregelmäßige Teilnahme 1

Auswertung

0–10 Punkte: Durch Ihre Gesundheitsaktivitäten senken Sie Ihre Risikofaktoren für Krebs auf ein Minimum. Weiter so!

11–20 Punkte: Sie liegen hinsichtlich Ihres Krebsrisikos etwa im Mittel, sollten jedoch insbesondere Ihre Lebensweise auf belastende Faktoren überprüfen, die Sie verbessern können.

20–30 Punkte: Ihre Risikofaktoren sind erhöht. Daher sollten Sie Ihr Vorsorgeverhalten unter die Lupe nehmen: Wie steht es mit den vier Bereichen Essen, Genussmittel, Bewegen und Vorsorgeuntersuchungen?

30–40 Punkte: Ihr statistisches Krebsrisiko ist deutlich erhöht. Überprüfen Sie deshalb Ihre Lebensgewohnheiten, in denen die Hauptursachen dafür liegen. Ein hohes Maß an Bewegung und Entspannung sollte einem bescheidenen Genuss von Fleisch, Tabak und Alkohol gegenüberstehen. Besuchen Sie alle erwähnten Vorsorgeuntersuchungen: Sie sind für gesetzliche Versicherte kostenlos.

mehr als 40 Punkte: Achtung: Ihre Risikofaktoren liegen im höchsten Bereich. Verbessern Sie daher unbedingt Ihr Gesundheitsverhalten. Dies kostet Sie nahezu nichts. Denn die beschriebenen Krebsvorsorge-Untersuchungen sind (für alle gesetzlich und die meisten privat Versicherten) ebenso kostenlos wie mehr Bewegung sowie eine Verbesserung der Ernährung (mehr Gemüse, weniger Fleisch und Fett), der seelisch-sozialen Situation (mehr Entspannung und Beziehungsaktivität) und ein besonnener Umgang mit Genussmitteln.

Krebsvorsorge nutzen!

Zwei Drittel der Krebserkrankungen werden auf verhaltensbedingte Risikofaktoren zurückgeführt, insbesondere Bewegungsmangel, Rauchen, Ernährung (hoher Fleisch-, Fett- und Alkoholkonsum) und Übergewicht. Immer größere Bedeutung kommt auch den Risikofaktoren UV-Strahlung (direktes Sonnenlicht auf der Haut), Kunststoffe (Förderung hormonsensibler Tumoren, z. B. durch PVC oder PET-Trinkflaschen) und Feinstaub (z. B. durch Dieselmotoren oder Holz- und Kohlefeuerung) zu. Allein durch regelmäßige ausgiebige Bewegung kann man sein Tumorrisiko um rund 30 % senken. Auch regelmäßigen Vorsorgeuntersuchungen kommt große Bedeutung zu: Damit lassen sich Darmtumoren zu fast 100 % rechtzeitig entdecken. Andere Untersuchungen wie die Mammografie (spezielle Röntgenuntersuchung der Brust) oder die Prostatauntersuchung werden hinsichtlich der Auswirkungen auf die Lebenserwartung kontrovers diskutiert, ebenso freiwillige Zusatzmaßnahmen wie der PSA-Test (Messung eines Prostatamarkers im Blut).

Unbedingt sollten Sie auch selbst auf ungewöhnliche Veränderungen am Körper achten, insbesondere, wenn diese nicht nach kurzer Zeit wieder verschwinden, darunter:

- sogenannte B-Symptome: Fieber, Nachtschweiß, Gewichtsverlust
- Müdigkeit, Übelkeit, Infektanfälligkeit
- tastbare Knoten (z. B. in der Brust)
- Muttermale oder Leberflecken, die sich verändern oder ungewöhnliche Farben, Höfe und Formen annehmen
- Heiserkeit, Husten
- Verstopfung, Durchfälle, Blut im Stuhl
- bei Frauen Ausfluss oder Schmierblutungen
- Schluckbeschwerden
- Gelbfärbung von Augen und Haut (Hinweis auf Leber, Galle, Zwölffingerdarm oder Bauchspeicheldrüse)

Kostenlose Krebsvorsorge-Untersuchungen in der gesetzlichen Krankenversicherung

Organ	Zielgruppe	ab/von … Jahren an	Intervall	Leistungen
Gebärmutterhals, Genitalien	Frauen	20	jährlich	Anamnese, Inspektion des Muttermunds, Krebsabstrich und zytologische Untersuchung, gynäkologischer Tastuntersuchung sowie Befundmitteilung mit Beratung

Organ	Zielgruppe	ab/von … Jahren an	Intervall	Leistungen
Brust (Tastuntersuchung)	Frauen	30	jährlich	Anamnese, Abtasten von Brust und Lymphknoten, Anleitung zur Selbstuntersuchung, Beratung, Befundmitteilung
Brust (Mammografie)	Frauen	50 bis 70	alle zwei Jahre	Information, schriftliche Anamnese, Röntgen beider Brüste mit ausführlicher Befundung
Enddarm inkl. Mastdarm (Rektum)	Frauen und Männer	50	jährlich	Tastuntersuchung des Enddarms, Beratung
Dickdarm (Test auf verborgenes Blut)	Frauen und Männer	50–55	jährlich	Test auf verborgenes Blut im Stuhl, Beratung
Dickdarm (Spiegelung)	Frauen und Männer	55 (Männer: 50)	2 x im Abstand von zehn Jahren	Darmspiegelung und/oder Beratung
Haut	Frauen und Männer	35	alle zwei Jahre	Anamnese, visuelle Ganzkörperinspektion der gesamten Haut inkl. der behaarten Kopfhaut und aller Hautfalten, Befundmitteilung
Prostata, Genitalien	Männer	45	jährlich	Anamnese, Abtasten des äußeren Genitals, Tastuntersuchung der Prostata und Lymphknoten, Befundmitteilung

Im Schnitt wird nur etwa die Hälfte der empfohlenen Untersuchungen wahrgenommen. Entgegen vieler populärer Meldungen nehmen Männer jedoch etwa ebenso häufig teil wie Frauen und entwickeln unter den gleichen Umständen ein vergleichbares Gesundheitsverhalten. Allerdings werden Krebsvorsorgeuntersuchungen für Frauen ab 20 Jahren, für Männer erst ab 45 Jahren angeboten, in der Regel beim Urologen. Seit einigen Jahren ist das Hautscreening Bestandteil des Check-up 35 ab 35 Jahren für beide Geschlechter.

✓ Kreislauf

Müdigkeit, Schwindel, Kopfschmerz, Frösteln oder Kurzatmigkeit: Diese und weitere Symptome können auf einem schwachen Kreislauf beruhen. Wer das Problem kennt, kann ihm mit einfachen Maßnahmen abhelfen. Testen Sie, wie stabil Ihr Kreislauf ist.

Wie hoch ist im Schnitt Ihr erster Blutdruckwert?

- ☐ weiß nicht 1
- ☐ unter 80 0
- ☐ 80–95 1
- ☐ 100–115 2
- ☐ 120–135 3
- ☐ 135–150 2
- ☐ höher 1

Schwankt Ihr Blutdruck auffällig?

- ☐ weiß nicht 1
- ☐ ja, deutlich 0
- ☐ ein wenig 1
- ☐ nein 2

Gibt es Kreislaufstörungen in der Familie?

- ☐ nein 2
- ☐ ja, ein Elternteil 1
- ☐ ja, beide Elternteile 0

Wie oft treiben Sie pro Woche mindestens 45 Minuten Sport oder bewegen sich 90 Minuten intensiv?

- ☐ weniger als 1 x 0
- ☐ 1–2 x 1
- ☐ öfter als 2 x 2

Wie hoch ist Ihr Körpergewichts-Quotient BMI (Körpergewicht dividiert durch das Quadrat der Körpergröße, z. B. $78 : (1{,}79)^2 = 24{,}3$)?

- ☐ unter 17,5 0
- ☐ 17,5–20,0 1
- ☐ 20,1–25,0 2
- ☐ 25,1–30,0 1
- ☐ über 30,0 0

Kreislauf-Belastbarkeits-Test nach Ruffier: Messen Sie Ihren Ruhepuls (nach mindestens fünf Minuten entspanntem Sitzen oder Liegen). Machen Sie anschließend innerhalb von höchstens 45 Sekunden 30 Kniebeugen (bis in die Hocke) oder, falls dies nicht oder nur mit Schmerzen möglich ist, laufen Sie so schnell und intensiv wie möglich auf der Stelle. Messen Sie am Ende der Übung wiederum direkt Ihren Puls. Sitzen oder liegen Sie nun entspannt und messen eine Minute nach dem Ende der Bewegungsübung erneut Ihren Puls. Wie hoch ist die Summe der drei gemessenen Pulswerte, wenn Sie diese zusammenzählen?

Für die Pulsmessung tasten Sie den Puls 15 Sekunden lang (daumenseitig an der Unterseite des Handgelenks) und multiplizieren die Zahl der Pulsschläge mit 4. Alternativ können Sie eine Sportuhr oder einen anderen elektronischen Pulsmesser verwenden (hier gilt der augenblicklich angezeigte Wert).

- ☐ unter 250 3
- ☐ 250–300 2
- ☐ 300–350 1
- ☐ mehr als 350 0

Test der orthostatischen Regulation: Legen Sie sich mindestens fünf Minuten entspannt hin und messen Sie dann Ihren Puls (idealerweise durch eine Pulsuhr). Stehen Sie dann schnell auf und messen Sie den Puls nach fünf Sekunden erneut. Um wie viele Schläge pro Minute übersteigt der zweite den ersten Pulswert?

- ☐ gar nicht 1
- ☐ 1–15 3
- ☐ 16–25 2
- ☐ 26–40 1
- ☐ mehr als 40 0

Ist Ihnen schwindelig oder komisch, wenn Sie abrupt aus dem Liegen oder Sitzen aufstehen?

- ☐ selten bis nie 2
- ☐ manchmal 1
- ☐ häufig 0

Wie oft waren Sie nach dem 20. Lebensjahr schon wegen Kreislaufschwäche bewusstlos?

- ☐ noch nie 4
- ☐ gar nicht, allerdings in der Kindheit und Jugend mindestens 2 x 3
- ☐ 1–2 x 2
- ☐ 3–5 x 1
- ☐ öfter 0

Leiden Sie unter Venenerkrankungen wie Krampfadern, Hämorrhoiden oder Venenentzündungen?

- ☐ nein 2
- ☐ gering 1
- ☐ ja, deutlich 0

Haben Sie manchmal Schwindel- oder Schwächeanfälle oder wird Ihnen schwarz oder flimmrig vor Augen?

- ☐ nein 3
- ☐ selten bzw. nur in extremen Situationen wie großer Hitze 2
- ☐ manchmal 1
- ☐ häufig 0

Haben Sie Hormonabweichungen, z. B. durch Schilddrüsenunterfunktion?

- ☐ nein 2
- ☐ geringgradig 1
- ☐ ja, deutlich 0

Spüren Sie oft Herzklopfen?

- ☐ selten bis nie 2
- ☐ manchmal 1
- ☐ häufig 0

Haben Sie oft kalte Füße oder Hände?

- ☐ ja, immer wieder, sogar im Sommer 0
- ☐ ja, im Winter häufig 1
- ☐ manchmal 2
- ☐ selten bis nie 3

Frösteln Sie leicht?

- ☐ ja, häufig 0
- ☐ manchmal 1
- ☐ selten bis nie 2

Haben Sie bei körperlicher Belastung Atemnot und Herzklopfen?

- ☐ nein 3
- ☐ ja, aber nur bei intensiver Anstrengung (z. B. Rennen, schnelles Treppensteigen, schweres Tragen) 2
- ☐ ja, bei normaler Anstrengung wie normalem Treppensteigen, bergauf gehen, Einkäufe tragen 1
- ☐ ja, bereits bei leichter Anstrengung wie zügigem Gehen 0

Treten Gleichgewichts- oder Sehstörungen auf?

- ☐ ja, häufig 0
- ☐ manchmal 1
- ☐ selten bis nie 2

Fühlen Sie sich oft grundlos müde oder erschöpft?

- ☐ ja, häufig 0
- ☐ manchmal 1
- ☐ selten bis nie 2

Wie lange können Sie ohne Herzklopfen, Erschöpfung oder Atemlosigkeit im zügigen Dauerlauf laufen?

- ☐ 0–1 km 0
- ☐ 1–3 km 1
- ☐ länger 2

Wie viele Stunden sitzen Sie im Alltag?

- ☐ 0–3 (Alltag bewegungsintensiv) 2
- ☐ 4–7 1
- ☐ über 7 Stunden (Alltag sitzend) 0

Sie (Mehrfachnennungen möglich) ...

- ☐ sind oft an der frischen Luft 1
- ☐ gehen regelmäßig in die Sauna 1
- ☐ führen kalte Güsse durch (z. B. auf Arme oder Beine) 1
- ☐ legen beim Baden oder Duschen auch Einheiten mit kaltem Wasser ein 1
- ☐ schlafen erholsam 1
- ☐ sind meistens gut gelaunt 1
- ☐ fühlen sich meistens leistungsfähig 1
- ☐ haben einen regelmäßigen Tagesablauf 1
- ☐ sind körperlich belastbar 1
- ☐ ernähren sich überwiegend vollwertig 1
- ☐ trinken im Schnitt höchstens ein alkoholisches Getränk pro Tag 1
- ☐ essen, schlafen und arbeiten regelmäßig 1
- ☐ lachen häufig 1

Sie betreiben regelmäßig (Mehrfachnennungen möglich) ...

- ☐ Fahrradfahren 1
- ☐ Wandern 1
- ☐ Schwimmen 1
- ☐ Laufen 1
- ☐ Ballsport 1
- ☐ Klettern 1
- ☐ Kampfsport 1
- ☐ Tanzen 1
- ☐ Fitnesstraining 1
- ☐ Gartenarbeit 1
- ☐ handwerkliche Tätigkeiten 1
- ☐ andere Bewegungsformen 1

Auswertung

0–20 Punkte: Ihr Ergebnis deutet auf einen instabilen Kreislauf hin, den Sie ärztlich untersuchen lassen und unterstützen sollten. Zu den wichtigsten Maßnahmen zählen Sport, Kältereize wie kaltes Wasser und frische Luft, viel Trinken und Stärkungsmittel wie Bitterstoffe und Ginseng, aber auch Kaffee in Maßen. Stehen Sie aus dem Liegen oder Sitzen langsam und nicht abrupt auf. Wenn ein Schwächeanfall naht, hilft Hinlegen mit erhöhten Beinen, kaltes Wasser (z. B. auf Arme und Beine), bei drohender Ohnmacht auch Riechen an ätherischem Kampferöl.

21–35 Punkte: Ihr Kreislauf braucht noch Unterstützung, insbesondere in Form von Sport, Kältereizen (z. B. Kalt-Warm-Wechselduschen, frische Winterluft, kühler Schlafplatz), emotionalem Gleichgewicht (z. B. mit Entspannung, Arbeits- und Stressmanagement) und regelmäßigem Tagesrhythmus. Sitzen und stehen Sie nicht zu lange, sondern legen Sie immer wieder Bewegungspausen ein. Bringen Sie in jeder Hinsicht Aktivität in Ihr Leben. Achten Sie auf regelmäßige, vollwertige und ausreichende Mahlzeiten und trinken Sie ausreichend. Sparen Sie nicht zu sehr am Salz, damit Ihr Blutvolumen nicht noch weiter absinkt. Am Morgen oder bei Unwohlsein hilft eine Tasse Kaffee.

36–50 Punkte: Ihr Kreislauf funktioniert gut und lässt Sie selten bis nie im Stich. Doch sollten Sie noch einige Schräubchen drehen, um ihn noch mehr zu unterstützen. Die passenden Hinweise dazu finden Sie anhand Ihrer Antworten. Die Schlüsselfaktoren sind dabei Bewegung, gesunde Lebensweise und Kaltwasseranwendungen.

über 50 Punkte: Ihr Ergebnis spricht für einen ausgezeichneten Kreislauf!

Den Kreislauf unterstützen

Auch wenn sie möglicherweise dramatisch wirkt, zählt die Kreislaufschwäche zu den eher harmlosen Begleitern im Leben. Ausnahme: Wer unglücklich stürzt, kann sich – besonders am Kopf – schwer verletzen. Legen Sie sich daher immer sofort hin – auch auf den Boden –, wenn ein Schwächeanfall naht oder es vor den Augen flimmert. Ansonsten aber ist die Prognose gut.

Nicht alle Menschen wissen von ihrer Kreislaufschwäche. Sie zeigt sich durch phasenweises Unwohlsein mit Frösteln, Zittern, Müdigkeit und Schwäche. Bei abruptem Aufstehen aus dem Sitzen oder Liegen, bei langem Stehen oder bei großer Hitze wird Ihnen schwindelig und evtl. flimmrig oder schwarz vor Augen, es kann auch zu Bewusstlosigkeit kommen. Denn das Blut versackt in den Beinvenen und erreicht nicht mehr ausreichend das Gehirn. Das Bewusstsein stellt sich dann im Liegen meist binnen Sekunden wieder ein, weil das Gehirn wieder versorgt wird. Die Kreislaufschwäche hat jedoch zwei Vorteile: Abgesehen von der Sturzgefahr ist sie ungefährlich und lässt sich außerdem gut selbst behandeln. Wichtig ist allerdings eine einmalige ärztliche Untersuchung, um andere Erkrankungen wie Gefäß-, Herz- oder Stoffwechselstörungen auszuschließen und auch möglicherweise zugrunde liegende Depressionen oder Ängste zu erkennen.

Regelmäßige Bewegung kann bereits allein den Kreislauf stabilisieren, z. B. Ballsport, Klettern oder Tanzen. Schwimmen ist dafür ideal geeignet, weil es gleichzeitig für Kältereize sorgt. Diese trainieren die Gefäße. So können kalte Güsse – zunächst auf Arme und Beine, später auf den ganzen Körper, die Tiefphasen zum Verschwinden bringen. Auch die Sauna mit anschließendem kalten Guss und Erholung an der frischen Luft trainiert Kreislauf und Gefäße. Allerdings müssen Sie den Körper schrittweise daran gewöhnen, um keinen Kreislaufkollaps zu riskieren. Auch Kaffee – am Morgen und in Schwächephasen – regt den Kreislauf an, ebenso wie Mate- oder Schwarztee, Bitterstoffe (z. B. Enziantinktur oder -tee), Rosmarin (als Gewürz und Tee), Weißdorn, Ginseng und Taigawurzel (jeweils als Tee oder Präparat).

Wird Ihnen im Stehen schwummrig, wippen Sie auf den Füßen oder überkreuzen Sie die Beine. Warten Sie mit dem Hinlegen allerdings nicht zu lange, um keine Sturzverletzungen zu riskieren. Wenn Bewusstlosigkeit droht, helfen kalte Güsse, Beinehochlegen, Kaffee, Enziantee, Riechen an ätherischem Kampferöl oder Korodin® Herz-Kreislauf-Tropfen (pflanzlich). Bewegung im Alltag (öfter Aufstehen), vollwertige Ernährung (Vermeidung von Zuckerschwankungen), ausreichend Trinken und eine nicht zu knappe Salzzufuhr (stabiles Blutvolumen) schaffen zusätzlich eine optimale Basis für einen stabilen Kreislauf. Dies gilt auch für Normalgewicht (Untergewicht schwächt den Kreislauf), Stressmanagement sowie regelmäßiges Essen und Schlafen.

√ Lebensbalance

Nicht jeder könnte auf Anhieb sagen, ob er sich körperlich und seelisch im Gleichgewicht befindet. Die Ordnungstherapie liefert dazu sechs Schlüsselgrößen: Ernährung, Schlaf, Bewegung, seelische (Ent-)Spannung, Lebensrhythmus und gesunde natürliche Reize. Wie steht es um Ihre Lebensbalance?

Fühlen Sie sich erschöpft, dünnhäutig oder angespannt?

- ☐ meistens 0
- ☐ manchmal 2
- ☐ selten bis nie 3

Stehen Sie in privaten oder beruflichen Dauerkonflikten?

- ☐ meistens 0
- ☐ teilweise 1
- ☐ nein 2

Fühlen Sie sich durch Ihre täglichen Aufgaben über- oder unterfordert?

- ☐ ja, deutlich 0
- ☐ teilweise 1
- ☐ nein 2

Leiden Sie unter Ängsten (z. B. vor Krankheit, Verlust oder bestimmten Situationen)?

- ☐ meistens 0
- ☐ teilweise 1
- ☐ selten bis nie 2

Stressniveau: Tasten Sie im entspannten Sitzen Ihren Puls an der Halsschlagader (seitlich über dem Kehlkopf). Wie viele Schläge pro Minute zählen Sie?

- ☐ unter 75 2
- ☐ 75–90 1
- ☐ über 90 0

Wie oft treiben Sie pro Woche mindestens 45 Minuten Sport oder bewegen sich 1,5 Stunden intensiv (z. B. Wandern, Gartenarbeit, Handwerk)?

- ☐ weniger als 1 x 0
- ☐ 1 x 1
- ☐ 2 x 2
- ☐ mehr als 2 x 3

Wie lange bewegen Sie sich im Alltag (z. B. Fuß- oder Radstrecken, körperliche Tätigkeit)?

- ☐ unter 30 Minuten 0
- ☐ 30–60 Minuten 1
- ☐ über 60 Minuten 2

Wie lange sind Sie täglich an der frischen Luft?

- ☐ unter 30 Minuten 0
- ☐ 30–60 Minuten 1
- ☐ über 60 Minuten 2

Rauchen Sie?

- ☐ nein 3
- ☐ nein, auch in den letzten 15 Jahren nicht 4
- ☐ ja, 1–5 Zigaretten täglich 2
- ☐ 6–12 Zigaretten täglich 1
- ☐ mehr als 12 Zigaretten täglich 0

Wie viele alkoholische Getränke trinken Sie im Schnitt pro Tag (entsprechend je 0,4 l Bier, 0,2 l Wein oder drei Gläsern Schnaps)?

- ☐ weniger als 1 4
- ☐ 1 3
- ☐ 2 2
- ☐ mehr als 2 0

Berechnen Sie Ihren Körpergewichts-Quotienten BMI (Körpergewicht dividiert durch das Quadrat der Körpergröße, z. B. $78 : (1{,}79)^2 = 24{,}3$).

- ☐ über 30 (fettsüchtig) oder unter 17,5 (magersüchtig) 0
- ☐ 25–30 (übergewichtig) 2
- ☐ 17,5–19 (untergewichtig) 2
- ☐ 19–25 (normalgewichtig) 4

Wie oft essen Sie täglich Gemüse (z. B. gemischten Salat, Gemüsegericht)?

- ☐ mehr als 2 x 2
- ☐ 1–2 x täglich 1
- ☐ seltener 0

Wie viel Wasser oder Kräutertee trinken Sie pro Tag?

- ☐ über 1,5 l 2
- ☐ 1–1,5 l 1
- ☐ unter 1 l 0

Wie oft nehmen Sie süße Snacks oder Getränke (inkl. Fruchtsaft und Eistee) zu sich?

- ☐ mehrmals täglich 0
- ☐ 1 x täglich 1
- ☐ weniger als 1 x täglich 2

Welche Ihrer Lebensbereiche haben ihre feste Tageszeit (Mehrfachnennungen möglich)?

- ☐ Arbeit/tägliche Aufgaben 1
- ☐ Essen 1
- ☐ Pausen 1
- ☐ Entspannung 1
- ☐ Bewegung 1
- ☐ Beziehungen/Kontakte 1
- ☐ Schlaf 1

Sie schlafen normalerweise (Mehrfachnennungen möglich) ...

- ☐ innerhalb von 30 Minuten 1
- ☐ ohne die Hilfe von Alkohol oder anderen schlaffördernden Mittel
- ☐ tief und erholsam 1
- ☐ zwischen 6 und 9 Stunden 1
- ☐ ohne Unterbrechungen 1
- ☐ störungsfrei 1

Welche Aussagen treffen zu? Sie (Mehrfachnennungen möglich) ...

- ☐ erhalten von anderen die nötige Nähe und Unterstützung 1
- ☐ gestalten Ihr Leben aktiv 1
- ☐ freuen sich auf kommende Aufgaben 1
- ☐ unternehmen regelmäßig gemeinsam etwas Besonderes 1
- ☐ gönnen Ihrem Körper regelmäßig Kaltwassergüsse 1
- ☐ beachten und stärken Ihre Körperhaltung 1
- ☐ verschaffen sich ausreichend Erholungszeit 1
- ☐ stehen morgens gerne auf 1
- ☐ tun sich regelmäßig etwas Gutes 1
- ☐ treffen gerne Entscheidungen 1
- ☐ leben eine erfüllte Zärtlichkeit und Sexualität 1
- ☐ kommen mit den meisten Menschen gut klar 1
- ☐ stehen zu Ihren Meinungen und Bedürfnissen 1
- ☐ lachen gerne 1
- ☐ sehen in Ihrem Leben einen tiefen Sinn 1
- ☐ finden sich sympathisch und altersentsprechend attraktiv 1
- ☐ haben als Kind ausreichend Geborgenheit erfahren 1

Sie können (Mehrfachnennungen möglich) ...

- ☐ Krisen und Wandlungsphasen gut bewältigen 1
- ☐ in der Freizeit gut abschalten 1
- ☐ Schwächen zeigen 1
- ☐ gut mit Konflikten und Kritik umgehen 1
- ☐ über sich selbst lachen 1
- ☐ Verantwortung abgeben 1
- ☐ Ihre Zeit gut organisieren 1
- ☐ sich Fehler verzeihen 1
- ☐ tiefe Gefühle äußern 1

Sie fühlen sich meistens (Mehrfachnennungen möglich) ...

- ☐ körperlich und geistig gesund 1
- ☐ altersentsprechend leistungsfähig 1
- ☐ zufrieden 1
- ☐ entspannt 1
- ☐ neugierig 1
- ☐ optimistisch 1
- ☐ materiell abgesichert 1
- ☐ innerlich stabil 1

Sie können ohne Probleme mehrere Tage verzichten auf (Mehrfachnennungen möglich) ...

- ☐ Alkohol 1
- ☐ Nikotin 1

- ☐ verschreibungspflichtige Medikamente 1
- ☐ Rauschmittel 1
- ☐ Arbeit 1
- ☐ Information 1
- ☐ Kommunikation 1
- ☐ Computerspiele 1
- ☐ Süßes 1
- ☐ elektronische Unterhaltung (z. B. TV, Internet) 1

Es fällt Ihnen leicht (Mehrfachnennungen möglich), ...

- ☐ Nein zu sagen 1
- ☐ zu verzeihen 1
- ☐ sich abzugrenzen 1
- ☐ Kompromisse einzugehen 1
- ☐ sich selbst anzunehmen 1
- ☐ andere anzunehmen 1
- ☐ Komplimente zu machen 1
- ☐ Lob, Zuneigung oder Erfolge anzunehmen 1
- ☐ zu lächeln 1
- ☐ sich zu freuen 1

Sie essen in der Regel (Mehrfachnennungen möglich) ...

- ☐ Produkte aus der Region 1
- ☐ saisonale Nahrungsmittel 1
- ☐ mindestens 1 x wöchentlich Seefisch 1
- ☐ maßvoll und fettbewusst 1
- ☐ überwiegend vegetarisch 1
- ☐ roh oder schonend gegart 1
- ☐ salzarm 1
- ☐ nicht bis zur völligen Sättigung 1
- ☐ ohne Störung oder Ablenkung 1
- ☐ lecker und frisch zubereitet 1
- ☐ mit Genuss 1
- ☐ mindestens dreimal täglich 1
- ☐ ballaststoffreich (z. B. Vollkorn, Hülsenfrüchte, Blattgemüse) 1

Auswertung

0–29 Punkte: Ihr Ergebnis spricht für eine hohe seelische und körperliche Belastung sowie ein Risiko für chronische Beschwerden oder Erkrankungen. Daher sollten Sie zum einen mit einem Arzt Ihre Lebensweise und Risikofaktoren besprechen (z. B. im Rahmen des Check-up 35) und zum anderen (psychologischen) Rat einholen, um Ihr inneres Gleichgewicht wieder zu stärken. Lebensrhythmus, Achtsamkeit, Selbst-, Beziehungs- und Konfliktmanagement sowie Bewegung, Suchtmittel und Ernährung zählen hierbei zu den Schlüsselfaktoren.

30–59 Punkte: Sie tun einiges für sich, doch bei Weitem noch nicht genug. Daher überwiegen die belastenden Faktoren gegenüber den förderlichen, was auf Ihrem inneren und körperlichen Gleichgewicht lastet. Nehmen Sie daher, ggf. mithilfe ärztlichen und/oder psychologischen Rats, Ihre Lebensweise unter die Lupe: Bewegen Sie sich ausreichend, schlafen und ernähren Sie sich gesund und gehen Sie acht- und sorgsam mit sich und anderen um? Ein fester Tagesrhythmus, ausreichende Erholungszeiten, Suchtmittelverzicht, aktive Lebensgestaltung und befriedigende Beziehungen tragen dazu bei.

60–78 Punkte: Sie setzen sich engagiert für sich ein und bewegen sich im eher stabilen Bereich. Doch haben Sie noch eine Reihe von Belastungen zu schultern, die Ihnen immer wieder das Leben schwer machen können. Wie steht es um Ihre Bewegung und Ernährung? Nutzen Sie die Vorteile eines festen Tagesrhythmus und gesunde natürliche Einflüsse wie Sonne, frische Luft, Wasser und Erholung? Auch in einem achtsamen Umgang mit den eigenen Bedürfnissen und Beziehungen liegt ein wichtiger Schlüssel.

79–98 Punkte: Sie liegen in Sachen Lebensbalance im vorderen Feld und können stolz auf Ihre Lebensweise sein. Den besten Hinweis zu noch mehr Lebensqualität liefern Ihnen Ihre Antworten: Wo können Sie noch aktiv werden?

über 98 Punkte: Ihr Ergebnis bewegt sich im optimalen Bereich. Machen Sie weiter so!

Eckpunkte der Lebensbalance

Seelisches und körperliches Gleichgewicht hat zum Teil mit Glück zu tun, denn besonders in der Kindheit werden Bedürfnisse, Selbst- und Beziehungskonzepte sowie Erfahrens- und Verhaltensmuster ab der Geburt – teilweise sogar noch davor – wesentlich geprägt. Auch Gene sowie stärkende oder belastende Erlebnisse können darauf erheblich Einfluss nehmen. Doch wichtige Impulse ergeben sich ebenso aus der aktiven, täglichen Gestaltung aller Lebensbereiche. Damit kann jeder seine Lebens-, Gefühls- und Beziehungsqualität erheblich steigern und sich damit einer gesunden Lebensbalance annähern.

Im Vordergrund steht das seelische Gleichgewicht, basierend auf Selbstwertgefühl, Selbst-, Zeit-, Beziehungs- und Konfliktmanagement. Dazu zählen vor allem:

- tägliche Aufgaben und Erholungsphasen im richtigen Maß
- erholsamer, ausreichender Schlaf
- Verwirklichung eigener Bedürfnisse
- Achtsamkeit, auch im Umgang mit dem eigenen Körper
- Toleranz
- gesunde Abgrenzung
- stabile, vertrauensvolle Beziehungen
- Lösung innerer und äußerer Dauerkonflikte
- aktive Lebensgestaltung
- fester Tagesrhythmus
- Prioritäten und Strukturen

Auch regelmäßige Bewegung trägt erheblich zum inneren und körperlichen Gleichgewicht bei, inkl. frischer Luft, Sonnenlicht und Kältereizen, z. B. kalte (Kneipp-)Güsse. Daher bietet sich neben einem „bewegten" Alltag besonders Bewegung im Freien wie Wandern, Radfahren, Gartenarbeit, Nordic Walking oder Laufen an.

Den dritten Hauptpfeiler bildet eine gesunde Ernährung mit frischen, regionalen, saisonalen und nachhaltig produzierten Zutaten, abwechslungsreich, fettbewusst, ab und zu mit Seefisch und überwiegend vegetarisch. Reichlich Wasser gleicht Flüssigkeitsdefizite aus.

Letztlich ergibt sich Lebensbalance aus einer insgesamt achtsamen, wertschätzenden, kreativen und versöhnlichen Lebenshaltung, nach dem Motto: „In diesem Moment beginnt der Rest Ihres Lebens."

Leber ✓

Sie ist das Labor des Körpers, arbeitet klaglos Tag und Nacht und kennt keinen Schmerz: Die Leber ist Durchgangsstation für alle aus der Nahrung aufgenommenen Stoffe, zieht ununterbrochen schädliche Substanzen wie Medikamentenwirkstoffe, Ammoniak oder Alkohol aus dem Verkehr und produziert lebenswichtige Eiweiße und Gallensäuren. Doch wenn ihre Kapazität erschöpft ist, beginnt eine Kette chronischer Krankheiten. Wie steht es um die Gesundheit Ihrer Leber?

Nehmen Sie mehrmals wöchentlich synthetisch hergestellte Medikamente (inkl. Pille) ein?

- ☐ ja, seit über fünf Jahren 3
- ☐ ja, seit weniger als fünf Jahren 2
- ☐ nein 0

Wurde bei Ihnen schon einmal eine Gelbsucht (Gelbfärbung an Augen und Haut) festgestellt?

- ☐ ja, früher einmal 1
- ☐ ja, aktuell oder in letzter Zeit 2
- ☐ nein 0

Wie oft essen Sie Fleisch als Hauptmahlzeit?

- ☐ öfter als 3 x wöchentlich 2
- ☐ 2–3 x wöchentlich 1
- ☐ weniger als 2 x wöchentlich 0

Wie viele alkoholische Getränke trinken Sie im Schnitt pro Tag (entsprechend 0,4 l Bier, 0,2 l Wein oder drei Gläsern Schnaps)?

- ☐ weniger als 1 0
- ☐ 1 2
- ☐ 2 4
- ☐ 3 7
- ☐ 4 11
- ☐ mehr als 4 16

Gibt es bei Ihnen alkoholfreie Tage?

- ☐ mehr als 3 x wöchentlich 0
- ☐ 2–3 x wöchentlich 2
- ☐ weniger als 2 x wöchentlich 4

Fühlen Sie sich trotz ausreichenden Schlafs (5–8 Stunden) müde oder erschöpft?

- ☐ häufig bis ständig 2
- ☐ manchmal 1
- ☐ nein 0

Wie oft treiben Sie wöchentlich für mindestens 45 Minuten Sport oder bewegen sich für mindestens zwei Stunden intensiv?

- ☐ gar nicht 2
- ☐ 1 x 1
- ☐ 2 x oder öfter 0

Welche Lebensmittel essen Sie wöchentlich oder öfter (Mehrfachnennungen möglich)?

- ☐ Pilze 2
- ☐ Nüsse 1
- ☐ frische Beeren 1
- ☐ Muscheln, Garnelen, Thunfisch 2
- ☐ exotische Früchte 1
- ☐ Fernost-Lebensmittel (z. B. importierte Gewürze oder Konserven) 1

Wie viele Amalgamfüllungen tragen Sie im Mund?

- ☐ mehr als 5 2
- ☐ 1–5 1
- ☐ keine 0

Wie oft essen Sie Gebratenes oder Frittiertes (z. B. Pommes frites, Frikadellen, Schnitzel, Braten)?

- ☐ mehr als 4 x wöchentlich 4
- ☐ 2–4 x wöchentlich 2
- ☐ weniger als 2 x wöchentlich 0

Wie alt sind Sie?

- ☐ unter 40 Jahre 0
- ☐ 40–60 Jahre 1
- ☐ über 60 Jahre 2

Sind in den letzten Wochen bis Jahren folgende Symptome bei Ihnen neu oder deutlich verstärkt aufgetreten (Mehrfachnennungen möglich)?

- ☐ Gewichtsab- oder -zunahme ohne Ernährungsveränderung 1
- ☐ Druckgefühl im rechten Oberbauch 1
- ☐ spinnenförmige Äderchen auf der Haut an Gesicht, Hals, Armen oder Brust 1
- ☐ fleckige Rötung der Handinnenfläche, besonders an Daumen- und Kleinfingerballen 1
- ☐ häufige Blähungen 1
- ☐ Widerwillen und Völlegefühl bei fettem Essen 1
- ☐ Appetitlosigkeit 1
- ☐ ständiges Hautjucken an verschiedenen Körperpartien 1
- ☐ weiße Flecken oder Rillen an den Fingernägeln 1
- ☐ Menstruations- und sexuelle Störungen 1

Pflegen Sie regelmäßig moderate Fastenkuren (Verzicht auf schwere Nahrung und Genussmittel) oder Saunabesuche?

- ☐ ja 0
- ☐ nein 2

Rauchen Sie?

- ☐ ja, mehr als fünf Zigaretten täglich 4
- ☐ ja, höchstens fünf Zigaretten täglich 2
- ☐ nein 0

Wie hoch ist Ihr BMI (Körpergewicht dividiert durch das Quadrat der Körpergröße, z. B. 78 : $(1{,}79)^2$ = 24,3)?

- ☐ über 30 (fettsüchtig) oder 6
- ☐ 25–30 (übergewichtig) oder unter 17,5 (magersüchtig) 3
- ☐ 19–25 (normalgewichtig) 0

Kreuzen Sie Zutreffendes an (Mehrfachnennungen möglich):

- ☐ Haben Sie in der Vergangenheit Drogen gespritzt? 1
- ☐ Tragen Sie ein Piercing oder Tattoo? 1
- ☐ Haben Sie vor 1992 oder im Ausland eine Bluttransfusion erhalten? 2
- ☐ Halten Sie sich häufig im europäischen Ausland auf? 1
- ☐ Üben Sie einen medizinischen Beruf aus? 1
- ☐ Sind Sie Diabetiker? 2
- ☐ Haben Sie schon einmal eine Chemotherapie erhalten? 1
- ☐ Haben/hatten Sie ungeschützten Geschlechtsverkehr mit wechselnden Partnern? 1
- ☐ Gibt es Lebererkrankungen in Ihrer Familie (Eltern, Großeltern, Geschwister)? 2
- ☐ Sind Sie ständig Chemikalien in Ihrer Nähe ausgesetzt, z. B. durch Passivrauchen, Leder, Lackiererei, Landwirtschaft, Schrebergärten, Kohleheizung, Industrie? 1
- ☐ Leiden Sie unter Rechtsherzinsuffizienz (verringerter Blutauswurf der rechten Herzkammer)? 1

Wurden schon einmal erhöhte Leberwerte (GOT, GPT, Gamma-GT) bei Ihnen festgestellt?

- ☐ ja, früher einmal 2
- ☐ ja, aktuell oder in letzter Zeit 4
- ☐ nein 0

Wie viele Kilometer legen Sie schätzungsweise jeden Tag zu Fuß zurück, inkl. Strecken in Räumen?

- ☐ unter 2 km (die meiste Zeit sitzend) 2
- ☐ 2–7 km (gemischte Bewegung, tägliche Fußstrecken) 1
- ☐ über 7 km (längere tägliche Fußstrecken und/oder Sport) 0

Welchen Umfang hat Ihre Taille (Messung mit Maßband)?

Frauen:

- ☐ über 100 cm 5
- ☐ 89–100 cm 3
- ☐ 80–88 cm 1
- ☐ unter 80 cm 0

Männer:

- ☐ über 115 cm 5
- ☐ 103–115 cm 3
- ☐ 94–102 cm 1
- ☐ unter 94 cm 0

Auswertung

0–13 Punkte: Dank Ihrer bewussten Lebensweise haben Sie überdurchschnittlich gute Voraussetzungen für eine bis ins Alter gesunde Leber. Weiter so!

14–28 Punkte: Sie bewegen sich, was das Risiko einer Lebererkrankung betrifft, im Durchschnitt. Was lässt sich hinsichtlich der Lebensweise noch verbessern, z. B. in puncto Sport, Nahrungs- und Körperfett, Alkohol, Nikotin oder Hepatitis-Risiko? Bewegen Sie sich intensiv und regelmäßig, essen Sie gemüsereich und überwiegend vegetarisch? Lassen Sie auch gelegentlich Ihre Leberwerte (GOT, GPT, Gamma-GT) prüfen.

29–43 Punkte: Sie tragen ein erhöhtes Risiko für Lebererkrankungen. Denken Sie daran, dass diese über lange Zeit unauffällig bleiben, und ändern Sie daher gleich etwas. Bauen Sie alle zwei Tage Sport fest in Ihren Terminplan ein – ob im Fitnessstudio, zu Fuß oder per Rad. Bringen Sie sich ins Schwitzen. Legen Sie außerdem mindestens wöchentlich drei alkoholfreie Tage ein. Verschenken Sie alle Zigaretten, fette Snacks, Süßigkeiten und alkoholischen Getränke im Haushalt – sie sind in Ihrem Fall Garanten, dass sich nichts verbessert. Lassen Sie bei der nächsten ärztlichen Untersuchung auch Ihre Leber untersuchen, bei akuten Beschwerden umgehend.

44–57 Punkte: Die meisten Risikofaktoren für Lebererkrankungen treffen in Ihrem Fall zu. Lassen Sie in den nächsten Wochen Ihre Leber, Blutfette und Blutzucker ärztlich untersuchen und besprechen Sie mit dem Arzt alle notwendigen Schritte. Zwei Dinge spielen in Ihrem Fall eine zentrale Rolle: Ernährung (kein Alkohol, viel Gemüse, wenig Fleisch und Fett, weder Snacks noch radikale Diäten) und Bewegung (3 x wöchentlich eine Stunde Sport). Auch Sauna, bei Völlegefühl Bittertees und warme Leberwickel (wenn angenehm: warmes Tuch oder Kirschkernsäckchen) aktivieren die Leber, ebenso wie Extrakte oder Tees aus Artischocke und Mariendistel. Prüfen Sie nochmals alle Antworten. Ändern Sie direkt, was in Ihrer Entscheidungsmacht liegt.

58–94 Punkte: Nicht nur das Risiko für eine Lebererkrankung liegt in Ihrem Fall sehr hoch, sondern auch die Wahrscheinlichkeit, dass eine solche bereits besteht. Daher sollte Ihre Leber baldmöglichst ärztlich untersucht und das weitere Vorgehen besprochen und engmaschig betreut werden. Kompletter Alkoholverzicht, intensive Bewegung und fettarme, überwiegend vegetarische Ernährung gehören hier zu den selbstverständlichen Basismaßnahmen (s. a. vorhergehende Abschnitte), aber auch eine medikamentöse Therapie kann – insbesondere bei einer Hepatitis – notwendig werden.

Leber – Profil eines Superorgans

Funktion

Als zentrales Stoffwechsellabor überwacht, eliminiert, speichert und produziert die Leber ständig Tausende von Substanzen. Über die Pfortader werden ihr alle aus dem Darm aufgenommenen Stoffe zugeleitet, bevor sie evtl. in den übrigen Organismus gelangen. Schadstoffe wie der ständig im Körper anfallende Ammoniak werden neutralisiert oder über die Galle in den Darm ausgeschieden.

Die Leber produziert auch lebenswichtige Eiweiße, z. B. Antikörper, das Bluteiweiß Albumin oder Blutgerinnungsfaktoren, ist der größte Speicherort des Körpers für Zucker und Vitamine (z. B. Vitamin B12) sowie die größte Verdauungsdrüse, ohne deren Gallensäuren weder Fettverdauung noch Blutabbau möglich wären. Ein Leben ohne Leber ist nicht möglich. Für eine Übergangszeit (bis zur Regeneration oder Transplantation) steht seit einigen Jahren eine Leberdialyse zur Verfügung.

Risiken

Da die Leber über nahezu keine Schmerzfasern verfügt, wird eine Lebererkrankung häufig erst spät erkannt. Ihr größter Feind und zu fast 50 % für Schädigungen verantwortlich ist Alkohol. Schon 15 g (Frauen) bzw. 30 g (Männer) täglich führen zu Leberschäden, was etwa 0,3/0,6 l Bier oder 0,13/0,26 l Wein entspricht. Auch eine übermäßige Fettzufuhr schädigt die Leber, ebenso wie Übergewicht und Bewegungsmangel. Die Menschen in Deutschland schlucken außerdem in ihrem Leben im Schnitt über 100 000 Tabletten (über 50 Milliarden Euro Apotheken-Jahresumsatz) – und fast alle müssen von der Leber entsorgt werden.
Auch Hepatitis-Viren gehören zu den großen Leberfeinden, die vor allem über ungeschützten Geschlechtsverkehr und Blut (verunreinigte medizinische Instrumente, Drogen- und Tattoobestecke, Blutkonserven) übertragen werden. Auch genetische Veranlagung, Rechtsherzinsuffizienz (Blutrückstau) und Stoffwechselerkrankungen wie Diabetes mellitus spielen neben Schadstoffen (z. B. durch Rauchen, Amalgamfüllungen, Energiesparlampen, Pilze, Meeresfrüchte, Mastfleisch, Pestizide, PVC, Lacke, Kleber, Kunststoffgeschirr) eine wichtige Rolle.

Erkrankungen

Jeder vierte Erwachsene hat eine Fettleber – eine krank machende Fetteinlagerung in der Leber, meist durch hohe Alkohol- und Fettzufuhr. Häufig treten in diesem Zuge auch Gallensteine und -entzündungen auf. Etwa 0,5 % der Bevölkerung sind mit Hepatitis B oder C infiziert, was zu einer virusbedingten Leberentzündung führt, die – besonders unbehandelt – nach Jahren häufig zur Leberzerstörung führt. Leberkrebs tritt mit etwa 6 : 100 000 relativ selten auf, verläuft aber meist tödlich – häufiger kommt es im Rahmen anderer, fortgeschrittener Krebsarten (z. B. Darm- oder Lungenkrebs) zu Lebermetastasen. Die meisten langwierigen Lebererkrankungen münden in eine Leberzirrhose, eine unumkehrbare Zerstörung der Leber mit Vergiftung des Körpers und – ohne Lebertransplantation – vorzeitigem Tod. Lebererkrankungen äußern sich im fortgeschrittenen Stadium durch Müdigkeit, Druck- und Völlegefühl, Stuhlveränderungen und Widerwillen gegen schweres Essen. Häufig kommt es zur Gelbsucht (Ikterus), da Bilirubin, das gelbe Abbauprodukt des roten Blutfarbstoffs Hämoglobin, nicht mehr ausreichend abgebaut werden kann und sich in allen Körpergeweben anreichert.

Unterstützung

- max. 10 g (Frauen) bzw. 20 g Alkohol pro Tag, drei alkoholfreie Tage pro Woche, bei Lebererkrankungen Alkoholverbot
- Gewichtsnormalisierung
- fettbewusste, überwiegend vegetarische Ernährung
- mehrmals wöchentlich intensive Bewegung
- Verzicht auf tägliche Medikamenteneinnahme, insbesondere lebertoxische Präparate
- Schutz vor Ansteckung mit Hepatitis B und vor allem C (geschützter Geschlechtsverkehr, Hygienestandards bei Blutkontakt, frühzeitige Hepatitisbehandlung)
- jährliche Kontrolle von Leberwerten und -größe, Blutzucker (nüchtern) und -fetten
- Schwitzen (z. B. Sauna)
- Zwiebel, Bittertees (z. B. Enzian, Tausendgüldenkraut)
- bei Störungen: Extrakte oder Tees aus Mariendistel und Artischocke, warme Leberwickel (15 Minuten Wärme)

√ Lunge

Die Atmung ist neben dem Kreislauf die zweite lebenswichtige Vitalfunktion. Unwillkürlich versorgt uns die Lunge mit Sauerstoff – immer auf den augenblicklichen Bedarf abgestimmt, auch im Schlaf und sogar bei Bewusstlosigkeit. Doch wer nicht gerade Leistungssport betreibt, weiß meist wenig über den Zustand seiner Lunge. Denn auch mit 50 % ihrer Leistung kommen wir noch gut durch den Alltag. Wie leistungsfähig ist Ihre Lunge wirklich?

Wie oft am Tag müssen Sie normalerweise mehrmals husten, auch wenn Sie nicht erkältet sind?

- ☐ bis 1 x 0
- ☐ 1–4 x 1
- ☐ öfter 2

Wie oft im Jahr haben Sie gewöhnlich eine Atemwegsinfektion mit Husten?

- ☐ bis 2 x 0
- ☐ 3–5 x 1
- ☐ öfter 2

Wie lange dauert bei Ihnen eine solche Hustenphase normalerweise?

- ☐ weniger als 7 Tage 0
- ☐ 7–14 Tage 1
- ☐ länger 2

Wie oft hatten Sie schon eine Lungenentzündung?

- ☐ noch nie 0
- ☐ 1–2 x 1
- ☐ 2–5 x 2
- ☐ öfter 3

Wie schwer verläuft gewöhnlich Ihr Husten?

- ☐ mit Atemnot 3
- ☐ häufige heftige Hustenanfälle 2
- ☐ mittelgradig 1
- ☐ eher leicht 0

Hören Sie Atemgeräusche wie Rasseln, Pfeifen oder Brummen, wenn Sie mit offenem Mund tief ein- und ausatmen?

- ☐ ja 2
- ☐ geringfügig/manchmal 1
- ☐ nein 0

Können Sie ohne Probleme maximal kräftig ein- und ausatmen?

- ☐ ja 0
- ☐ nur mit Husten, Schmerzen oder Atemwegsreizung 1
- ☐ nein, Husten oder Schmerzen sind zu stark 2

Spüren Sie immer wieder eine Enge in der Brust, als ob Ihnen jemand die Luft abschnürt?

- ☐ nein 0
- ☐ manchmal 1
- ☐ ja, regelmäßig 2

Holen Sie tief Luft und blasen Sie einen runden Luftballon so weit wie möglich auf, ohne abzusetzen. Welchen Durchmesser hat er?

- ☐ kleiner als Ihr Kopf 2
- ☐ etwa so groß wie Ihr Kopf 1
- ☐ deutlich größer als Ihr Kopf 0

Stellen Sie eine brennende Kerze mittlerer Größe eine Armlänge (Schulter bis Handballen) von sich entfernt auf. Können Sie sie aus dieser Entfernung ausblasen?

- ☐ nein 2
- ☐ mit mehr als drei Versuchen 1
- ☐ ja, mit höchstens drei Versuchen 0

Wie viele Zigaretten rauchen Sie täglich?

- ☐ 0 1
- ☐ weniger als 1 2
- ☐ 1–3 3
- ☐ 4–7 4
- ☐ 8–13 5
- ☐ 14–21 6
- ☐ mehr als 21 7
- ☐ ich rauche regelmäßig Pfeife, Zigarre oder Zigarillos 5
- ☐ ich habe in den letzten 15 Jahren nicht geraucht 0

Wie oft treiben Sie wöchentlich für mindestens 45 Minuten Sport oder bewegen sich für mindestens zwei Stunden intensiv?

- ☐ weniger als 1 x 3
- ☐ 1 x 2
- ☐ 2 x 1
- ☐ mehr als 2 x 0

Geraten Sie schnell außer Atem, wenn Sie Treppen steigen, einen Getränkekasten tragen oder zum Zug laufen müssen?

- ☐ häufig 2
- ☐ manchmal 1
- ☐ nein 0

Wurde bei Ihnen bereits Asthma oder chronische Bronchitis festgestellt?

- ☐ nein 0
- ☐ nein, aber bei mindestens einem Elternteil 1
- ☐ ja, mild ausgeprägt 2
- ☐ ja, deutlich ausgeprägt 3

Wachen Sie nachts mit quälendem Husten oder Atemnot auf?

- ☐ häufig 2
- ☐ manchmal 1
- ☐ nein 0

Wie oft haben Sie Atemnot, also das Gefühl, nicht genug Luft zu bekommen?

- ☐ weniger als 1 x monatlich 0
- ☐ bis 3 x monatlich 1
- ☐ bis 3 x wöchentlich 2
- ☐ öfter 3

Haben Sie atemabhängige Schmerzen in der Brust?

- ☐ selten bis nie 0
- ☐ manchmal 1
- ☐ täglich 2

Sind Sie übergewichtig?

- ☐ ja, deutlich 2
- ☐ geringfügig 1
- ☐ nein 0

Sie (Mehrfachnennungen möglich) ...

- ☐ können nur selten frei durch die Nase atmen 1
- ☐ bekommen bei Erkältungen häufig eine Bronchitis 1
- ☐ entwickeln bei feucht-kalter Witterung meistens bald Husten 1
- ☐ fühlen sich tagsüber oft ohne ersichtlichen Grund müde oder erschöpft 1
- ☐ haben einen Ruhepuls über 70 1
- ☐ haben ungewöhnlich viele rote Blutkörperchen (Erythrozyten) im Blut 1
- ☐ leiden unter mehreren Allergien 1
- ☐ sitzen Sie im Alltag mehr als acht Stunden 1
- ☐ müssen morgens meistens Schleim abhusten 1
- ☐ schwitzen nachts öfter, auch bei eigentlich angenehmen Temperaturen 1
- ☐ benutzen mindestens 1 x wöchentlich Bronchialspray 1
- ☐ benutzen mindestens 2 x wöchentlich abschwellendes oder antientzündliches Nasenspray
- ☐ leben oder arbeiten in einer verkehrsreichen Umgebung 1
- ☐ sind regelmäßig Rauch aus Holz- oder Kohleöfen bzw. -kaminen ausgesetzt 1
- ☐ halten sich täglich länger als eine Stunde in Raucherräumen auf 1

- ☐ leiden unter einer Herzerkrankung 1
- ☐ sind durch Beruf oder Hobby Schadstoffen ausgesetzt, z. B. durch Schleif-, Säge-, Bau- oder Reinigungsarbeiten 1

Bei einstündiger körperlicher Anstrengung treten meistens auf (Mehrfachnennungen möglich):

- ☐ Schleimabhusten 1
- ☐ atemabhängige Schmerzen im Brustkorb 1
- ☐ Hustenreiz 1
- ☐ Atemnot 1
- ☐ Erschöpfung 1
- ☐ Atemgeräusche 1

Auf welche der folgenden Reize reagieren Sie mit Atemwegsbeschwerden wie Schnupfen, Husten, Niesen oder Atemnot (Mehrfachnennungen möglich)?

- ☐ kalte Luft 1
- ☐ Tabakrauch 1
- ☐ Reinigungsmittel 1
- ☐ Chemikalien 1
- ☐ Sport 1
- ☐ Betreten bestimmter Räume wie Keller, Dachboden, Stall oder Schuppen 1
- ☐ Zubettgehen 1
- ☐ Staubsaugen 1
- ☐ Fegen, Abstauben 1
- ☐ Bettenausschütteln 1

Auswertung

0–11 Punkte: Ihre Antworten deuten auf eine gesunde und unbelastete Lunge hin.

12–25 Punkte: Ihr Ergebnis weist auf eine leicht erhöhte Lungenbelastung hin. Daher sollten Sie einerseits Atemluftbelastungen wie Staub, Tabak- und Brennholzrauch, Verkehrsabgase, Ozon und Sprays stärker meiden und andererseits Ihre Lunge durch regelmäßigen Sport trainieren. Gebirgs- oder Seeluft schaffen zusätzlich Entlastung.

26–41 Punkte: In Ihrem Fall zeichnen sich eine spürbar erhöhte Lungenbelastung und mögliche Einschränkungen ab. Reduzieren Sie daher Belastungen wie Holz- und Tabakrauch und andere Schadstoffe (z. B. Dieselabgase), lassen Sie Allergien abklären (diese können asthmatische Beschwerden zur Folge haben) und bewegen Sie sich ausreichend, möglichst an der frischen Luft. Husten oder Atemnot sind keine normalen Alltagsbegleiter, sondern sollten ärztlich untersucht und behandelt werden. Möglicherweise kann auch ein Lungenfunktionstest beim Facharzt angezeigt sein.

über 41 Punkte: Die meisten Kriterien für eine gestörte Lungenfunktion sind in Ihrem Fall erfüllt. Daher sollten Sie einen ärztlichen Lungenfunktionstest beim Lungenfacharzt wahrnehmen, um die Leistungsfähigkeit Ihrer Lunge zu prüfen. Auch ein Allergietest zählt zur Diagnostik. Meiden Sie Belastungen wie Rauch, Staub, Allergene, Schadstoffe und trockene Klima- oder Heizungsluft. Sorgen Sie für frische Luft und bewegen Sie sich ausgiebig. Halten Sie sich auch wann immer möglich im Gebirge oder am Meer auf. Bronchitis, Asthma und Allergien sollten, wenn sie vorliegen, konsequent ärztlich behandelt werden.

Die Lunge: ein fragiles Wunderwerk

Atmen heißt Leben: Die Versorgung mit Sauerstoff über die Lunge muss zeitlebens gewährleistet sein. Wir atmen täglich etwa 20000-mal, 15-mal pro Minute. Obwohl wir rund 2,5 l Luft ausatmen können – Leistungssportler bis zu 7 l –, strömen pro Atemzug nur etwa 0,5 l aus und ein. Somit atmen wir täglich bereits in Ruhe etwa zehn Kubikmeter Luft. Allerdings kommt es dem Körper dabei nur auf die rund 20 % Sauerstoff an, die über die ca. 300 Millionen 0,2 mm großen Lungenbläschen in die Blutgefäße wandern. Im Gegenzug verlässt überschüssiges Kohlendioxid den Körper. Man spricht von Gasaustausch.

Feines Flimmerepithel auf den Atemwegsschleimhäuten transportiert dabei unerwünschte Partikel wie Staub und Erreger zusammen mit Schleim wieder nach außen. Daher ist ein gelegentliches Husten, Niesen oder Schnäuzen normal. Die Selbstreinigung funktioniert bei regelmäßiger intensiver Bewegung deutlich besser, denn dann wird die Lunge richtig beansprucht, Lungenbläschen und Bronchien weiten sich, und das Atemvolumen steigt auf ein Viefaches. Dies ist auch wichtig, um die Lunge zu belüften und zu trainieren.

Tabakrauch ist bislang der größte Feind der Lunge: Die Schadstoffe lagern sich über die Jahre im Lungengewebe ein und senken kontinuierlich die Leistung. Aber auch Dieselabgase und private Holzfeuerung sind heute ein großes Lungenthema und fordern immer mehr Bronchitis-, Asthma- und Lungenkrebsfälle. In vielen Städten liegen die Feinstaubwerte fast dauerhaft über den Grenzwerten. So führt das Heidelberger Umwelt- und Prognose-Institut UPI 500000 Fälle chronischer Bronchitis und rund 25000 Todesfälle pro Jahr in Deutschland allein auf Feinstaub zurück.

In diesem Zuge haben chronische Atemwegserkrankungen in den letzten 20 Jahren erheblich zugenommen und sich bei Kindern etwa verdoppelt: 10–15 % leiden heute unter Asthma bronchiale (Erwachsene ca. 5 %) und 15–20 % unter Heuschnupfen (Gesamtbevölkerung: 15 %). Jeder zehnte Erwachsene lebt überdies mit chronischer Bronchitis. Auch die Lungenkrebs–sterblichkeit steigt trotz eines deutlichen Raucherrückgangs weiter an. Insgesamt leiden in Deutschland heute ca. 50000 Nichtraucher unter chronischen Lungenerkrankungen. Daneben setzen auch Allergene wie Schimmelpilze, Hausstaubmilben und Pollen der Lunge zu.

Gibt es Hinweise auf eine eingeschränkte Lungenfunktion – z. B. häufiger Husten (auch nachts), Atemwegsinfektionen, atemabhängige Schmerzen im

Brustkorb und Atemnot –, bringt ein Lungenfunktionstest beim Lungenfacharzt Aufschluss. Dabei werden neben Entzündungs- und Blutwerten u. a. Ausatemgeschwindigkeit und -volumen bestimmt.

Mineralstoffe

Für unsere Nerven- und Muskeltätigkeit ist eine ausreichende Mineralstoffversorgung lebensnotwendig. Aber auch Immunsystem, Psyche und Stoffwechsel sind darauf angewiesen. Wissen Sie, ob Ihr Bedarf gedeckt ist?

Bestehen ohne erkennbare Ursache Konzentrationsstörungen, Müdigkeit, Schwäche, Schwindel oder Unwohlsein?

- ☐ selten bis nie 2
- ☐ manchmal 1
- ☐ meistens 0

Treten Muskelkrämpfe, Herzrhythmusstörungen oder Verstopfung auf?

- ☐ selten bis nie 2
- ☐ manchmal 1
- ☐ häufig 0

Leiden Sie unter Blutarmut (Anämie)?

- ☐ geringgradig/früher einmal 1
- ☐ ja, deutlich 0
- ☐ nein 2

Wie oft treten Erkältungen, Wundheilungsstörungen oder Entzündungen auf?

- ☐ selten 2
- ☐ manchmal 1
- ☐ häufig 0

Haben Sie Hautprobleme (z. B. Reizung, Schuppung, Risse, Trockenheit)?

- ☐ selten bis nie 2
- ☐ manchmal 1
- ☐ meistens 0

Haben Sie brüchige bzw. beschädigte Haare oder Nägel (z. B. Rillen, Dellen, Flecken)?

- ☐ nein 2
- ☐ geringfügig 1
- ☐ ausgeprägt 0

Wie oft haben Sie Durchfall?

- ☐ an den meisten Tagen dünnflüssiger Stuhl 0
- ☐ an den meisten Tagen sehr weicher Stuhl 1
- ☐ mehrmals wöchentlich dünnflüssiger Stuhl 1
- ☐ mehrmals wöchentlich sehr weicher Stuhl 2
- ☐ mehrmals monatlich 3
- ☐ seltener 4

Wie oft erbrechen Sie sich?

- ☐ an den meisten Tagen 0
- ☐ mehrmals wöchentlich 1
- ☐ mehrmals monatlich 2
- ☐ seltener 3

Wie viele alkoholische Getränke (entsprechend je 0,4 l Bier, 0,2 l Wein oder drei Gläsern Schnaps) trinken Sie täglich?

- ☐ 0–1 3
- ☐ 1–2 2
- ☐ 2–3 1
- ☐ mehr als 3 0

Nehmen Sie Abführmittel ein?

- ☐ nein 3
- ☐ selten 2
- ☐ mehrmals monatlich 1
- ☐ mehrmals wöchentlich 0

Nehmen Sie harntreibende Medikamente ein?

- ☐ nein 3
- ☐ selten 2
- ☐ mehrmals monatlich 1
- ☐ mehrmals wöchentlich 0

Wie oft essen Sie frisches Obst?

- ☐ weniger als 1 x täglich 0
- ☐ 1–2 x täglich 1
- ☐ öfter 2

Gibt es Nahrungsmittelgruppen, auf die Sie weitgehend verzichten (z. B. Fleisch, Milchprodukte, Kohlgemüse, Lauchgewächse, Fisch)?

- ☐ nein 2
- ☐ einzelne 1
- ☐ mehrere 0

Sind Sie schwanger oder stillen Sie?

- ☐ nein 2
- ☐ nein, aber in den letzten zwei Jahren 1
- ☐ ja 0

Schwitzen Sie übermäßig, mit regelmäßig feuchter oder nasser Kleidung?

- ☐ nein 2
- ☐ teilweise 1
- ☐ ja 0

Leiden Sie unter einer Nierenerkrankung?

- ☐ nein 3
- ☐ ja, aber nicht behandlungsbedürftig 2
- ☐ behandlungsbedürftig 1
- ☐ mit Dialyse 0

Besteht eine Störung von Nebenschilddrüse, Hirnanhangdrüse oder Nebenniere mit auffälligen Hormonwerten?

- ☐ ja 0
- ☐ früher einmal 1
- ☐ nein 2

Trinken Sie am Tag mehr als 0,5 l Kaffee oder Cola?

- ☐ nein 2
- ☐ manchmal 1
- ☐ meistens 0

Wie oft und wie lange führen Sie Diäten durch?

- ☐ weniger als 3 Wochen im Jahr 3
- ☐ 3–8 Wochen pro Jahr 2
- ☐ 2–6 Monate pro Jahr 1
- ☐ häufiger 0

Wie oft haben Sie in den letzten sechs Monaten verschreibungspflichtige Medikamente (inkl. Pille) eingenommen?

- ☐ an den meisten Tagen 0
- ☐ 30–90 Tage 1
- ☐ 15–30 Tage 2
- ☐ seltener 3

Sie (Mehrfachnennungen möglich) ...
- ☐ bleiben, wenn Sie Sport treiben, im moderaten (nicht leistungsorientierten) Bereich 1
- ☐ sind sparsam mit Salz 1
- ☐ sind frei von chronischen Krankheiten 1
- ☐ garen Ihre warmen Mahlzeiten schonend 1
- ☐ essen meist frisch zubereitete Nahrung statt Fertiglebensmittel 1
- ☐ hatten bislang, sofern getestet, immer unauffällige Mineralstoff-Blutwerte 1
- ☐ trinken 0,75–3 l Wasser täglich 1

Sie essen (in der jeweiligen Saison) wöchentlich (Mehrfachnennungen möglich) ...
- ☐ Grünkohl 1
- ☐ Rosenkohl 1
- ☐ Fenchel 1
- ☐ Brokkoli 1
- ☐ Feldsalat 1
- ☐ Beeren 1
- ☐ Kürbis 1
- ☐ Kohlrabi 1
- ☐ Blattgemüse 1

Sie essen wöchentlich (Mehrfachnennungen möglich) ...
- ☐ Kichererbsen 1
- ☐ Kartoffeln 1
- ☐ Linsen 1
- ☐ Seefisch 1
- ☐ Milch(produkte) 1
- ☐ Ei 1
- ☐ Fleisch 1
- ☐ Bohnen 1
- ☐ Erbsen 1
- ☐ Hirse 1
- ☐ Vollkornprodukte 1
- ☐ Pilze 1
- ☐ Hasel- oder Walnuss 1

Auswertung

0–20 Punkte: Ihr Ergebnis spricht für eine deutlich unzureichende Mineralstoffversorgung. Sie sollten daher mit einem Arzt das Vorliegen eines Mangels und die Möglichkeit der Substitution (Einnahme) prüfen.

21–45 Punkte: Viele Kriterien sprechen für eine reduzierte Versorgung oder einen erhöhten Verlust in Sachen Mineralstoffe. Gehen Sie diesen Punkten nach und prüfen Sie, ggf. mithilfe eines Arztes, wie sich der Bedarf besser decken oder der Verlust reduzieren lässt.

46–65 Punkte: Ihre Mineralstoffversorgung lässt wahrscheinlich noch Verbesserungen zu. Diese ergeben sich aus den beantworteten Fragen und liegen insbesondere im Bereich der Ernährung.

Über 65 Punkte: Ihr Ergebnis spricht für eine gute Mineralstoffversorgung.

Eine gute Mineralstoffversorgung

In Zusammenhang mit Mineralstoffen werden meist Natrium (hier kommt es in der Regel nur bei massivem Flüssigkeitsverlust zu einem Mangel), Kalzium, Magnesium und Kalium genannt. Doch auch Chlor, Phosphor und Schwefel zählen dazu, ebenso wie Spurenelemente wie Eisen, Chrom, Jod, Zink, Kupfer und Selen.

Häufig führen Symptome wie Müdigkeit, Konzentrationsprobleme, Herzrhythmusstörungen oder Muskelkrämpfe auf die Spur: Fehlen Mineralstoffe im Körper, arbeiten viele Systeme wie Muskulatur, Stoffwechsel, Nerven- und Immunsystem nicht mehr reibungslos. Bestätigt sich der Verdacht auf einen Mangel, lassen sich die fehlenden Stoffe gut durch Präparate wieder auffüllen. Doch noch wichtiger ist die Frage nach der Ursache. Meist steckt einseitige Ernährung dahinter: Wer – möglicherweise sogar, um sich besonders gesund zu ernähren – dauernd auf bestimmte Nahrungsmittel verzichtet oder andere im Übermaß verzehrt, gerät in Sachen Ernährung leicht in eine Schieflage. Cola, Kaffee, Alkohol oder sogar große Mengen Wasser spülen wiederum verstärkt Mineralstoffe aus dem Körper. Dies gilt auch für weitere Faktoren, besonders für regelmäßigen Durchfall und Erbrechen, aber auch übermäßiges Schwitzen, Schwangerschaft und Stillen, Nierenerkrankungen und Arzneimittel.

An erster Stelle stehen daher eine vielseitige Ernährung, ein bewusster Umgang mit verschreibungspflichtigen Medikamenten (viele davon führen zu Mineralstoffmangel, allen voran Entwässerungs- und Abführmittel), die Vermeidung aller Extreme und ein Ausschluss chronischer Erkrankungen. Diese können auch den Darm betreffen, z. B. bei Reizdarmsyndrom, Zöliakie, Intoleranzen, Entzündungen oder Allergien. Mit der Flüssigkeit verlassen hier auch Mineralstoffe den Körper.

Neben der Anamnese gibt eine Blutuntersuchung wichtige Hinweise. Allerdings spiegelt der Blutwert nicht direkt den Mineralstoffgehalt in den Zellen wider. Daher wird z. B. im Fall von Eisen auch die Speicherform (Ferritin = Speichereisen) und Hämoglobin (roter Blutfarbstoff) gemessen, bevor man tatsächlich einen Mangel feststellt und behandelt.

In allen Fällen gilt: Je vielseitiger die Ernährung, desto besser. Reichlich frisches Gemüse steht dabei im Mittelpunkt. Dieses sollte für eine optimale Verträglichkeit überwiegend gegart sein, jedoch schonend im Dampf und nicht im Wasser gekocht.

Zwar kann man vorsorglich Mineralstoffe als Präparat einnehmen, um einen mutmaßlichen Mangel zu beheben oder zu vermeiden. Doch sollte man dies nicht ungezielt in hoher Dosis tun, ohne seine Blutwerte zu kennen. Denn dann belasten auch Mineralstoffe den Körper und können u. a. zu Nierensteinen, Nerven- oder Herzstörungen führen. Doch die meisten Mineralstoffe wie Magnesium oder Zink sind bei gelegentlicher Einnahme und moderater Dosierung gut verträglich.

Wer durch extremen Sport oder Veranlagung viel schwitzt (mehrmals täglich durchschwitzte Kleidung), kann auch durch Isogetränke Mangelzustände vermeiden – alternativ Apfelsaft 1:2 mit Wasser verdünnen und eine gute

Messerspitze Salz hinzugeben. Bei flüssigem Durchfall mit starkem Flüssigkeitsverlust eignet sich ein selbst hergestelltes Isogetränk zum Elektrolytausgleich: In 1 l abgekochtes Wasser ¾ TL Kochsalz, 1 TL Backpulver (Natriumbikarbonat), zwei pürierte Bananen oder eine Tasse Orangensaft sowie 4 EL Zucker einrühren, täglich bis zu 2 l davon trinken.

Wie äußert sich ein Mineralstoffmangel?
Mangelzeichen sind meist unspezifisch, geben aber in der Gesamtschau wichtige Hinweise.
So zeigt sich Eisenmangel u. a. durch Blässe, rissige Mundwinkel und Fingernägel, Kopfschmerzen, Müdigkeit und Kurzatmigkeit bei körperlicher Belastung. Häufig sind Vegetarier, Veganer, chronisch Kranke oder Frauen mit starker Menstruationsblutung betroffen. Zu den eisenreichsten Nahrungsmitteln zählen rotes Fleisch, Hülsenfrüchte, Quinoa und Amaranth.
Ein Magnesiummangel zeigt sich häufig durch Herzrhythmusstörungen, Muskelzucken, -krämpfe und -verspannungen, Müdigkeit, Magen-Darm-Beschwerden, Konzentrationsstörungen, Kopfschmerzen und Schwindel. Häufig sind Fehlernährung, Leistungssport, Stress oder hoher Alkoholkonsum daran beteiligt. Besonders viel Magnesium ist u. a. in Nüssen, Körnern, Beeren und Vollkornprodukten enthalten.
Bei Kaliummangel kommt es zu Konzentrationsstörungen, Nervosität, Müdigkeit, Kopfschmerzen, Schwindel und schneller Muskelermüdung, aber auch Appetitlosigkeit, Darmträgheit sowie Blähungen und Verstopfung. Ursache sind meist Entwässerungs- oder Abführmittel. Kalium ist vor allem in Bananen, Kohlgemüse, grünem Gemüse, Möhren, Kürbis Aprikosen, Kartoffeln, Nüssen oder Beeren enthalten
Ein Kalziummangel zeigt sich u. a. durch Gefühlsstörungen wie Kribbeln, Muskelkrämpfe, Stimmungsschwankungen, Herzrhythmusstörungen, Haut- und Knochenstörungen. Meist stecken einseitige Ernährung, Hormonstörungen, Vitamin-D-Mangel oder Medikamente dahinter. Besonders viel Kalzium enthalten Fisch, Fleisch, Eier, Milch(-Produkte), Hülsenfrüchte, Fenchel und Kohlgemüse.

Nahrungsmittelunverträglichkeiten ✓

Laktose, Gluten, Fruchtzucker, Histamin oder Glutamat: Eine Reihe von Stoffen, die wir täglich mit der Nahrung aufnehmen, ist zwar normalerweise harmlos, kann aber unter Umständen massive Magen-Darm-, Immun- und Befindlichkeitsstörungen auslösen. Häufig dauert es Jahre bis Jahrzehnte, bis die

„grundlos Kranken" die Ursache erfahren. Meist handelt es sich dabei nicht um klassische Allergien, sondern um komplexe chemische, enzymatische oder immunologische Störungen. Weist etwas bei Ihnen auf eine Nahrungsmittelunverträglichkeit hin?

Verspüren Sie nach Mahlzeiten ein Völlegefühl?

- ☐ täglich 2
- ☐ wöchentlich 1
- ☐ selten bis nie 0

Leiden Sie unter Blähungen?

- ☐ täglich 2
- ☐ mehrmals wöchentlich 1
- ☐ höchstens 1 x wöchentlich 0

Kommt es regelmäßig zu Durchfall bzw. breiigem Stuhl?

- ☐ täglich 2
- ☐ wöchentlich 1
- ☐ selten bis nie 0

Tritt in den Stunden nach dem Essen Übelkeit auf?

- ☐ täglich 2
- ☐ wöchentlich 1
- ☐ selten bis nie 0

Wie oft essen Sie industriell verarbeitete Nahrungsmittel (z. B. Schnellgerichte, Snacks, Konserven, Wurst)?

- ☐ mehrmals täglich 2
- ☐ 4–7 x pro Woche 1
- ☐ weniger als 4 x pro Woche 0

Leiden Sie regelmäßig unter krampfartigen Bauchschmerzen?

- ☐ täglich 2
- ☐ wöchentlich 1
- ☐ selten bis nie 0

Sind Sie müde trotz ausreichenden Schlafs?

- ☐ häufig bis immer 2
- ☐ manchmal 1
- ☐ selten bis nie 0

Haben Sie regelmäßig Kopfschmerzen ungeklärter Ursache?

- ☐ täglich 2
- ☐ wöchentlich 1
- ☐ selten bis nie 0

Treten nach einer Mahlzeit Hautrötungen, Juckreiz oder Mundbrennen auf?

- ☐ täglich 2
- ☐ wöchentlich 1
- ☐ selten bis nie 0

Leiden Sie ohne erkennbaren Grund unter Schwindelgefühl, Lustlosigkeit oder Niedergeschlagenheit?

- ☐ täglich 2
- ☐ wöchentlich 1
- ☐ selten bis nie 0

Haben Sie in den letzten zwei Jahren ohne Ernährungsveränderung zu- oder abgenommen?

- ☐ ja, mehr als 15 kg 2
- ☐ ja, zwischen 5 und 15 kg 1
- ☐ weniger als 5 kg 0

Sind Ihr Magen und/oder Darm überaktiv, z. B. mit Darmgeräuschen, schneller Verdauung, Sodbrennen, Übersäuerung oder Unwohlsein bei leerem Magen?

- ☐ ja, meistens 2
- ☐ manchmal 1
- ☐ selten bis nie 0

Riechen Winde und Stühle vergoren?
- ☐ ja, meistens 2
- ☐ manchmal 1
- ☐ selten bis nie 0

Wurde bei nahen Verwandten (Großeltern, Eltern, Kinder, Geschwister) eine Nahrungsmittelunverträglichkeit festgestellt?
- ☐ ja 2
- ☐ nein 0

Haben Sie Allergien (z. B. Pollenallergie), Nesselsucht oder Neurodermitis?
- ☐ ja 2
- ☐ manchmal/in geringem Umfang 1
- ☐ nein 0

Treten regelmäßig Immunstörungen, z. B. Erkältungen, Hautstörungen, Bindehautentzündung, schlechte Wundheilung, auf?
- ☐ häufig 2
- ☐ manchmal 1
- ☐ nein 0

Verspüren Sie häufig Heißhunger auf bestimmte Nahrungsmittel?
- ☐ ja 2
- ☐ nein 0

Empfinden Sie nach Mahlzeiten starkes Unwohlsein (z. B. mit Herzklopfen, Müdigkeit oder Schweißausbrüchen)?
- ☐ ja, meistens 2
- ☐ manchmal 1
- ☐ selten bis nie 0

Vertragen Sie alkoholische Getränke?
- ☐ ja 0
- ☐ nur kleinere Mengen 1
- ☐ nein/kaum 2

Auswertung

0–7 Punkte: Höchstwahrscheinlich leiden Sie nicht unter einer Nahrungsmittelunverträglichkeit und können im Rahmen einer vielseitigen und gemüsereichen Ernährung Ihre Nahrungsmittel auswählen. Setzen Sie dabei potenzielle Auslöser (s. Infoteil) maßvoll ein.

8–15 Punkte: In Ihrem Fall besteht die Möglichkeit einer Nahrungsmittelunverträglichkeit. Führen Sie daher einen Auslasstest durch (s. Infoteil). Bringt dieser kein Ergebnis, sollten Sie kritisch Ihre Ernährungsgewohnheiten unter die Lupe nehmen: Sind ausreichend frische Nahrungsmittel und Ballaststoffe (Vollkorn, Gemüse) enthalten? Fasten Sie einmal im Jahr mit Verzicht auf Fett, Zucker, Fleisch, Alkohol und verarbeitete Nahrungsmittel? Ist die Nahrung für Sie gut verdaulich? So vertragen die einen z. B. Rohkost, Kohl oder Hülsenfrüchte bestens, während sie bei anderen zu Verdauungsstörungen führen. Zu fette Mahlzeiten verursachen Müdigkeit und Schwindel nach dem Essen.

16–24 Punkte: Ihre Symptome sprechen für eine Nahrungsmittelunverträglichkeit. Diese sollte durch einen Auslasstest (s. Infoteil) sowie einen Bluttest beim Arzt bestätigt oder ausgeschlossen werden. Passen Sie den Anteil an rohem und blähendem Gemüse Ihrem Verdauungssystem an – gerade bei chronischer Darmstörung wird gegarte, wenig blähende Kost oft besser vertragen und verwertet. Vertragen Sie mediterrane Ernährung (Teigwaren, gegarte Gemüse, Oliven[-Öl], Fisch), asiatische Küche (Reis, Geflügel, Soja, Paprika, Sprossen, Pilze) oder regionale Saisonkost besser? Essen Sie immer in

Ruhe, drei größere und zwei kleinere Mahlzeiten am Tag, abends nur noch leichte Kost. Hören Sie jeweils deutlich vor der totalen Sättigung auf. Eine Vielzahl kleiner Mahlzeiten bzw. Snacks über den Tag verteilt macht dem Organismus ebenso zu schaffen wie ein opulentes (Abend-)Mahl. Meiden Sie immer wieder über mindestens zwei Wochen die unten aufgeführten Verursacher sowie Koffein (Kaffee, Cola), Alkohol und synthetische Nahrungszusätze (z. B. Konservierungs-, Süß- und Farbstoffe). Auch Tomaten, Äpfel, Bananen, Nüsse, Erdbeeren oder Kiwi können Beschwerden auslösen. Wie immer kommt es dabei auf eine ebenso zwanglose wie genussvolle Umsetzung an. Wichtig: Dauerhafte Magen-Darm-Beschwerden sollten ärztlich untersucht werden, um schwere (chronische) Erkrankungen auszuschließen.

25–38 Punkte: Ihr Magen-Darm-System ist stark überlastet. Vieles deutet dabei auf eine chronische Magen-Darm-Erkrankung mit Nahrungsmittelunverträglichkeit hin. Zunächst sollten Sie Magen und Darm ärztlich untersuchen lassen, möglichst auch endoskopisch (Magen- und Darmspiegelung). Es sollte, sofern andere Krankheiten ausgeschlossen wurden, gezielt nach einem Verursacher gesucht werden (s. u.). Außerdem gelten alle Empfehlungen des vorhergehenden Abschnitts.

Hintergrund Nahrungsmittelunverträglichkeiten

Jedes Nahrungsmittel, das zu Beschwerden führt, kann als unverträglich eingestuft werden, darunter häufig auch fette, blähende oder allergieauslösende Kost. Eine Unverträglichkeit (Intoleranz) im engeren Sinne beruht darauf, dass der Körper – insbesondere durch einen Enzymmangel – bestimmte Stoffe schlecht verarbeiten kann (z. B. Laktose), übermäßig darauf anspricht (z. B. Histamin, Glutamat) oder in einer komplexen Immunreaktion darauf reagiert (z. B. Gluten). Häufig entwickelt sich die Unverträglichkeit während der Kindheit und besteht lebenslang – nur ein Teil der Betroffenen verspürt allerdings Beschwerden. Hormonumstellungen wie Pubertät, Pille, Schwangerschaft oder Wechseljahre können Unverträglichkeiten zum Verschwinden bringen. Die wichtigsten Symptome beruhen auf einer Magen-Darm-Störung: Blähungen, Völlegefühl, (evtl. kolikartige) Bauchschmerzen, Durchfälle und Übelkeit, meist Minuten bis Stunden nach der Mahlzeit. Die Diagnose erfolgt in der Regel durch Anamnese sowie Auslass- und Provokationstest (s. u.), evtl. ergänzt durch Untersuchung der Ausatemluft (z. B. Wasserstoff), des Blutes (Antikörper, abbauende Enzyme, Abbauprodukte) und des Darms (Spiegelung, Gewebeprobe). Wichtig: Die Diagnostik liefert wichtige Hinweise, kann aber falsch positiv oder negativ ausfallen.

Die Therapie besteht in der Regel im überwiegenden Meiden des Auslösers, bei Darmschädigung in zunächst striktem Verzicht, Schonkost (gegarte, magen- und darmschonende Nahrung) und evtl. Darmaufbau mit Bakterienpräparaten. Weil Auslöser häufig als Zutat in Fertiglebensmitteln versteckt sind, sollten diese nur sparsam und unter Kenntnis der Inhaltsstoffe verwendet werden.

Auslass- und Provokationstest

Bei den meisten Unverträglichkeiten liefert der Auslasstest den genauesten Hinweis: Über 14 Tage werden Nahrungsmittel mit dem fraglichen Auslöser (z. B. Milchprodukte) strikt gemieden und daraufhin wieder bewusst zugeführt. Bei einer Unverträglichkeit kommt es dann zu einer verstärkten Reaktion. Für einen grundsätzlichen Test nimmt man 14 Tage nur Reis, Kartoffeln und stilles Wasser zu sich, und dann alle zwei bis drei Tage ein Lebensmittel dazu.

Häufige Auslöser

Laktose (Milchzucker): Dieser vor allem in der Muttermilch von Säugetieren enthaltene Zweifachzucker wird beim Säugling durch das Enzym Laktase zu Galaktose und Glukose abgebaut. Da der Organismus jedoch später nicht mehr auf Muttermilch eingestellt ist, fehlt vielen Menschen das Enzym – in Asien und Afrika 90 %, in Europa und Nord-Amerika 10 %. Dann wird Laktose im Dickdarm zu Milchsäure, Methan und Wasserstoff vergoren, mit daraus folgender Magen-Darm-Störung. Sie erfordert den weitergehenden Verzicht auf alle Milchprodukte.

Gluten: Dieses in Weizen, Gerste und Roggen (abgewandelt auch in Hafer) und verwandten Zuchtformen wie Dinkel enthaltene Klebereiweiß enthält potenziell schädliche Anteile (Gliadin), die bei einer Abbaustörung (Zöliakie, ca. 0,5 % der Bevölkerung) eine Dünndarmentzündung mit Abbau lebensnotwendiger Darmzotten auslösen. Folge ist eine Magen-Darm-Störung, aber auch Mangelerscheinungen durch Fehlverwertung, wie Blutarmut (Anämie) und Störungen von Knochen, Zähnen, Gelenken, Leistung, Befindlichkeit und Entwicklung.

Fruktose (Fruchtzucker): Fruktose ist in größerer Menge in Obst, Honig und Haushaltszucker enthalten. Rund ein Drittel der Bevölkerung kann sie nicht richtig verwerten und entwickelt daher bei hoher Aufnahme zu 50 % Magen-Darm-Beschwerden.

Histamin: Der körpereigene Botenstoff wirkt stark entzündungsfördernd, z. B. bei Allergien. Empfindliche Menschen (ca. 1 %) reagieren auch auf Histamin in der Nahrung (z. B. Sauerkraut, Räucherfleisch, Meeresfrüchte, Käse, Bier, Rotwein) mit Hautstörungen, Kopfschmerzen oder Schwindel, bis hin zu schweren allergischen Symptomen wie Asthma, Ödemen, Blutdruck- oder Pulsanstieg.

Glutamat: Der Geschmacksverstärker, der vor allem in Fertiglebensmitteln (Soßen, Würze, Chips) zum Einsatz kommt, wird insbesondere von einem Teil der Europäer schlecht vertragen. Folge sind vorübergehende Hautstörungen (Rötung, Jucken), Hitzeempfindung, Kopfschmerzen und Übelkeit nach dem Essen.

Nase und Nebenhöhlen

Die meisten Menschen verstehen unter Nase nur deren zierlichen bis markanten äußeren Anteil. Doch tatsächlich durchzieht die Nasenhöhle mit ihren sechs Gängen und fünf großen Nebenhöhlen den halben Kopf und gewährleistet gesunde Atemwege, Riechfähigkeit und Vitalität. Wie gesund ist Ihre Nase?

Wie viele Wochen haben Sie im Jahr Schnupfen?

- ☐ 0–2 0
- ☐ 2–4 1
- ☐ 4–10 2
- ☐ häufiger 3

Wie viele Zigaretten rauchen Sie täglich?

- ☐ ich habe in den letzten 15 Jahren nicht geraucht 0
- ☐ 0 1
- ☐ weniger als 1–2 2
- ☐ 3–5 3
- ☐ 6–15 4
- ☐ mehr als 15 5
- ☐ ich verwende regelmäßig andere Tabakprodukte 3

Halten Sie sich jedes Nasenloch für zehn Sekunden zu. Können Sie durch das jeweils andere ausreichend atmen?

- ☐ ja, durch beide 0
- ☐ durch eines 1
- ☐ durch keines 2

Können Sie beim Sport – abgesehen von Maximalleistungen – durch die Nase atmen?

- ☐ ja 0
- ☐ teilweise 1
- ☐ nein 2

Können Sie im Alltag frei durch die Nase atmen?

- ☐ häufig bis immer 0
- ☐ teilweise 1
- ☐ meistens nicht 2

Wie oft putzen Sie sich täglich die Nase, wenn Sie keinen Schnupfen haben?

- ☐ weniger als 1 x 0
- ☐ 2–4 x 1
- ☐ öfter als 4 x 2

Sondert Ihre Nase regelmäßig gelben Schleim ab?

- ☐ ja, häufig 2
- ☐ manchmal 1
- ☐ selten bis nie 0

Juckt oder brennt Ihre Nase regelmäßig?

- ☐ ja, häufig 2
- ☐ manchmal 1
- ☐ selten bis nie 0

Schmerzt es, wenn Sie mit den Fingern mit mittlerem Druck auf den Bereich neben der Nase und an die Stirn über den Augen drücken und klopfen?

- ☐ ja 2
- ☐ teilweise 1
- ☐ nein 0

Schmerzt es neben der Nase oder über den Augen, wenn Sie sich bis zum Boden hinunterbeugen?

- ☐ ja 2
- ☐ teilweise 1
- ☐ nein 0

Wie viele Tage im Jahr brauchen Sie Medikamente, damit Sie frei atmen können?

- ☐ 0–10 0
- ☐ 11–40 1
- ☐ 41–120 2
- ☐ öfter 3

Können Sie beim Schlafen ungehindert atmen?

- ☐ ja 0
- ☐ teilweise 1
- ☐ nein 2

Wie oft haben Sie Nasenbluten?

- ☐ regelmäßig 2
- ☐ manchmal 1
- ☐ selten bis nie 0

Haben Sie regelmäßig Nasenfurunkel („Pickel" in der Nase)?

- ☐ häufig 2
- ☐ manchmal 1
- ☐ selten bis nie 0

Wie viele Allergien haben Sie?

- ☐ 0 0
- ☐ 1 1
- ☐ 2–3 2
- ☐ mehr als 3 3

Ist Ihnen schon einmal aufgefallen, dass Sie Gerüche schlechter wahrnehmen als andere?

- ☐ ja 2
- ☐ teilweise 1
- ☐ nein 0

Nehmen Sie im Augenblick einen Geruch wahr?

- ☐ ja 0
- ☐ kaum 1
- ☐ nein 2

Bevorzugen Sie deftig gewürzte Speisen, weil andere für Sie fad schmecken?

- ☐ ja 2
- ☐ manchmal 1
- ☐ selten bis nie 0

Nehmen Sie den Geruch von Räumen und Menschen wahr?

- ☐ meistens bis immer 0
- ☐ teilweise 1
- ☐ selten bis nie 2

Gegen Nasenprobleme verwenden Sie regelmäßig (Mehrfachnennungen möglich) ...

- ☐ Cortisonspray 1
- ☐ abschwellende Mittel 1
- ☐ antiallergische Mittel 1
- ☐ Nasensalben 1
- ☐ Antibiotika 1
- ☐ andere 1

Ihre Nase schwillt rasch zu bei (Mehrfachnennungen möglich) ...

- ☐ Kälte 1
- ☐ Wärme 1
- ☐ trockener Luft 1
- ☐ Staub in der Luft 1
- ☐ Chemikalien 1
- ☐ Sport 1
- ☐ Abgasen 1
- ☐ Decken- oder Kissen-ausschütteln 1
- ☐ Ablegen auf ein Sofa oder Bett 1

Was trifft auf Sie zu (Mehrfachnennungen möglich)?

- ☐ allergischer Schnupfen 1
- ☐ chronischer Schnupfen 1
- ☐ häufiges Räuspern 1
- ☐ chronische oder wiederkehrende Nebenhöhlenentzündungen 1
- ☐ Neurodermitis 1
- ☐ Asthma 1
- ☐ trockene Nasenschleimhaut 1
- ☐ empfindliche Atemwege 1
- ☐ Pilzinfektion der Nase 1
- ☐ Nasenverletzung(en) 1
- ☐ innen verkrustete Nase 1
- ☐ Nasenpolypen 1
- ☐ vergrößerte Rachenmandel 1
- ☐ verkrümmte oder verschobene Nasenscheidewand 1
- ☐ andere Atemhindernisse im Nasenbereich 1

Auswertung

0–8 Punkte: Ihr Ergebnis spricht für intakte und vitale Nasenschleimhäute.

9–18 Punkte: Nasenatmung und Geruchsinn funktionieren im Alltag, sind jedoch Belastungen ausgesetzt. Eine Reduzierung von Feinstaub (auch durch Nichtrauchen, Verzicht auf Diesel-Pkw und Holzfeuerung), trockener Heizungsluft und Allergieauslösern kann hier eine Entlastung bringen. Verzichten Sie möglichst auf die regelmäßige Anwendung von Medikamenten, da diese die Eigenregulation der Schleimhaut herabsetzen. Nasensprays und Nasenduschen mit physiologischer Kochsalzlösung können jedoch helfen.

19–36 Punkte: Ihre Nasenschleimhäute sind starken Belastungen ausgesetzt und benötigen Erholung. Dazu zählt auch die Reduzierung von Feinstaub, Abgasen, Allergenen, Stäuben, Tabakrauch und trockener Heizungsluft. Auch Aufenthalte am Meer und im Gebirge sowie ein Ausschleichen von Medikamenten (in Absprache mit dem Arzt) bringen Erleichterung.

über 36 Punkte: Die meisten Kriterien für eine beeinträchtige Atmung und Nasenschleimhautfunktion treffen in Ihrem Fall zu. Daher sollten Sie ärztlich kontrollieren lassen, welche Ursachen dahinter stecken und welche Therapien zur Auswahl stehen.

Nasenprobleme: Ursachen und Lösungen

Nicht weniger, sondern immer mehr Menschen leiden unter Allergien, Riechstörungen und chronischem Schnupfen. Zu den wichtigsten Ursachen zählen Feinstaub und ungefilterte Verbrennungsabgase. Beides geht hauptsächlich auf Dieselmotoren und private Holzfeuerung zurück. Kommt Tabakkonsum hinzu, sind Atemwegsstörungen vorprogrammiert. Zugleich liegt häufig die Bakterienzusammensetzung auf der Nasenschleimhaut weit ab vom Soll.

Diese entscheidet wesentlich über die Schleimhautregulation und entsteht bei der natürlichen Geburt: Kaiserschnittkinder haben später mehr Atemwegsprobleme.
Allergien und Infektanfälligkeit werden durch zu viel Hygiene in der Kindheit begünstigt. Denn wenn das Immunsystem in jungen Jahren nicht ausreichend trainieren darf (z. B. durch Kontakt mit Tieren und Spielen im „Schmutz"), ist es später von Keimen und Reizen eher überfordert. Faustregel: Bessert sich der Schnupfen im Winter, regieren Betroffene meist auf Pollen, bei winterlichen Problemen eher auf Tierhaare oder Hausstaubmilben. Letztere lieben Feuchtigkeit, schlecht gelüftete und gereinigte Betten und dauergeschlossene Fenster im Schlafzimmer. Regelmäßiges Stoßlüften und Waschen allergiebelasteter Textilien schafft hier bereits Erleichterung.
Auch Verletzungen der Nase oder Fremdkörper erschweren die Atmung. Häufiger als angenommen haben sich aber chronische Pilz- oder Bakterieninfektionen eingenistet. Dies betrifft nicht nur die Nasenhöhle selbst, sondern auch die Nebenhöhlen (Hinweis: Schmerzen bei Druck, Beklopfen oder Hinunterbeugen, chronischer Schnupfen und Naselaufen). Diese Störungen müssen vom HNO-Arzt untersucht und konsequent behandelt werden. Denn andernfalls können sich weitere Keime daraufsetzen. Ähnliches gilt für Atemhindernisse: Eine krumme Nasenscheidewand oder Polypen (gutartige Schleimhautwucherungen) werden häufig als chronischer Schnupfen fehlgedeutet. Hier kann ein operativer Eingriff erforderlich sein.
Nicht selten sind auch Medikamente das Problem. Besonders abschwellende Nasentropfen und -sprays lassen nach etwa sieben Tagen Anwendungen selbst die Nasenschleimhäute anschwellen – nach einiger Zeit irreversibel. Aber auch Cortison kann die Schleimhäute auf Dauer empfindlich angreifen.
Nasenbluten ist hingegen meist harmlos. Tritt es regelmäßig oder stark auf, sollten mögliche Ursachen wie Bluthochdruck, Gerinnungs- oder Gefäßstörungen ärztlich abgeklärt werden. Blutet es aus der Nase, reicht es im Moment jedoch meist aus, ein Tuch vor die Nase zu halten, einen Eisbeutel in den Nacken zu legen oder bei stärkeren Blutungen blutstillende Watte in die Nase zu schieben.
Akuter Schnupfen wird meist durch Schnupfenviren ausgelöst und verschwindet von selbst nach einigen Tagen. Halten Schnupfen und anderen Nasenentzündungen über mehr als 14 Tage an, sollten sie ärztlich abgeklärt und behandelt werden, um Komplikationen zu vermeiden. Dies gilt auch für Riechstörungen, die häufig über Jahre unbemerkt bleiben oder nicht ernst genommen werden.

Folgende Maßnahmen wirken allgemein unterstützend auf die Nasenschleimhäute und lindernd bei Erkrankungen:

- warme Fußbäder
- Nasenspray mit physiologischer Kochsalzlösung bei trockener Nasenschleimhaut (je trockener die Nasenschleimhaut, desto anfälliger für alle Erkrankungen)
- Nasenspülung (einmal täglich mit einer Nasenspülkanne und Kochsalzlösung – mit Leitungswasser füllen und eine Messerspitze Salz hineingeben)
- Meeres- oder Gebirgsluft
- Wohn- und Arbeitsräume alle zwei Stunden mit ganz geöffneten Fenstern lüften
- frische Luft
- Sport
- Verzicht auf Tabakrauch, trockene Heizungsluft, Staub und Holzfeuerung
- Dampfinhalation (evtl. Thymiankraut ins heiße Wasser geben)
- bei Nebenhöhlenentzündung auch Zwiebelpäckchen (heiße Zwiebelstückchen im Tuch 15 Minuten über den Nebenhöhlen auflegen), Rotlichtbestrahlung
- bei guter Verträglichkeit: ätherisches Eukalyptus- und Minzöl zum Inhalieren, Einreiben (verdünnt in einem Trägeröl) oder Raumbeduften (nicht bei kleineren Kindern oder empfindlichen Atemwegen)
- regelmäßiges Händewaschen, um Infektionen der Nase mit Viren und Bakterien zu vermeiden
- Substitution fehlender Nährstoffe, z. B. Alpha-Liponsäure, Coenzym Q10, Selen, Zink, Vitamin A, D und E
- ausreichend trinken

√ Nieren

Die meisten Menschen wissen nur vage, wo die beiden birnengroßen Organe sitzen und welche Funktionen sie eigentlich erfüllen: Die Nieren arbeiten meist reibungslos und unbemerkt, übernehmen aber gleich mehrere lebenswichtige Aufgaben wie die Regulierung des Wasser- und Elektrolythaushalts, der Blutbildung und des Blutdrucks. Umso wichtiger, sie genauer unter die Lupe zu nehmen.

Spüren Sie Schmerzen, wenn Sie sich im Bereich der unteren Rippe rechts und links der Wirbelsäule seitlich auf den Rücken klopfen?

- ☐ ein wenig 1
- ☐ ja, deutlich 2
- ☐ nein 0

Wie viele Blasenentzündungen pro Jahr hatten Sie in den letzten drei Jahren?

- ☐ 0 0
- ☐ 1–2 1
- ☐ 3–4 2
- ☐ mehr/chronische Blasenentzündung 3

Wurden schon einmal Steine im Bereich der Harnwege (Niere, Harnleiter, Blase, Harnröhre) festgestellt?

- ☐ ja, einmal 1
- ☐ öfter 3
- ☐ nein, noch nie 0

Wie oft in Ihrem Leben traten Infektionen oder andere Störungen der Niere auf?

- ☐ noch nie 0
- ☐ 1 x 1
- ☐ 2–3 x 2
- ☐ öfter 3

Hatten Sie bereits andere Störungen der Harnwege (z. B. Zystennieren oder Harnleiterverengungen)?

- ☐ ja, wiederholt 2
- ☐ ja, chronisch 3
- ☐ 1 x 1
- ☐ nein 0

Wurde schon einmal erhöhtes Eiweiß im Urin gemessen?

- ☐ ja, mehrfach 2
- ☐ 1 x/weiß nicht 1
- ☐ nein 0

Wurde schon einmal Blut im Urin festgestellt?

- ☐ ja, mehrfach 2
- ☐ 1 x/weiß nicht 1
- ☐ nein 0

Wurden Bakterien in Ihrem Urin festgestellt?

- ☐ ja, häufig 2
- ☐ selten 1
- ☐ nein 0

Treten Ödeme (Wassereinlagerungen) auf?

- ☐ nein, nie 0
- ☐ selten, z. B. nach langem Stehen an heißen Tagen in den Beinen 1
- ☐ manchmal 2
- ☐ häufig 3

Wurde bei Ihnen Bluthochdruck oder Anämie ohne erkennbare Ursache (wie Stress, Übergewicht, Mangelernährung oder Blutverlust) festgestellt?

- ☐ ja 2
- ☐ nein 0

Wie viel Wasser oder Kräutertee trinken Sie pro Tag?

- ☐ 0–0,5 l 3
- ☐ 0,5–1 l 2
- ☐ 1–1,5 l 1
- ☐ 1,5–2,5 l 0
- ☐ mehr als 2,5 l 1

Wie viele alkoholische Getränke (entsprechend 0,4 l Bier, 0,2 l Wein oder drei Gläsern Schnaps) trinken Sie pro Tag?

- ☐ 0–1 0
- ☐ 2–3 1
- ☐ mehr als 3 2

Wie viel Salz essen Sie?

- ☐ sehr wenig (wenig Fertignahrung, inkl. Brotaufstriche, Wurst und Käse, keine salzigen Snacks, kein Nachsalzen von Lebensmitteln und Mahlzeiten) 0
- ☐ wenig (selten gesalzene Fertiglebensmittel, kein Nachsalzen) 1
- ☐ durchschnittliche Menge 2
- ☐ viel (häufig Fertignahrung, salzige Snacks und Nachsalzen, Vorliebe für würzige Speisen) 3

Hatten Sie schon einmal fiebrige bakterielle Infektionen über mindestens eine Woche?

- ☐ ja, einmal 1
- ☐ mehrfach 2
- ☐ nein 0

Haben Sie Diabetes mellitus?

- ☐ ja, optimal eingestellt 2
- ☐ ja, (noch) nicht optimal eingestellt 3
- ☐ nein 0
- ☐ weiß nicht 1

Besteht Bluthochdruck?

- ☐ ja, ab 160/100 2
- ☐ ja, 140/90–160/100 1
- ☐ nein 0
- ☐ weiß nicht 1

Spüren Sie Harndrang oder Schmerzen beim Wasserlassen?

- ☐ selten bis nie 0
- ☐ manchmal 1
- ☐ häufig 2

Nehmen Sie Kalzium ein (z. B. über Sportlernahrung, funktionelle Lebensmittel oder Tabletten)?

- ☐ nein 0
- ☐ manchmal 1
- ☐ regelmäßig 2

Nehmen Sie nierenschädigende Medikamente?

- ☐ ja 2
- ☐ nein 0

Wurden Gefäßverengungen (z. B. koronare Herzkrankheit) oder Risikofaktoren dafür wie Bewegungsmangel, Übergewicht, erhöhtes Cholesterin oder erhöhte Blutfette festgestellt?

- ☐ ja, geringgradig 1
- ☐ ja, fortgeschritten 2
- ☐ nein 0

Wurden Ihre Nierenwerte schon einmal untersucht?

- ☐ ja, in den letzten Jahren 0
- ☐ ja, vor vielen Jahren 1
- ☐ nein/weiß nicht 2

Sie leiden immer wieder unter (Mehrfachnennungen möglich) …

- ☐ Abgeschlagenheit, unerklärlichem Fieber 1
- ☐ dumpfen oder krampfartigen Schmerzen im seitlichen Bauch oder mittleren Rücken (seitlich) 1
- ☐ übermäßigem Durst 1
- ☐ Sensibilitäts- oder Sehstörungen 1
- ☐ Konzentrationsschwäche, Verwirrtheit 1
- ☐ Juckreiz 1
- ☐ Wadenkrämpfen 1
- ☐ Uringeruch der Haut 1
- ☐ Appetitlosigkeit, Übelkeit oder Durchfall 1

Auswertung

0–9 Punkte: Ihr Ergebnis spricht für einwandfrei funktionierende Nieren. Sind Sie beim Beantworten der Fragen auf Belastungsfaktoren gestoßen? Dann eröffnen sich somit weitere Verbesserungsmöglichkeiten.

10–29 Punkte: Ihre Nieren sind mehreren Belastungen ausgesetzt, die ihre Funktion auf Dauer beeinträchtigen können. Möglicherweise sind auch bereits Nierenstörungen aufgetreten. In jedem Fall sollten Sie die Situation verbessern, indem Sie Natrium (Salz) und nierenschädigende Präparate inkl. Kalzium sowie alle Gefäßbelastungen reduzieren, ausreichend Wasser trinken und Ihre Harnwege unterstützen (s. Infoteil).

über 29 Punkte: Die meisten Kriterien für eine belastete oder gestörte Nierenfunktion treffen in Ihrem Fall zu. Daher sollten Sie zum einen Ihre Nierenwerte ärztlich untersuchen lassen. Zum anderen gilt es, die Belastungen deutlich zu senken. Bewusster Salz- und Alkoholkonsum gehören ebenso dazu wie Blutdruck-, Blutfett- und Blutzuckerregulierung sowie ausreichende Wasserzufuhr.

Nieren auf dem Prüfstand

Die beiden, je ca. 150 g schweren Nieren sind im Körper für die Regulierung des Wasserhaushalts sowie die Ausscheidung schädlicher Stoffe zuständig, insbesondere Stoffwechselabbauprodukte wie Harnstoff, aber auch Salz oder Säuren. Aus mehreren Tausend Litern Blut filtern sie dazu etwa 1,5 l Urin pro Tag heraus. Zwei weitere Aufgaben kommen den Nieren zu: Die Produktion des Blutbildungshormons Erythropoetin und die Blutdruckregulation mithilfe der Hormone Angiotensin und Aldosteron.

Risiken

Meist arbeiten die Nieren so effektiv, dass der Mensch auch nur mit einer davon leben kann. Doch viele Faktoren können ihre Funktion beeinträchtigen, darunter:

- zu geringe Wasserzufuhr (unter 1 l pro Tag)
- zu viel Salz (mehr als 7 g pro Tag)
- Diabetes mellitus als größtes Nierenrisiko
- Bluthochdruck (schädigt das Gefäßnetz der Niere)
- gestörter Harnabfluss, z. B. Steine
- häufige oder chronische Blasenentzündung
- nierenschädigende Medikamente (z. B. viele Schmerzmittel)
- Gefäßrisiken (z. B. Übergewicht, Bewegungsmangel, erhöhte Blutfette)
- durchgemachte Streptokokkeninfektionen
- übermäßige Mineralstoffzufuhr durch Präparate oder Sportgetränke

Diagnostik

Wichtigster Indikator für eine Nierenstörung ist eine Eiweißerhöhung (Albumin) im Urin. Zudem steigen Harnsäure, Phosphat, Harnstoff und Cystatin C im

Blut typischerweise an, während Kalium abfällt. Als zentraler Wert gilt das Verhältnis von Kreatinin im Blut und Urin. Die entsprechende 24-Stunden-Untersuchung (Kreatinin-Clearance) dient zur Abschätzung der sogenannten glomerulären Filtrationsrate (GFR) als Kennzahl für den Grad einer Nierenstörung.

Symptome

Nierenerkrankungen zeigen sich häufig durch Wassereinlagerungen (Ödeme), z. B. im Bereich der Fußknöchel, morgens der Augenlider, da das verstärkt ausgeschiedene Albumin im Blut fehlt und weniger Wasser in den Gefäßen hält. Der Urin kann rötlich-braun gefärbt sein und übermäßig schäumen, der Blutdruck steigen. Ebenso kann sich mangels Erythropoetin eine Blutarmut (Anämie) einstellen. In der Nierenregion (links und rechts am Rücken im Bereich des unteren Rippenbogens) treten evtl. Schmerzen auf, besonders beim Beklopfen. Auch Harndrang, erhöhte Trink- und Urinmengen sowie Brennen und Schmerzen beim Wasserlassen deuten auf eine Nierenbeteiligung hin.
Im weiteren Verlauf kommen Symptome wie Atemnot, Müdigkeit, Blässe, Juckreiz, Uringeruch der Haut, Unwohlsein, Kopfschmerzen, Appetitlosigkeit, Übelkeit und Verwirrtheit hinzu – u. a. als Zeichen einer Harnstoffvergiftung. Häufig gehen Nierenstörungen auch Auffälligkeiten der ableitenden Harnwege (Harnleiter, Blase, Harnröhre) voraus, darunter Steine, Entzündungen oder Abflussstörungen. Nierensteine äußern sich häufig durch heftige, plötzliche Schmerzen im Unterbauch oder der Nierenregion, Brennen beim Wasserlassen, häufige kleine Urinmengen, Fieber und übelriechenden Urin.
Fallen die Nieren ganz aus, muss ein medizinisches Filterverfahren, die Dialyse (Blutwäsche) deren Funktion übernehmen, um u. a. einen Elektrolytkollaps, eine Übersäuerung und eine Harnstoffvergiftung zu vermeiden.
Grundsätzlich ist jede Nierenerkrankung sehr ernst zu nehmen, sofort abzuklären und nach Bedarf zu behandeln. Zu den häufigsten Vertretern zählt die meist bakterielle Nierenbeckenentzündung (Pyelonephritis), die meist durch Harnabflussstörungen verursacht wird. Typische Symptome sind plötzliches, schweres Krankheitsgefühl, Abgeschlagenheit, hohes Fieber, Appetitlosigkeit, Harndrang, Schmerzen beim Wasserlassen und Nierenschmerzen (häufig als Rückenschmerzen fehlgedeutet).

√ Prämenstruelles Syndrom

Man spricht auch von den „Tagen vor den Tagen“ oder kurz PMS: Etwa die Hälfte aller gebärfähigen Frauen leidet mehr oder weniger stark unter einem prämenstruellen Syndrom. Dieses äußert sich mit deutlichen körperlichen und psychischen Beschwerden, die einige Tage vor der Menstruation beginnen und mit Einsetzen der Blutung wieder nachlassen, und reicht von gelegentlichem Unwohlsein bis hin zu wiederkehrender Arbeitsunfähigkeit.

Wie alt sind Sie?

- ☐ unter 30 Jahre 0
- ☐ 30–40 Jahre 2
- ☐ über 40 Jahre 4

Sind Sie übergewichtig (Hinweis: BMI = Körpergewicht dividiert durch das Quadrat der Körpergröße, z. B. 78 : $(1{,}79)^2$ = 24,3))?

- ☐ ja, erheblich (BMI über 30) 4
- ☐ ja (BMI 25–30) 2
- ☐ nein 0

Leiden Sie unter einer Schilddrüsenunterfunktion?

- ☐ ja, deutlich 3
- ☐ ja, geringfügig 2
- ☐ weiß nicht 1
- ☐ nein 0

Nehmen Sie täglich Medikamente ein?

- ☐ nein 0
- ☐ nein, aber mehrmals wöchentlich 2
- ☐ 1 x täglich 3
- ☐ mehrmals täglich 4

Gehen Sie maßvoll mit Genussmitteln um (Süßes, Fettes, Alkohol, Koffein)?

- ☐ eher nicht 4
- ☐ teilweise 2
- ☐ ja 0

Rauchen Sie?

- ☐ ja, mehr als fünf Zigaretten täglich 4
- ☐ ja, höchstens fünf Zigaretten täglich 2
- ☐ nein 0

Welche körperlichen Symptome treten besonders deutlich in den sieben bis zehn Tagen vor Ihrer Regelblutung auf (0 Punkte: nicht/selten/geringfügig, 1 Punkt: mittelgradig, 2 Punkte: stark ausgeprägt, Mehrfachnennungen möglich)?

- __ Akne
- __ Bauchschmerzen
- __ Blähungen
- __ Brustschmerzen oder -spannung
- __ Druckgefühl im Unterbauch
- __ Durchfall
- __ Entzündungsneigung
- __ Hautreizungen
- __ Hitzewallungen
- __ Kopfschmerzen
- __ Rückenschmerzen
- __ Schmerzen beim Geschlechtsverkehr
- __ Unterbauchkrämpfe
- __ Unterleibsschmerzen
- __ vermehrtes Schwitzen
- __ Verstopfung
- __ Völlegefühl
- __ Wassereinlagerung in den Beinen (als vorübergehende Gewichtszunahme sowie eindrückbare, schmerzlose Schwellung besonders abends an den Fußknöcheln festzustellen)

Stehen Sie beruflich oder privat unter Stress, z. B. durch Konflikte, Zeit- oder Leistungsdruck?

- ☐ eher nicht 0
- ☐ teilweise 2
- ☐ ja, deutlich 4

Sind Sie eher ein nervöser, sensibler Typ?

- ☐ eher nicht 0
- ☐ teilweise 2
- ☐ ja, deutlich 4

Leiden Sie unter Ängsten oder Depressionen?

- ☐ eher nicht 0
- ☐ teilweise 2
- ☐ ja, deutlich 4

Haben Sie ein entspanntes und liebevolles Verhältnis zu sich und Ihrem Körper?

- ☐ ja 0
- ☐ teilweise 2
- ☐ nein 4

Wie oft in der Woche bewegen Sie sich länger als 45 Minuten am Stück, z. B. bei Sport oder Spaziergängen?

- ☐ weniger als 2 x 4
- ☐ 2–3 x 2
- ☐ mehr als 3 x 0

Wie oft in der Woche tun Sie sich etwa richtig Gutes, z. B. Unterhaltung, Genuss, Freunde, Sauna oder Yoga?

- ☐ weniger als 2 x 4
- ☐ 2–3 x 2
- ☐ mehr als 3 x 0

Ernähren Sie sich vollwertig, mit viel frischer, bekömmlich zubereiteter und abwechslungsreicher Kost?

- ☐ eher nicht 4
- ☐ teilweise 2
- ☐ ja 0

Welche psychischen Symptome treten besonders deutlich in den sieben bis zehn Tagen vor Ihrer Regelblutung auf (0 Punkte: nicht/selten/geringfügig, 1 Punkt: mittelgradig, 2 Punkte: stark ausgeprägt, Mehrfachnennungen möglich)?

__ Abgeschlagenheit
__ Aggression
__ Ängste
__ Antriebslosigkeit
__ Appetitlosigkeit
__ Depressionen oder Manie
__ Gefühl des Kontrollverlusts oder der Überforderung
__ Heißhunger
__ innere Unruhe
__ Konzentrationsprobleme
__ Kreislaufprobleme mit Blutdruckschwankungen
__ Migräne
__ Müdigkeit
__ Erschöpfung
__ Reizbarkeit
__ Schlafstörungen
__ sexuelle Störungen
__ Schwindel
__ Stimmungsschwankungen (z. B. mit grundlosem Weinen oder Lachen)
__ Übelkeit
__ Überempfindlichkeit

Auswertung

0–15 Punkte: In Ihrem Fall ist ein PMS unwahrscheinlich. Lassen sich noch Kriterien verbessern? Dann nutzen Sie die Gelegenheit.

16–30 Punkte: Ihr Ergebnis deutet auf leicht erhöhte PMS-Symptome und -Voraussetzungen hin. Möglicherweise liegt ein erhöhtes Risiko oder bereits ein Frühstadium der Störung vor, das Sie sich näher ansehen sollten: Welche Punkte haben zu Ihrem Ergebnis beigetragen und wie können Sie diese verbessern? Hinweise dazu s. Infoteil

31–50 Punkte: Risiken und Symptome des PMS sind deutlich erhöht, was dafür spricht, dass bereits eine Störung besteht. Die gute Nachricht: Sie lässt sich durch eine Änderung des Lebensstils wirksam beeinflussen, darunter regelmäßige Bewegung, Entspannung und basenreiche Vollwertkost. Wenn die Symptome Ihren Alltag deutlich beeinträchtigen, sollten Sie diese mit Ihrer Frauenärztin besprechen, auch um andere Ursachen wie eine Depression auszuschließen.

über 50 Punkte: Ihr Ergebnis spricht für ein ausgeprägtes PMS. Daher sollten Sie sich zum einen frauenärztlich untersuchen und beraten lassen. Zum anderen stehen bewährte Maßnahmen mit guten Erfolgsaussichten zur Verfügung, darunter regelmäßige Bewegung, gesunde Ernährung, Entspannungsverfahren, aber auch naturheilkundliche Mittel (s. Infoteil).

Aktiv gegen das prämenstruelle Syndrom

Rund die Hälfte der Frauen im gebärfähigen Alter entwickeln in den sieben bis zehn Tagen vor der Regelblutung Symptome wie Stimmungsschwankungen (z. B. depressive, aggressive oder ängstliche Stimmung) und Schmerzen (v. a. in Unterbauch, Brust, aber auch Kopf und Rücken). Allgemeinzustand und Wohlbefinden verschlechtern sich dabei vorübergehend bis zum Einsetzen der Blutung, man spricht von einem prämenstruellen Syndrom (PMS). Es wird begünstigt durch:

- Alter ab 30, gehäuft ab 40 Jahren
- Bewegungsmangel
- Stress
- psychische Konflikte, emotionales Ungleichgewicht
- einseitige Ernährung (minderwertige Fette, rotes Fleisch, Koffein, Alkohol, Zucker)
- Schilddrüsenunterfunktion
- Rauchen
- Übergewicht
- regelmäßige Medikamenteneinnahme (z. B. Abführmittel)

Psychische und körperliche Symptome zeigen sich vielgestaltig und unterschiedlich intensiv. Daher ist auch die Abgrenzung zu anderen Erkrankungen wie Depression oder Endometriose (schmerzhaftes Auftreten von Gebärmutterschleimhaut außerhalb der Gebärmutter) wichtig. Im Normalfall handelt

es sich beim PMS jedoch nicht um eine Krankheit, sondern eine sehr verbreitete Folge von Hormonschwankungen (v. a. Progesteronanstieg und Östrogenabfall) in der zweiten Phase des Menstruationszyklus, also der Zeit der Ei- bzw. Gelbkörperreifung zwischen Eisprung und Menstruation.
Ein Viertel der Betroffenen entwickelt Krankheitssymptome (z. B. starke Schmerzen), ca. 5 % erhebliche Einschränkungen, die den normalen Alltag und soziale Kontakte massiv beeinträchtigen. Man spricht dann auch von prämenstrueller dysphorischer Störung (PMDS). Unabhängig von der Ausprägung kann die Symptomatik jedoch wirksam gelindert werden.

Selbsthilfe mit guten Erfolgsaussichten

Erfassen Sie Ihre Symptome über mindestens drei Monate in einem Kalender, sodass der zeitliche Zusammenhang deutlich wird. Eine Entlastung bringt meist bereits die Verbesserung des Lebensstils. Dazu gehört regelmäßige Bewegung – mindestens 5 000 Schritte am Tag, ob durch Spaziergänge, Wanderungen oder tägliche Fußstrecken. Zusätzlich sollten Sie dreimal wöchentlich über mindestens 45 Minuten Sport treiben, z. B. Laufen, sportliches Radfahren, Fitnesstraining oder Schwimmen – der Wasserdruck verringert auch überschüssiges Gewebewasser und damit viele Symptome wie Ödeme und Brustschmerzen. Dabei kommt es nicht auf Höchstleistungen an, sondern auf ein genussvolles gemeinsames Training, Schwitzen und Spaß am eigenen Körper.
Kalte Güsse fördern die Durchblutung und Entspannung des ganzen Körpers. Dabei über 30–90 Sekunden mit kaltem Wasser, an Fuß oder Hand beginnend, kreisend zum Körper vorarbeiten, solange es angenehm ist. Tanzen Sie so oft wie möglich – mit oder ohne Vorkenntnisse – und pflegen Sie Ihre Sexualität. Gönnen Sie sich darüber hinaus mindestens einmal am Tag eine Belohnung – ob Sauna, heißes Bad, Sonne, frische Luft, Massage, ein anregendes Buchkapitel, Spiele oder Treffen mit Freunden. Nehmen Sie mindestens einmal jährlich an einem Entspannungskurs teil, z. B. Yoga, Progressive Muskelentspannung, Tai Chi oder Autogenes Training. Schlafen Sie ausreichend und regelmäßig.
Verbinden Sie in Ihrer Ernährung Genuss mit basenreicher Vollwertkost, z. B. mit lecker zubereiteter Pasta mit frischen Saisongemüsen oder bunten Salaten. Sparen Sie an rotem Fleisch (Rind, Schwein, Lamm), Salz (fördert Ödeme) und hochgradig fetthaltigen Nahrungsmitteln wie Frittiertem, Gebratenem und süßen Backwaren. Dies gilt auch für Genussmittel wie Alkohol, Koffein, Zucker und Nikotin. Beschäftigen Sie sich aktiv und kreativ mit dem Thema Stress – ob im Bereich Beruf, Familie, Wohnen, Finanzen, Körper, Persönlichkeit oder Beziehungsnetz.

Medikamentös können Antikonzeptiva (die Pille) die Symptomatik verbessern. Für diesen Zweck werden sie ab dem Eisprung (ca. 14 Tage vor der Blutung) für 8–9 Tage eingenommen. Bei Depressionen werden Antidepressiva (z. B. SSRI), bei Ödemen Entwässerungsmittel, gegen Schmerzen Entzündungshemmer wie Ibuprofen verordnet.
Häufig lassen sich synthetische Medikamente dank naturheilkundlicher Mittel jedoch vermeiden. Dazu zählt das muskelentspannende Magnesium: pro Jahr 2–4x vier Wochen kurweise 150–300 mg pro Tag in Form gut bioverfügbarer Salze wie Magnesiumcitrat oder Magnesiumorotat. Am besten bewährt hat sich jedoch eine Pflanze, die seit der Antike aufgrund ihrer prolaktinsenkenden und zyklusregulierenden Eigenschaften geschätzt und genutzt wird: der Mönchspfeffer, dessen Früchte nur als Extrakt ihre Wirkung entfalten. Leinsamen werden hingegen direkt verwendet und aufgrund ihrer östrogenregulierenden Wirkung geschätzt. Auch bei Verstopfung sind sie hervorragend geeignet: 2–3x täglich 1 EL angemörserte Samen mit je 150 ml Wasser zwischen den Mahlzeiten einnehmen. Klassisch und mit guten Ergebnissen wird auch die Wurzel der Silbertraubenkerze bei PMS ebenso wie bei Wechseljahresbeschwerden angewandt – auch hier nur als Präparat gebräuchlich.

Prostata ✓

Noch immer gelten Prostatabeschwerden als Altersleiden, über das „Mann" nicht spricht. Doch handelt es sich um eine typische Begleiterscheinung der zweiten Lebenshälfte: Jeder zweite Mann über 50 und 80 % der 70-Jährigen haben Beschwerden beim Wasserlassen durch eine vergrößerte Prostata, was die Lebensqualität erheblich beeinträchtigen kann.

Wie alt sind Sie?

- ☐ unter 40 Jahre 0
- ☐ 40–50 Jahre 1
- ☐ 51–60 Jahre 2
- ☐ 61–70 Jahre 3
- ☐ über 70 Jahre 4

Müssen Sie tagsüber mehr als achtmal Wasserlassen?

- ☐ selten bis nie 0
- ☐ 1 x wöchentlich 1
- ☐ 2–3 x wöchentlich 2
- ☐ an den meisten Tagen 3
- ☐ immer 4

Beginnt der Harnfluss erst nach mehreren Versuchen und/oder durch Pressen?

- ☐ selten bis nie 0
- ☐ 1–3 x wöchentlich 1
- ☐ an den meisten Tagen 2
- ☐ mehrmals täglich 3
- ☐ immer 4

Wie oft suchen Sie gewöhnlich nachts die Toilette auf?

- ☐ 0–1 x 0
- ☐ 2 x 1
- ☐ 3 x 2
- ☐ öfter als 3 x 3

Verspüren Sie einen plötzlichen starken Harndrang, evtl. mit unfreiwilligem Urinabgang?

- ☐ selten bis nie 0
- ☐ 1–3 x wöchentlich 1
- ☐ an den meisten Tagen 2
- ☐ mehrmals täglich 3

Benötigen Sie mehr Zeit zum Wasserlassen als früher?

- ☐ selten bis nie 0
- ☐ 1–3 x wöchentlich 1
- ☐ an den meisten Tagen 2
- ☐ mehrmals täglich 3
- ☐ immer 4

Spüren Sie Schmerzen oder Brennen beim Wasserlassen?

- ☐ selten bis nie 0
- ☐ 1–3 x wöchentlich 1
- ☐ an den meisten Tagen 2
- ☐ mehrmals täglich 3
- ☐ immer 4

Wie häufig leiden Sie im Jahr unter einer Blasenentzündung?

- ☐ weniger als 1 x 0
- ☐ 1–2 x 1
- ☐ 3–5 x 2
- ☐ 6–10 x 3
- ☐ häufiger als 10 x 4

Müssen Sie auch bei normalen Trinkmengen innerhalb von zwei Stunden ein zweites Mal Wasser lassen?

- ☐ selten bis nie 0
- ☐ mehrmals wöchentlich 1
- ☐ 1–2 x täglich 2
- ☐ häufiger als 2 x täglich 3

Kommt es nach der Blasenentleerung häufiger zum Nachtröpfeln des Harns?

- ☐ selten bis nie 0
- ☐ 1–3 x wöchentlich 1
- ☐ an den meisten Tagen 2
- ☐ mehrmals täglich 3
- ☐ immer 4

Ist der Harnstrahl auffallend schwach?

- ☐ selten bis nie 0
- ☐ mehrmals wöchentlich 1
- ☐ 1–2 x täglich 2
- ☐ häufiger als 2 x täglich 3

Wie oft bewegen Sie sich pro Woche für zwei Stunden locker (z. B. Wandern, Radfahren) oder 45 Minuten intensiv (z. B. Laufen, Fitnesstraining)?

- ☐ weniger als 1 x 3
- ☐ 1 x 2
- ☐ 2 x 1
- ☐ mehr als 2 x 0

Sind Sie sexuell aktiv?

- ☐ selten bis nie 3
- ☐ manchmal 2
- ☐ häufig 1
- ☐ sehr häufig 0

Verstärken sich Beschwerden beim Wasserlassen, wenn Sie größere Mengen getrunken oder die Blase über längere Zeit nicht entleert haben?

- ☐ selten bis nie 0
- ☐ manchmal 1
- ☐ häufig 2
- ☐ immer 3

Haben Sie das Gefühl, dass Ihre Blase nach dem Wasserlassen nicht ganz entleert ist?

- ☐ selten bis nie 0
- ☐ mehrmals wöchentlich 2
- ☐ 1–2 x täglich 2
- ☐ häufiger als 2 x täglich 3

Ist der Harnstrahl mehrmals unterbrochen?

- ☐ selten bis nie 0
- ☐ mehrmals wöchentlich 1
- ☐ 1–2 x täglich 2
- ☐ häufiger als 2 x täglich 3

Wie oft essen Sie wöchentlich mehr als 50 g (entspricht ca. drei Scheiben Wurst) Schweine-, Rind- oder Schaffleisch mit einer Mahlzeit?

- ☐ mehr als 2 x 0
- ☐ 2–4 x 1
- ☐ 5–7 x 2
- ☐ öfter als 7 x 3

Welchen Anteil nehmen Tierprodukte (Fleisch, Milch, Milchprodukte, Eier) in Ihrer Ernährung ein?

- ☐ niedrig 0
- ☐ mittel 1
- ☐ hoch 2
- ☐ sehr hoch 3

Sind in Ihrer Familie (Brüder, Eltern, Großeltern, Urgroßeltern) Prostataerkrankungen vor dem 70. Lebensjahr aufgetreten?

- ☐ nein 0
- ☐ ja, in einem Fall 1
- ☐ in mehreren Fällen 3

Wie oft essen Sie wöchentlich gebratene, frittierte oder dunkelbraun gebackene Nahrungsmittel?

- ☐ häufiger als 2 x 0
- ☐ 2–4 x 1
- ☐ 5–7 x 2
- ☐ seltener als 7 x 3

Nehmen Sie jährlich an der gesetzlichen Prostata-Vorsorgeuntersuchung ab 45 Jahren teil?

- ☐ ich bin unter 45 Jahre 0
- ☐ ja 0
- ☐ unregelmäßig 1
- ☐ nein 3

Wurde in einem Bluttest ein erhöhter PSA-Wert (prostataspezifisches Antigen) festgestellt?

- ☐ nein 0
- ☐ es wurde kein Test durchgeführt 1
- ☐ ja 3

Trat bei Ihnen bereits eine Prostataentzündung auf?

- ☐ nein 0
- ☐ 1 x 1
- ☐ 2–3 x 2
- ☐ mehr als 3 x 3
- ☐ chronische Entzündung 4

Auswertung

1–9 Punkte: Es gibt hinsichtlich der Beschwerdesymptomatik keine Auffälligkeiten. Wenn Sie beschwerdefrei sind und ab 45 Jahren die jährliche Prostata-Vorsorgeuntersuchung wahrnehmen, müssen Sie sich keine Sorgen machen.

10–23 Punkte: Einige Punkte sprechen für eine Prostatavergrößerung oder eine andere Störung der Harnwege. Bei dauerhaften oder wiederkehrenden Beschwerden sollten Sie dies ärztlich untersuchen lassen, um frühzeitig Abhilfe zu schaffen.

24–37 Punkte: In Ihrem Fall hat sich die Prostata wahrscheinlich bereits vergrößert. Sprechen Sie deshalb mit einem Arzt und lassen Sie die Ursache der Symptome untersuchen.

über 38 Punkte: Die meisten Kriterien einer Prostatavergrößerung liegen in Ihrem Fall vor. Daher sollten die Ursachen umgehend urologisch untersucht und nach Bedarf behandelt werden, um Folgeerkrankungen, z. B. durch Harnrückstau oder bösartige Prozesse zu vermeiden.

Prostata und Prostatavergrößerung

Die Prostata (Vorsteherdrüse) besitzt die Größe und Form einer Kastanie und umschließt unterhalb der Blase die Harnröhre. Bei der Ejakulation verflüssigt sie mit ihrem milchigen Sekret die Samenflüssigkeit und trägt zur Beweglichkeit der Spermien bei. Es handelt sich somit um ein Geschlechtsorgan und primäres (der Fortpflanzung dienendes) Geschlechtsmerkmal des Mannes.

Ab etwa dem 50. Lebensjahr vergrößert sich die Prostata bei den meisten Männern, was sich über den Mastdarm (Rektum) – sie liegt direkt oberhalb – mit einem behandschuhten Finger gut tasten lässt. Mit dem Wachstum drückt die Drüse jedoch verstärkt auf die Harnröhre und behindert hierdurch zunehmend den Urinfluss und damit die Blasenentleerung. Auch ein direkter Druck nach oben auf die Harnblase kann dabei entstehen. Wird die Harnröhre verengt, stellen sich typische Symptome ein, darunter:

- mehr als achtmal Wasserlassen täglich
- Harnfluss beginnt verzögert, häufig erst durch Pressen und/oder nach mehreren Versuchen
- mehrmaliges nächtliches Wasserlassen
- immer wieder auftretender starker Harndrang, evtl. mit unfreiwilligem Urinabgang (Dranginkontinenz)
- dünner, evtl. unterbrochener Harnstrahl mit Nachtröpfeln
- verlängerte und unvollständige Blasenentleerung
- evtl. Schmerzen oder Brennen beim Wasserlassen
- gehäufte Blasenentzündungen (durch Resturin in der Blase)
- verstärkte Abflussbehinderung bis hin zum Harnverhalt (Notfall) bei voller Blase, z. B. nach größeren Trinkmengen

Wenn sich bei fortgeschrittener Symptomatik der Harn komplett in die Nieren zurückstaut, droht ein lebensgefährliches Nierenversagen. Auch der Stuhlgang kann durch verstärkten Druck auf den Mastdarm beeinträchtigt sein.

Risikofaktoren für Prostataerkrankungen

- häufiger Genuss von rotem Fleisch (z. B. Schwein, Rind, Lamm)
- hoher Anteil an tierischem Eiweiß (z. B. durch Milchprodukte, Fleisch) und Kalzium in der Nahrung
- Rad-, Reit- oder Rudersport mit ungeeignetem Sitz (zu hoher Druck auf den Schritt statt Verlagerung auf die Sitzbeinhöcker)
- genetische Belastung, Erkrankungshäufung in der Familie
- hohe Testosteronproduktion
- stark erhitzte Nahrung (frittiert, gebraten, gebacken)
- Alter über 45 Jahre
- geringe sexuelle Aktivität
- erhöhter PSA-Wert (prostataspezifisches Antigen)
- Prostataentzündungen

Zwei Drittel der 65-Jährigen und über 80 % der 80-Jährigen weisen eine gutartige Prostatavergrößerung auf. Doch auch die bösartige Variante ist verbreitet: Mit über 64 000 Neuerkrankungen und knapp 13 000 Sterbefällen pro Jahr ist Prostatakrebs (Prostatakarzinom) der häufigste Krebs des Mannes und die zweithäufigste Krebsart überhaupt. Rund 90 % der Neuerkrankungen treten nach dem 60. Lebensjahr auf, mit einem Altersgipfel um das 72. Lebensjahr. In diesem Alter liegt bei den meisten (!) Männern ein aktives oder ruhendes Prostatakarzinom vor.
Immer mehr Experten stellen fest, dass die meisten dieser Tumoren aufgrund des meist eher milden und langsamen Verlaufs (Fünfjahresüberlebensrate ca. 90 %) keine umfangreiche Krebstherapie (Operation, Chemo- und Hormontherapie, Bestrahlung), häufig sogar überhaupt keine Tumortherapie erfordern. Daher ist die Diagnose nicht überzubewerten. Hinweis: Ein Tumorverdacht aufgrund des populären PSA-Tests (Privatleistung) stellt sich häufig als falsch heraus, da der Test bei verschiedensten Reizungen der Prostata (z. B. Druck, Entzündung) anschlagen kann.
Therapeutisch ist bei Prostatavergrößerung eine ausreichende Trinkmenge (1,5 l Wasser täglich), regelmäßige ausgiebige Bewegung, vegetarische Ernährung, sexuelle Aktivität sowie ein Blasentraining (Wasserlassen zu bestimmten Zeiten) sinnvoll. Naturheilkundlich haben sich Kürbissamen-, Brennnesselwurzel- und Sägepalmenextrakt bewährt, die hormonell wirksame Phytosterole enthalten. Wenn diese Maßnahmen nicht ausreichen, kommen Medikamente wie Alpha-Rezeptorenblocker (verringert den muskulären Widerstand

am Blasenausgang) und 5-Alpha-Reduktase-Hemmer (Reduzierung von Prostatagewebe) zum Einsatz.
Wenn sich die Beschwerden dennoch nicht im notwendigen Maß reduzieren oder ein Harnverhalt droht oder eintritt, kann eine Operation erforderlich werden. Diese geht aufgrund moderner Laserverfahren (Entfernung oder Zerstörung von überschüssigem Prostatagewebe) mit weniger Nebenwirkungen (Inkontinenz, Impotenz) einher als noch vor wenigen Jahren, stellt aber dennoch einen ernstzunehmenden und sorgfältig abzuwägenden Eingriff dar.

✓ Reizmagen

Kein Organ ist flexibler als der Magen. Er sitzt beweglich als 25 cm langer Muskelschlauch im Oberbauch, manchmal mit 2 l Nahrung gefüllt. Er kann tagelang auf Nachschub warten, ist aber jederzeit sofort einsatzbereit. Ohne seine Enzyme und Sekrete wäre keine Verdauung möglich. Doch unter aggressiven Dauereinflüssen reagiert der Magen gereizt. Wie ist es um Ihren Magen bestellt?

Essen Sie überwiegend entspannt und regelmäßig?

- ☐ ja 0
- ☐ entspannt, aber nicht regelmäßig 1
- ☐ regelmäßig, aber nicht entspannt 1
- ☐ nein 2

Wie oft pro Woche essen Sie scharfe Speisen, in denen Chili den Hauptgeschmack bestimmt?

- ☐ weniger als 1 x 0
- ☐ 1–2 x 1
- ☐ 3–5 x 2
- ☐ öfter 3

Wie viele Zigaretten rauchen Sie täglich?

- ☐ 0, auch in den letzten 15 Jahren nicht 0
- ☐ 0, aber Raucher in den letzten 15 Jahren 1
- ☐ 1–4 2
- ☐ 5–10 3
- ☐ 10–20 4
- ☐ mehr als 20 5

Wie oft pro Woche essen Sie Räucherfisch, geräuchertes oder gepökeltes Fleisch (fast alle verarbeiteten Fleischwaren wie Würste, Fleischwurst und Fleischkäse) als Hauptbestandteil einer Mahlzeit?

- ☐ weniger als 1 x 0
- ☐ 1–2 x 1
- ☐ 3–5 x 2
- ☐ öfter 3

Wie viele Gläser (2 cl) Branntwein (z. B. Schnaps, Whisky) trinken Sie pro Woche?

- ☐ weniger als 3 0
- ☐ 3–6 1
- ☐ 7–14 2
- ☐ mehr als 14 3

Drücken Sie mit den Fingerspitzen vorsichtig Ihren Oberbauch (direkt unter dem Brustkorb) links, mittig und rechts jeweils ca. 3 cm nach innen (bei Schmerz abbrechen). Treten dabei Schmerzen auf?

- ☐ ja, intensiv 2
- ☐ gering 1
- ☐ nein 0

Wie oft verspüren Sie Schmerzen im Oberbauch (Höhe zwischen Nabel und Brustkorb)?

- ☐ täglich 3
- ☐ mehrmals pro Woche 2
- ☐ gelegentlich 1
- ☐ selten bis nie 0

Wie intensiv treten diese Schmerzen in der Regel auf?

- ☐ gar nicht 0
- ☐ leicht 1
- ☐ mittel 2
- ☐ stark 3

Essen Sie überwiegend schonend zubereitet und verträglich?

- ☐ ja 0
- ☐ teilweise 1
- ☐ nein 2

Wie oft am Tag trinken Sie gekühlte Getränke?

- ☐ weniger als 1 x 0
- ☐ 1–2 x 1
- ☐ öfter 2

Wie oft pro Monat essen Sie Gegrilltes?

- ☐ 1–2 x 0
- ☐ 3–5 x 1
- ☐ öfter 2

Essen und trinken Sie gerne sehr heiße Nahrungsmittel?

- ☐ ja 2
- ☐ manchmal 1
- ☐ nein, ich warte lieber, bis sie etwas abgekühlt sind 0

Wie viele Tassen (150 ml) Kaffee oder schwarzen Tee trinken Sie täglich?

- ☐ weniger als 2 0
- ☐ 2–3 1
- ☐ 4–5 2
- ☐ mehr als 5 3

Nehmen Sie regelmäßig Schmerzmittel (z. B. ASS, Paracetamol) ein?

- ☐ selten bis nie 0
- ☐ mehrmals wöchentlich 1
- ☐ täglich 2

Ihre Nahrung ist regelmäßig gewürzt mit (Mehrfachnennungen möglich) ...

- ☐ zusätzlichem Salz (z. B. Nachsalzen bereits gewürzter Lebensmittel) 1
- ☐ Meerrettich 1
- ☐ scharfem Senf 1
- ☐ roher Zwiebel 1
- ☐ Chili 1
- ☐ Pfeffer 1
- ☐ hohem Zuckeranteil (z. B. Süßigkeiten) 1

Sie leiden regelmäßig unter (Mehrfachnennungen möglich) ...

- ☐ Einschlafstörungen 1
- ☐ Durchschlafstörungen 1
- ☐ kalten Händen und Füßen 1
- ☐ Niedergeschlagenheit, Grübeln 1
- ☐ innerer Anspannung, Nervosität 1
- ☐ Rücken- oder Kopfschmerzen 1
- ☐ Menstruationsschmerzen 1
- ☐ Herzklopfen 1

- ☐ Erschöpfung 1
- ☐ Hektik 1
- ☐ Einsamkeit 1
- ☐ Ängsten 1
- ☐ Über- oder Unterforderung 1

Sie essen an den meisten Tagen (Mehrfachnennungen möglich) ...

- ☐ süße Snacks 1
- ☐ Kuchen 1
- ☐ Schokolade 1
- ☐ Gebratenes 1
- ☐ Frittiertes 1
- ☐ dunkel Gebackenes 1
- ☐ Käse 1
- ☐ Wurst 1
- ☐ Schinken 1
- ☐ Gerichte mit Soße 1
- ☐ Mayonnaise 1
- ☐ Eis 1

Sie leiden regelmäßig unter (0 Punkte: nie, 1 Punkt: eher leicht, 2 Punkte: stark, Mehrfachnennungen möglich):

__ Übelkeit
__ Völlegefühl
__ lähmende Müdigkeit nach dem Essen
__ Druckgefühl im Oberbauch
__ Unwohlsein nach dem Essen
__ Bauchschmerzen nach dem Essen
__ überaktivem Magen
__ Aufstoßen1
__ Sodbrennen
__ Unwohlsein bei leerem Magen
__ krampfartigen Magenschmerzen
__ Erbrechen
__ Durchfall
__ vorzeitigem Sättigungsgefühl
__ Appetitlosigkeit

Auswertung

0–10 Punkte: Ihr Ergebnis spricht für ein geringes Magenrisiko und viele regenerierende Einflüsse in Ihrem Leben, insbesondere durch eine gesunde Ernährung und Lebensweise. Weiter so!

11–24 Punkte: Vermutlich wird Ihr Magen Ihre Lebensweise lange Zeit tolerieren. Sie sollten ihn aber dennoch entlasten. So schätzt die empfindliche Magenschleimhaut Scharfstoffe ebenso wenig wie Alkohol, Stress, Zigarettenrauch, eiskalte oder heiße Nahrung. Wenn Sie hierbei achtsam sind, liegen Sie bald wieder im optimalen Bereich.

25–50 Punkte: Sie tragen ein deutlich erhöhtes Risiko für Magenerkrankungen und sollten Ihre Lebensweise unbedingt umstellen, um eine Schädigung zu vermeiden: Der Magen liebt Entspannung, Regelmäßigkeit und warme bekömmliche Nahrung, während er bei Hektik, Anspannung, hastigem Essen, Alkohol, Rauchen, scharfen, geräucherten, blähenden oder gepökelten Speisen zunehmend in einen Entzündungszustand übergeht. Meiden Sie daher diese Belastungsfaktoren und nehmen Sie sich Zeit für regelmäßige, genüssliche und verträgliche Mahlzeiten, schonende Zubereitung und immer wieder Pausen. Sie sollten Ihren Magen auch ärztlich kontrollieren und evtl. eine Magenspiegelung durchführen lassen, um festzustellen, ob eine Magenschleimhautentzündung (Gastritis) vorliegt.

über 50 Punkte: Die meisten Voraussetzungen für eine Magenerkrankung treffen in Ihrem Fall zu. Daher sollten Sie Ihren Magen ärztlich kontrollieren lassen, möglichst auch über eine Magenspiegelung. Denn aus einer unbehandelten Gastritis können auf Dauer gefährliche Komplikationen (s. Infoteil) hervorgehen. Entlasten Sie Ihren Körper von Scharfstoffen wie scharfem Senf, Meerrettich, frischer Zwiebel und Chili, aber auch Alkohol,

Kohlensäure, fette, süße, gepökelte, geräucherte, frittierte, sehr kalte oder heiße, gebratene, gegrillte oder dunkel gebackene Nahrung. Kauen Sie gründlich, essen Sie regelmäßig (evtl. fünf leichte Mahlzeiten am Tag) und entspannt, lösen Sie dauerhafte Belastungssituationen. Evtl. sind auch vorübergehend Medikamente zur Reduzierung der Magensäure erforderlich.

Reizmagen und Gastritis – was ist das eigentlich?

Hauptaufgabe des Magens – und für die Verdauung unverzichtbar – ist das Ansäuern, Durchmischen und Andauen der Nahrung, die er dann portionsweise an den Darm weitergibt. Meist akzeptiert er dabei klaglos jede Nahrung, vom Speiseeis über saure Limonade, feurig scharfe Gerichte, heißen Tee, Medikamente bis hin zu ätzendem Branntwein, Teer und Nikotin. Doch wenn eine Funktionsstörung, familiäre Veranlagung oder seelischer Stress hinzukommen, treten Beschwerden auf. Meist handelt es sich dabei um einen **Reizmagen** (funktionelle Dyspepsie, „nervöser Magen"), unter dem jede/r Fünfte bis Zehnte leidet: Die Magenschleimhaut ist komplett intakt, aber der Magen macht sich mit erhöhter Aktivität, Völlegefühl, Magenschmerzen und Übelkeit – häufig verstärkt nach den Mahlzeiten oder bei leerem Magen – bemerkbar. Auch vorzeitiges Sättigungsgefühl, Aufstoßen, Appetitlosigkeit und evtl. Erbrechen treten auf. Häufig besteht zugleich ein Reizdarm (bei Frauen auch eine Reizblase), der sich durch Blähungen, Bauchschmerzen und Durchfall bzw. weichen Stuhl äußert. Hier hilft meist ohne weitere Therapie die Reduzierung der Ursache(n), darunter seelische Belastung, innere Anspannung, Rauchen, Schnaps, Kaffee, unregelmäßige, fett- oder scharfstoffreiche Ernährung. Dabei gilt es auch, die individuell verträgliche Kost zu finden und an blähender, roher und ballaststoffreicher Nahrung zu sparen. Lindernd wirken auch Tees mit Kamille, Schafgarbe, Ringelblume, Kümmel und Fenchel, bei trägem Magen auch Bitterpflanzen wie Tausendgüldenkraut und Enzian.

Hingegen greift die **Gastritis (Magenschleimhautentzündung)** den Magen an und muss in jedem Fall behandelt werden, da sich andernfalls Komplikationen wie Magengeschwüre und -blutungen oder sogar ein Magendurchbruch entwickeln können. Auch Magenkrebs entsteht häufig auf dem Boden eines Geschwürs. Die chronische Gastritis (50 % der über 50-Jährigen) verläuft hierbei häufig unauffällig, sodass eine Magenspiegelung (Gastroskopie) die Diagnose bestätigen oder ausschließen muss. Dabei wird ein Schlauch mit Minikamera über die Speiseröhre in den Magen eingeführt und dort eine Gewebeprobe entnommen. Die Untersuchung ist aufgrund des Würgereizes etwas unangenehm, aber ungefährlich, schmerzfrei und manchmal lebensrettend!

Ursache der Gastritis ist neben den beschriebenen Belastungsfaktoren häufig eine nicht ansteckende Infektion mit dem Bakterium Helicobacter pylori, die mit Antibiotika behandelt wird. Ebenfalls beteiligt ist häufig eine zu hohe Magensaftproduktion sowie Gallensaft, der aus dem Zwölffingerdarm in den Magen zurückfließt. Seltener besteht eine Autoimmunreaktion, die sich gegen die Magenschleimhaut richtet und häufig mit Blutarmut einhergeht. Zu den typischen Beschwerden, die besonders bei akuter Gastritis auftreten, zählen Druckgefühl und Schmerzen im Oberbauch (verstärkt bei Druck auf den Bauch), Übelkeit (evtl. Erbrechen) und Appetitlosigkeit – anhand der Symptome lässt sich eine Gastritis also nicht von einem Reizdarm unterscheiden. Die Therapie umfasst insbesondere magensäurehemmende Medikamente wie Omeprazol sowie, wie beschrieben, eine magenschonende Lebensweise.

√ Rheuma

Der Begriff Rheuma umfasst über 300 schmerzhafte chronische Erkrankungen des Bewegungsapparats. Gemeint ist damit – so auch hier – meist die häufigste darunter: die rheumatoide Polyarthritis, eine fortschreitende, überwiegend an den Händen beginnende Entzündung der Gelenke. Etwa 800 000 Menschen sind in Deutschland davon betroffen, bevorzugt zwischen 25 und 50 Jahren, Frauen mehr als doppelt so häufig wie Männer. Testen Sie, ob bei Ihnen ein Risiko besteht.

Ist in der Familie (Eltern, Großeltern, Tanten/Onkel, Geschwister) bereits Rheuma (rheumatoide Polyarthritis) aufgetreten?

- ☐ ja, in mehreren Fällen 4
- ☐ ja, in einem Fall 3
- ☐ nein 0

Rauchen Sie?

- ☐ ja, mehr als fünf Zigaretten täglich 4
- ☐ ja, höchstens fünf Zigaretten täglich 2
- ☐ nein 0

Sind Sie ...

- ☐ eine Frau? 3
- ☐ ein Mann? 0

Wie oft treiben Sie gewöhnlich pro Woche für mindestens 45 Minuten Sport?

- ☐ gar nicht 4
- ☐ 1 x 2
- ☐ 2 x oder öfter 0

Wie oft essen Sie Fleisch als Hauptmahlzeit?

- ☐ häufiger als 3 x wöchentlich 3
- ☐ 2–3 x wöchentlich 1
- ☐ weniger als 2 x wöchentlich 0

Wie hoch ist Ihr BMI (Körpergewicht dividiert durch das Quadrat der Körpergröße, z. B. $78 : (1{,}79)^2 = 24{,}3$)?

- ☐ über 30 (adipös) 4
- ☐ 25–30 (übergewichtig)/ unter 19 (untergewichtig) 2
- ☐ 19–25 (normalgewichtig) 0

Wie häufig essen Sie Seefisch, z. B. Lachs, Makrele oder Hering?

- ☐ häufiger als 1 x wöchentlich 0
- ☐ 1 x wöchentlich 1
- ☐ weniger als 1 x wöchentlich 3

Wie oft essen Sie frisches Gemüse (z. B. gemischter Salat, gegartes Gemüse)?

- ☐ häufiger als 2 x täglich 0
- ☐ 1–2 x täglich 2
- ☐ weniger als 1 x täglich 3

Wie oft essen Sie frisches Obst?

- ☐ häufiger als 2 x täglich 0
- ☐ 1–2 x täglich 1
- ☐ weniger als 1 x täglich 2

Schmerzt Ihre Hand bei einem kräftigen Händedruck?

- ☐ ja, häufig bis immer 4
- ☐ ja, manchmal 2
- ☐ nein 0

Haben Sie Schmerzen in den Fingergrund- und -mittelgelenken beider Hände (besonders morgens)?

- ☐ ja, seit mehreren Wochen oder länger 4
- ☐ ja, manchmal 2
- ☐ selten bis nie 0

Bestehen seit mehreren Wochen oder länger beidseitige Schmerzen – verstärkt bei Bewegung – an einem der folgenden Gelenke: Zehengrundgelenk, Sprunggelenk, Knie oder Ellenbogen?

- ☐ ja 3
- ☐ nein 0

Können Sie schmerzfrei mit den Händen ein Handtuch auswringen, einen Teig kneten oder ein Konservenglas öffnen?

- ☐ in der Regel ja 0
- ☐ manchmal 2
- ☐ nein 4

Leiden Sie seit einigen Wochen oder länger morgens unter einer Steifigkeit der Hände, die sich dann im Lauf der nächsten Stunden bessert?

- ☐ ja 4
- ☐ nein 0

Treten bei Ihnen Appetitlosigkeit, Schwitzen und Abgeschlagenheit auf?

- ☐ ja, seit Längerem immer wieder 3
- ☐ ja, manchmal 2
- ☐ selten bis nie 0

Leiden Sie unter schmerzenden Muskeln, vor allem bei Bewegung?

- ☐ ja, seit mehreren Wochen oder länger 3
- ☐ ja, manchmal 1
- ☐ selten bis nie 0

Sind Gelenke Ihrer Hände schon seit mehreren Wochen angeschwollen und druckschmerzhaft?

- ☐ ja, mehrere 4
- ☐ ja, (jeweils) eines 2
- ☐ nein 0

Können Sie im Bereich eines oder mehrerer Gelenke, z. B. der Hand, unter der Haut liegende Knoten spüren?

☐ ja 3
☐ nein 0

Hat Ihre Greifkraft (z. B. beim Zuknöpfen eines Hemdes) in den letzten Wochen bis Monaten merklich nachgelassen?

☐ ja 3
☐ nein 0

Können Sie schmerzfrei die Hand kräftig zur Faust ballen?

☐ ja 0
☐ nein 2

Leiden Sie unter chronischen oder häufig wiederkehrenden Haut- oder Augenerkrankungen wie Psoriasis, Neurodermitis oder Bindehautentzündung?

☐ ja 2
☐ nein 0

Auswertung

0–12 Punkte: Die Wahrscheinlichkeit, dass bei Ihnen eine rheumatoide Polyarthritis – auch Rheuma oder Gelenkrheuma genannt – besteht oder sich entwickelt, ist gering. Dies liegt insbesondere an Ihrer gesunden Lebensweise und Ernährung, mit der Sie sich vor Rheuma und einer Reihe weiterer Krankheiten wie Herz-Kreislauf-Erkrankungen schützen. Damit erhalten Sie nicht nur Ihre Gesundheit, sondern auch Ihre Lebensqualität. Weiter so, und wenn Sie an den aufgeführten Kriterien noch etwas verbessern können, tun Sie es.

13–24 Punkte: Verschiedene Risikofaktoren und Anzeichen deuten darauf hin, dass Sie zum rheumagefährdeten Personenkreis gehören, und begünstigen die Entzündung der Gelenke. Bestehen bereits Symptome der rheumatoiden Polyarthritis, sollten Sie diese umgehend ärztlich abklären lassen, um ein Fortschreiten der Erkrankung zu stoppen – wobei der Schwerpunkt auf Lebensweise, Ernährung und bewährten naturheilkundliche Maßnahmen zu legen ist, die Sie leicht selbst durchführen können. Alle Infos und Tipps zu diesen und weiteren Maßnahmen finden Sie weiter unten. Eine medikamentöse Therapie mit chemischen Rheumamitteln (Antirheumatika) sollte nur im Ausnahmefall vorgenommen werden.

25–38 Punkte: Bei Ihnen liegt eine Reihe von Risikofaktoren und Anzeichen für eine entzündliche Gelenkerkrankung, die rheumatoide Polyarthritis, vor. Zunächst sollte eine gründliche Rheumadiagnostik durch den Arzt erfolgen. Im Fall der Erkrankung muss ein Fortschreiten unbedingt unterbunden werden, das vor allem darin besteht, dass mit jedem Entzündungsschub die Gelenke weiter zerstört werden. Wenn nicht anders möglich, müssen die Schübe medikamentös gestoppt werden. Allerdings sollte das Hauptaugenmerk auf Lebensweise, Ernährung sowie ebenso einfachen wie wirksamen naturheilkundlichen Maßnahmen liegen (siehe unten).

39–69 Punkte: Die Entwicklung bzw. das Vorliegen einer rheumatoiden Arthritis (Rheuma) ist bei Ihnen sehr wahrscheinlich. Dies sollte – falls noch nicht geschehen – umgehend durch einen Arzt überprüft werden. Physiotherapie und eine Umstellung der Lebensweise (siehe unten) zählen zu den vordringlichen Schritten. Hohe Priorität hat in Ihrem Fall aber auch, eine (weitere) Schädigung der Gelenke zu vermeiden, wozu auch antirheumatische Medikamente notwendig sein können. Hierzu zählen die nichtsteroidalen (= nicht cortisonhaltige) Antirheumatika wie Ibuprofen oder Diclofenac sowie

Cortisonpräparate. Bei der Entscheidung für oder gegen Medikamente sind jeweils deren mögliche Nebenwirkungen sorgfältig gegen eine – bei Fortschreiten der Erkrankung – zunehmende Gelenkzerstörung bis zum Funktionsverlust der Gelenke abzuwägen.

Steckbrief Rheumatoide Polyarthritis

Bei der rheumatoiden Polyarthritis (chronische Polyarthritis, Rheuma) handelt es sich um eine entzündliche Allgemeinerkrankung der Stütz- und Bindegewebe, meist der Gelenkhäute. Häufig treten im Vorfeld und Verlauf unspezifische Beschwerden wie Müdigkeit und Appetitlosigkeit auf. Typisch ist die zunehmende Morgensteifigkeit betroffener Gelenke, die erst nach frühestens einer Stunde völlig abklingt. Im Vollbild der Krankheit sind mehrere Gelenke dauerhaft entzündet und geschwollen, in der Regel beidseits – am häufigsten Fingermittel, -grund- und Handgelenke, manchmal aber auch Ellenbogen, Knie, obere Sprung- oder Zehengrundgelenke. Im Gegensatz zur Gicht sind die Fingerendgelenke nicht betroffen.
An entzündeten Gelenken treten Rheumaknoten (bis hühnereigroße verschiebliche Knoten unter der Haut) und Osteoporose auf. Die Rheumafaktoren (Autoantikörper) im Blut sind erhöht. Außerdem können Entzündungen im Bereich von Lunge, Leber, Herz-Kreislauf und Haut auftreten. Obwohl die Ursache nicht geklärt ist, sind verschiedene Risikofaktoren bekannt, darunter Rauchen, Übergewicht, tierisches Fett und Eiweiß sowie eine familiäre Häufung der Krankheit. Als Therapie dienen konventionell insbesondere Medikamente (Antirheumatika) und Physiotherapie.

Naturheilkundliche Selbstbehandlung

Richtig angewandt können naturheilkundliche Maßnahmen in vielen Fällen eine medikamentöse Behandlung mindern oder sogar ersetzen. Sie wirken antirheumatisch, lindern also Schmerzen und Entzündungen.
Kälte- und Wärmeanwendungen (Kälte während, Wärme zwischen den Entzündungsschüben):

- kalte **Kirschkernsäckchen** oder Gelbeutel
- **kühler Quarkwickel**: Dünnes Tuch (z. B. Stoffwindel) dick mit kühlem Magerquark bestreichen, einschlagen und ca. 30 Minuten auf das entzündete Gelenk auflegen, ggf. mehrfach wiederholen.
- **Heilerdewickel:** Heilerdepulver (Apotheke) mit warmem Wasser verrühren, den Brei auf ein dünnes Tuch auftragen, einschlagen und ein bis zwei Stunden auf das Gelenk auflegen.
- **Heublumensack** (Apotheke) über Wasserdampf erwärmen und 15 Minuten auflegen.

Heilpflanzen und Nährstoffe:

- **Arnika-Einreibungen** mit Arnikatinktur (je nach Verträglichkeit bis zu zehnfach verdünnt) oder Arnika-Salbe (Weleda, Kneipp)
- **Rheumatee:** 2 TL einer Mischung aus Weidenrinde, Birken- und Brennnesselblättern, Löwenzahnwurzel und Goldrutenkraut (getrocknet aus der Apotheke) mit ¼ l kochendem Wasser übergießen, zehn Minuten bedeckt ziehen lassen und absieben. 3x täglich eine Tasse über sechs Wochen (2–3x pro Jahr).
- Tabletten mit dem Extrakt der **Teufelskrallenwurzel** (z. B. Allya®, Cefatec®, FlexiLoges®, Rivoltan®) sowie **Löwenzahn- und Brennnesselextrakte** (z. B. von Florabio)
- **antioxidative Nährstoffe**, insbesondere Selen (100 µg tägl., gesondert einnehmen), Magnesium (300 mg), Zink (20 mg), Vitamin C (1 g = eine Messerspitze pro Tag) und Fischölkapseln, jeweils über sechs Wochen 2–3x pro Jahr)

Ernährung

Bunte Salate, schonend gegartes Gemüse wie Bohnen, Erbsen, Fenchel und Rote Bete, Vollkornprodukte, Seefisch wie Lachs (Omega-3-Fettsäuren!) und gesunde Pflanzenöle wie Lein- und Olivenöl wirken antirheumatisch. „Farbe" muss ins Essen!

Verzichten Sie möglichst auf Zucker, rotes Fleisch (Schwein, Rind) und chemische Medikamente. Allgemein sollten Sie mit tierischem Fett und Eiweiß, z. B. aus Fleisch, Milchprodukten und Ei, zurückhaltend sein. Und nicht vergessen: „An apple a day keeps the doctor away."

Lebensweise

2–3x wöchentlich mindestens eine Stunde moderater Ganzkörpersport wie Nordic Walking, Skilanglauf, Fahrradfahren, Schwimmen oder Crosstrainer senkt die Entzündungsbereitschaft des Körpers und macht ihn leistungs- und widerstandsfähiger. Wichtig ist dabei, schmerzfrei zu trainieren und sich die Bewegungsform und Intensität zu wählen, die dem Körper guttut – festzustellen am Wohlgefühl danach.

Rauchen Sie möglichst nicht – es erhöht enorm die Schmerz- und Entzündungsbereitschaft.

Rücken

Etwa jede/r Dritte leidet unter häufig wiederkehrenden oder chronischen Rückenschmerzen, überwiegend durch Lebensweise, Fehlhaltungen oder Dauerstress. Meist handelt es sich dabei nicht um Wirbel- oder Bandscheibenschäden, sondern um Muskelverspannungen. Wie steht es um Ihre Rückengesundheit?
Hinweis: Bewegungstests sollen nur bei entsprechender Beweglichkeit und ohne Schmerzen durchgeführt werden. Bei Vorerkrankungen sprechen Sie bitte zuvor mit Ihrem Arzt.

Wie alt sind Sie?

- ☐ unter 30 Jahre 0
- ☐ 30–60 Jahre 1
- ☐ über 60 Jahre 2

Wie groß sind Sie?

- ☐ unter 1,70 m 0
- ☐ 1,70–1,90 m 1
- ☐ über 1,90 m 2

Wurde bei Ihnen einer der folgenden Befunde ärztlich festgestellt (Mehrfachnennungen möglich)?

- ☐ Rundrücken 1
- ☐ Hohlkreuz 1
- ☐ Wirbelblockaden 1
- ☐ Wirbelgleiten 2
- ☐ Bandscheibenvorfall 2
- ☐ Rücken- oder Nackenverspannung 1
- ☐ Skoliose (seitliche Verkrümmung) 1
- ☐ Morbus Bechterew 2
- ☐ andere Wirbelsäulenstörungen 1

Wie oft haben Sie Nacken- oder Rückenschmerzen, die Sie in Ihren Alltagsaufgaben beeinträchtigen?

- ☐ sehr häufig bis dauernd 4
- ☐ täglich 3
- ☐ wöchentlich 2
- ☐ monatlich 1
- ☐ seltener 0

Wie treten Rückenschmerzen auf?

- ☐ selten bis nie 0
- ☐ leichter Schmerz, eher kurze Phasen 1
- ☐ mittlerer Schmerz, mitunter längere Dauer 2
- ☐ starker Schmerz, der immer wieder zu Arbeitsunfähigkeit führt 3
- ☐ häufig stechender, einschießender Schmerz bei bestimmten Bewegungen 3

Wie viele Stunden sitzen Sie an Werktagen?

- ☐ 0–3 0
- ☐ 4–8 1
- ☐ mehr als 8 2

Wie oft treiben Sie in der Woche mindestens 45 Minuten Sport?

- ☐ weniger als 1 x 2
- ☐ 1–2 x 1
- ☐ mehr als 2 x 0

Wie oft trainieren Sie wöchentlich gezielt Bauch- und Rückenmuskeln?

- ☐ weniger als 1 x 2
- ☐ 1–2 x 1
- ☐ mehr als 2 x 0

Achten Sie auf ergonomisches Sitzen und Liegen, z. B. durch geeignete Sitzmöbel und Matratzen?

- ☐ eher nicht 2
- ☐ teilweise 1
- ☐ ja 0

Wie viele Stunden stehen Sie an Werktagen?

- ☐ 0–2 0
- ☐ 2–6 1
- ☐ mehr als 6 2

Wie oft hatten Sie schon einmal einen Hexenschuss?

- ☐ weniger als 3 x 0
- ☐ 3 bis 8 x 1
- ☐ mehr als 8 x 2

Hatten Sie schon einmal einen Bandscheibenvorfall?

- ☐ nein 0
- ☐ ja, aber ohne Dauerbeschwerden 1
- ☐ ja, mit immer wieder auftretenden Beschwerden 2
- ☐ ja, mit Dauerbeschwerden 3
- ☐ ja mehrere, mit Dauerbeschwerden 4

Wie oft müssen Sie am Tag schwere Lasten heben (z. B. Pflege, Handwerk, Transport, Lager)?

- ☐ 0–3 x 0
- ☐ 4–10 x 1
- ☐ mehr als 10 x 2

Wie oft müssen Sie sich täglich tief hinunterbeugen (z. B. Kinderbetreuung, Haushalt, Garten, Handwerk, Reinigung)?

- ☐ selten bis manchmal 0
- ☐ immer wieder 1
- ☐ sehr häufig 2

Hat Ihre Körpergröße in den letzten Jahren abgenommen?

- ☐ nein 0
- ☐ weiß nicht 1
- ☐ ja, um 1–3 cm 2
- ☐ ja, um mehr als 3 cm 3

Sie fühlen Sie sich die meiste Zeit des Tages (Mehrfachnennungen möglich) ...

- ☐ angespannt 1
- ☐ niedergeschlagen 1
- ☐ überfordert 1
- ☐ erschöpft 1
- ☐ gestresst 1
- ☐ unverstanden 1
- ☐ allein 1

Rauchen Sie?

- ☐ nein 0
- ☐ 1–5 Zigaretten täglich 1
- ☐ 6–12 Zigaretten täglich 2
- ☐ mehr als 12 Zigaretten täglich 3

Welche der folgenden Tätigkeiten bereitet Ihnen Probleme (bei Schmerzen die jeweilige Bewegung abbrechen!) (Mehrfachnennungen möglich)?

- ☐ aus der Rückenlage ohne Hilfe der Arme den Oberkörper aufrichten 1
- ☐ im Stand die Fingerspitzen bei gestreckten Beinen bis eine Handbreit über die Fußspitzen führen 1
- ☐ auf einem Stuhl sitzend mit den Händen den Boden berühren 1
- ☐ Hände hinter dem Rücken zusammenlegen 1
- ☐ auf einem Bein stehend das Knie des anderen Beins ganz zur Brust ziehen 1

Betrachten Sie sich (entspannt stehend) mit freiem Oberkörper im Spiegel von vorne und von der Seite. Fällt Ihnen eine der folgenden Besonderheiten auf (Mehrfachnennungen möglich)?

- ☐ nach vorne fallende Schultern 1
- ☐ Hohlkreuz 1
- ☐ Oberkörper weicht seitlich von der Körpermitte ab 1
- ☐ Brustkorbhälften ungleich (z. B. eine Hälfte weiter vorne) 1
- ☐ eine Schulter höher 1
- ☐ sonstige Ungleichheiten zwischen linkem und rechtem Oberkörper 1

Können Sie im Sitzen ohne Beschwerden den Oberkörper nach links und rechts so weit drehen, dass Sie bequem hinter sich blicken können?

- ☐ nicht ganz 1
- ☐ nein, maximal Blick zur Seite möglich 2
- ☐ nur in eine Richtung 1
- ☐ ja 0

Haben Sie (Mehrfachnennungen möglich) …

- ☐ Schuppenflechte? 1
- ☐ Arthritis (Gelenkentzündung)? 1
- ☐ Arthrose? 1
- ☐ Übergewicht? 1
- ☐ morgens ein Steifigkeitsgefühl im Rücken? 1
- ☐ abends ein Steifigkeitsgefühl im Rücken? 1

Auswertung

0–19 Punkte: Nach Ihren Antworten zu urteilen, geht es Ihrem Rücken sehr gut. Bewegen Sie sich genug und achten auf Haltung und Rückenentlastung? Dann weiter so!

20–37 Punkte: In Sachen Rückengesundheit liegen Sie etwa im Mittel. Vermutlich kommen Sie im Alltag gut zurecht, spüren Ihren Rücken aber immer wieder. Verschiedene Belastungsfaktoren sorgen dafür, dass Rückenprobleme Jahr für Jahr zunehmen. Die gute Nachricht: Die meisten davon liegen in Ihrem Entscheidungsbereich: Sport, Rückengymnastik, ergonomische Sitzmöbel und Matratzen, richtiges Heben und Tragen sowie Entspannung und Bewegung beim Arbeiten werden bereits deutliche Verbesserungen bringen.

38–52 Punkte: In Ihrem Fall liegt bereits mindestens die Hälfte der Belastungsfaktoren vor. Rückentraining und Ganzkörpersport sind hier ebenso erforderlich wie geeignete Sitzmöbel und Matratzen sowie eine Änderung der Arbeits- und Lebensgewohnheiten. Wenn Ihre Wirbelsäule in den letzten Jahren noch nicht orthopädisch untersucht wurde, sollten Sie dies nachholen.

über 52 Punkte: Ihre Rücken musste bereits viele Belastungen und Störungen verkraften und benötigt dringend Entlastung. Suchen Sie hierzu auch einen Orthopäden auf, um abzuklären, ob eine medizinische Therapie erforderlich ist. Darüber hinaus liegen in Ihrer Lebensweise entscheidende Möglichkeiten (siehe unten).

Kompaktwissen Rücken

Bereits durch den aufrechten Gang sind Rückenprobleme beim Menschen vorprogrammiert. Denn die Wirbelsäule muss hierdurch ein Vielfaches der ursprünglichen Belastung aushalten und eine S-Form einnehmen, die besonders im Lendenwirbelbereich große Hebelkräfte entstehen lässt. Durch einseitige oder auch fehlende Belastung verspannen sich Rückenmuskeln. Bänder längs der Wirbelsäule lockern sich, wodurch sie instabiler wird. Bereits kleine Lageänderungen von Wirbeln und Bandscheiben reizen jedoch die Schmerzfasern – vom leichten Verspannungsgefühl bis zum stechenden Schmerz mit Bewegungsunfähigkeit. Im fortgeschrittenen Stadium können Bandscheiben reißen, worauf ihr Inhalt auf das Rückenmark drücken kann, man spricht dann vom Bandscheibenvorfall. Meist sind jedoch Muskelverspannungen für Rückenschmerzen verantwortlich, die sich als schmerzhafte Verhärtungen seitlich der Wirbelsäule tasten lassen. Seelischer Stress, Bewegungsmangel, Fehlhaltungen (z. B. Rundrücken, Hohlkreuz, Skoliose), falsche (Büro-)Stühle, Schuhe oder Matratzen sind die Hauptursachen.

Wege zum gesunden Rücken

Rückengesundheit beruht vor allem auf regelmäßiger und abwechslungsreicher Bewegung. Die meisten Menschen haben zu schwache Rückenmuskeln, die ein Hohlkreuz, einen Rundrücken sowie Verdrehungen und Seitverbiegungen (Skoliose) der Wirbelsäule fördern, die früher oder später massive Schmerzen und Erkrankungen verursachen. Jedes überzählige Kilo belastet ebenfalls die Wirbelsäule, ebenso wie ein in sich zusammengesunkener Oberkörper: Sitzen, stehen und gehen Sie so, als würden Sie stolz eine Medaille auf Ihrer Brust präsentieren.

Nutzen Sie auch das Rückentraining, das u. a. von Sportvereinen und Fitnessstudios allerorten angeboten wird. Trainieren Sie mehrmals wöchentlich gezielt Ihre Bauch- und Rückenmuskeln. Nutzen Sie auch Ganzkörpersportarten wie Schwimmen, Nordic Walking, Crosstrainer oder Skilanglauf und vermeiden Sie ruckartige Bewegung wie beim Ballsport, Golf, Badminton oder gar Gewichtheben. Vermeiden Sie bei allen Bewegungen sowie im Alltag ein Hohlkreuz.

Matratzen müssen nicht teuer sein, sollten aber einen spontan angenehmen, festelastischen Widerstand bieten (z. B. Kaltschaum, nicht zu hart), mindestens 15–18 cm dick und 20 cm länger als der Körper sein sowie nach spätestens zehn Jahren ausgetauscht werden. Besonders rückenfreundlich ist zum Schlafen die Rückenlage, gefolgt von der Seitlage. In der Bauchlage werden Kopf und Becken unnatürlich nach hinten gedrückt.
Achten Sie auch auf ergonomisches Sitzen. Bewegen, räkeln und strecken Sie sich dabei, wechseln Sie immer wieder die Haltung und Sitzgelegenheit, z. B. mit einem Sitzball als Ergänzung. Stehen Sie möglichst oft auf. Sitzmöbel sollten durch eine geschwungene Lehne im unteren Rückenbereich die Brustwirbelsäule sanft anheben und spontan für Wohlgefühl sorgen. Bürostühle sollten über eine in Höhe, Neigung und Widerstand verstellbare Rückenlehne verfügen. Die Sitzfläche sollte ebenfalls in Höhe und Neigung verstellbar und leicht nach vorne geneigt sein, das Becken auch beim Zurücklehnen direkt an der Lehne anliegen. Höhenverstellbare Armstützen entlasten den Schulterbereich.
Die Schuhe sollten – auch zu Hause – bequem und griffig sein, fest anliegen, abrollen und über eine stoßgedämpfte Sohle ohne Absätze verfügen. Ideal sind hochwertige Lauf-, Trekking- oder Walkingschuhe.
Heben Sie Lasten nicht vorübergebeugt, sondern mit geradem Rücken aus den Beinen heraus, z. B. mit leicht gegrätschten Beinen in die Hocke gehen. Verteilen Sie das Gewicht immer auf beide Arme.
Unklare Beschwerden sollten wie immer ärztlich abgeklärt werden. Bei Verspannungen eignen sich im Rahmen der Selbstbehandlung Massagen, Wärmeauflagen (z. B. warmes Erbsen- oder Kirschkernkissen, warme Wickel mit Heilerde, Heublumen, zerstampften Kartoffeln etc.) und Sauna sowie Stressmanagement (evtl. mit Verhaltenstherapie) und regelmäßige Entspannungsübungen wie Meditation, Yoga, Autogenes Training oder Progressive Muskelentspannung.

Schilddrüse

Als „Peitsche des Körpers“ wird die Schilddrüse auch bezeichnet, denn ihre Hormone T3 und T4 wirken stoffwechselanregend auf fast jede Körperzelle. Doch zu viel des Guten lässt den Organismus übermäßig hochtourig fahren und nicht mehr zur Ruhe kommen, überlastet das Herz-Kreislauf- und das vegetative Nervensystem. Genetische Defekte, Entzündungen und autonome Knoten der Schilddrüse führen in vielen Fällen zu einer – häufig unerkannten – Schilddrüsenüberfunktion. Liegen auch bei Ihnen typische Symptome vor?

Empfinden Sie zugeknöpfte Hemden, Blusen oder Rollkragenpullover als unangenehm?

- ☐ nein 0
- ☐ manchmal 1
- ☐ ja, immer 2

Haben Sie einen ungewöhnlich guten Appetit oder Heißhunger?

- ☐ selten bis nie 0
- ☐ manchmal 1
- ☐ häufig bis immer 3

Sind Sie besonders schlank, egal was Sie essen?

- ☐ ja 3
- ☐ nein 0

Schwitzen Sie überdurchschnittlich stark?

- ☐ ja, mit mehrmals täglichem Durchschwitzen der Kleidung und starken Schweißausbrüchen beim kleinsten Anlass 3
- ☐ ja, häufig Wechselkleidung nötig 2
- ☐ nein 0

Kreuzen Sie Zutreffendes an (Mehrfachnennungen möglich):

- ☐ weibliches Geschlecht 2
- ☐ Wechseljahre begonnen oder durchlaufen 1
- ☐ Schilddrüsenüberfunktion in der Familie 2
- ☐ Unter- oder Normalgewicht trotz überdurchschnittlicher Kalorienaufnahme 2
- ☐ Gewichtsabnahme ohne ersichtlichen Grund 2
- ☐ Nervosität oder innere Unruhe 2
- ☐ Reizbarkeit 1
- ☐ Gefühlslabilität oder Depressionen 1
- ☐ Tagesmüdigkeit 1
- ☐ überdurchschnittlicher Haarausfall 2
- ☐ Ein- oder Durchschlafstörungen 2
- ☐ trockene, manchmal entzündete Augen 1
- ☐ ungewöhnlich hervorstehende Augen 1

Sind Sie besonders wärmeempfindlich?

- ☐ häufig bis immer 3
- ☐ manchmal 1
- ☐ selten bis nie 0

Haben Sie den Eindruck, dass Ihr Körper meistens auf Hochtouren läuft?

- ☐ häufig bis immer 2
- ☐ manchmal 1
- ☐ selten bis nie 0

Wenn Sie Ihre Fingerspitzen leicht auf den unteren Kehlkopfrand legen und dann schlucken, sodass der Kehlkopf nach oben gleitet: Spüren Sie darunter (Sitz der Schilddrüse) eine tastbare Verdickung?

- ☐ ja 3
- ☐ nein 0

Verändert sich Ihr Befinden durch Kohlenhydrate (z. B. Nudeln, Süßes) oder wurde einmal ein erhöhter Blutzucker festgestellt?

- ☐ ja, beides 3
- ☐ ja 2
- ☐ nein 1

Wie hoch ist nachmittags Ihre Körpertemperatur (bei Messung im Mund 0,3 °C, in der Achsel 0,5 °C hinzurechnen)?

- ☐ unter 37 °C 0
- ☐ 37,0–37,5 °C 2
- ☐ über 37,5 °C 4

Tasten Sie in Ruhe (z. B. morgens nach dem Aufwachen) Ihren Puls an der Pulsschlagader (Unterseite des Handgelenks, daumenseitig) oder der Halsschlagader (seitlich des Kehlkopfes). Wie viele Schläge pro Minute zählen Sie?

- ☐ weniger als 70 0
- ☐ 70–85 2
- ☐ über 85 4

Wurde bei Ihnen in den letzten Jahren ein erhöhter Blutdruck (erster Wert über 135 *oder* zweiter Wert über 85) gemessen?

- ☐ nein 0
- ☐ keine Messung/weiß nicht 1
- ☐ ja, zwischen 135/85 und 160/100 3
- ☐ ja, 160/100 oder höher 4

Haben Sie Schwierigkeiten, sich zu entspannen oder sich ruhig auf eine Sache zu konzentrieren?

- ☐ häufig bis immer 2
- ☐ manchmal 1
- ☐ selten bis nie 0

Kreuzen Sie Zutreffendes an (Mehrfachnennungen möglich):

- ☐ in der Vergangenheit (evtl. Kindheit) Jodmangel über längere Zeit 1
- ☐ warme und feuchte Haut 2
- ☐ gesteigerter Durst (mehr als 2 l Trinkmenge) 1
- ☐ Muskelschwäche oder -schmerzen 1
- ☐ Zyklusstörungen (Frauen) oder Potenzstörungen (Männer) 1
- ☐ überdurchschnittliche Körpergröße (auch bei Eltern oder Kindern) 1
- ☐ Herzklopfen 1
- ☐ Herzrhythmusstörungen 1
- ☐ Herzinsuffizienz 1
- ☐ Kloßgefühl im Hals, evtl. mit Schluck- oder Atembeschwerden 2
- ☐ Blähungen 1
- ☐ weicher Stuhl 2
- ☐ unerklärliche Durchfälle 1
- ☐ Unwohlsein oder Schmerzen bei leerem Magen 1
- ☐ verstärktes Zittern, z. B. der Hände 2

Auswertung

0–10 Punkte: Die Wahrscheinlichkeit einer Schilddrüsenüberfunktion ist in Ihrem Fall gering. Solange Sie keine Symptome verspüren, die Sie in Ihrem Alltag beeinträchtigen, besteht kein Handlungsbedarf.

11–25 Punkte: Zwar weisen Sie kein typisches Beschwerdebild, aber dennoch einige Symptome einer Schilddrüsenüberfunktion auf. Insbesondere bei Wärmeempfindlichkeit, Gewichtsabnahme und gesteigertem Appetit sollten Sie die Diagnose ärztlich abklären lassen. Andere Symptome können auch auf erhöhten seelischen Stress, z. B. durch Überlastung, Ausgrenzung oder zu lösende Lebenskrisen oder Konflikte hindeuten. Dagegen hilft alles, was entspannt oder Freude macht – geizen Sie nicht damit.

26–45 Punkte: Sie zeigen viele typische Symptome einer Schilddrüsenüberfunktion. Ihr Herz-Kreislauf-System ist hierdurch ebenso überlastet wie die körpereigene Stressregulation. Daher sollten Sie die Diagnose ärztlich abklären lassen. Wird dabei tatsächlich eine fortgeschrittene Überfunktion mit erhöhtem Krankheitsrisiko festgestellt, kann eine medikamentöse Therapie in Betracht gezogen werden, insbesondere mit Wirkstoffen, welche die Schilddrüse oder deren Hormone hemmen (Thyreostatika) sowie radioaktives

Jod (Radiojodtherapie), das Teile des überaktiven Drüsengewebes zerstört. Ergänzend, ggf. auch alternativ sollten Maßnahmen begonnen werden, um den Körper herunterzufahren, insbesondere Entspannung (z. B. Yoga, Autogenes Training, Meditation, Progressive Muskelentspannung), Zeitmanagement (bewusste Arbeits-, Freizeit- und Ruhephasen, „entschlackte" Arbeitsorganisation), Konflikt- und Beziehungsmanagement, regelmäßiger Schlaf mit frischer Luft und frühem Aufstehen und intensive Ausdauerbewegung. Die Ernährung sollte vegetarisch geprägt sein und stimulierende Genussmittel gemieden werden, insbesondere Nikotin und Alkohol – Kaffee nur in Maßen. Kühle Schilddrüsenauflagen können die Aktivität der Drüse bremsen. Dazu legen Sie mehrmals täglich für 5–10 Minuten ein mit kaltem Wasser getränktes Tuch (z. B. Stofftaschentuch) auf den unteren Kehlkopfrand, das mit einem Handtuch bedeckt wird (ohne Druck). Aus der Heilpflanzenkunde eignen sich Wolfstrapp (z. B. Thyreogutt® Mono oder thyreoLoges®), Herzgespann (Mutellon®) und zur Beruhigung und Schlafverbesserung Baldrian (als Tee oder Präparate wie Baldorm® oder Sedonium®) sowie Hopfen, Melisse und Lavendel (jeweils als Tee). Schulmedizinisch kommen zur Stressregulation auch Betablocker zum Einsatz. Vermeiden Sie eine unkontrollierte Jodaufnahme, z. B. über Jodsalz (auch in Fertigprodukten), da hierdurch das überaktive Drüsengewebe verstärkt „Brennstoff" erhalten würde. Ob chemische Wirkstoffe oder gar eine Schilddrüsenoperation (v. a. bei jüngeren Betroffenen) erwogen werden, hängt stark vom Stadium der Überfunktion ab.

46–73 Punkte: In Ihrem Fall besteht das klassische Beschwerdebild einer Schilddrüsenüberfunktion. Der nächste Weg sollte Sie daher zur Abklärung zum Arzt führen, um wieder eine höhere Lebensqualität zu erlangen und Folgeschäden wie Herzschwäche, Arteriosklerose oder Diabetes mellitus zu vermeiden. Verstärkt gelten hier alle im vorhergehenden Abschnitt aufgeführten Maßnahmen, wobei insbesondere in einem fortgeschrittenen Stadium eine klassisch-medikamentöse Behandlung kaum vermeidbar sein wird, um den Energiestoffwechsel auf ein gesundes Maß zu drosseln.

Wissenswertes zur Schilddrüsenüberfunktion (Hyperthyreose)

Mit ihren Hormon Trijodthyronin (T3) und dessen weniger aktiven Speicherform Thyroxin (T4) heizt die Schilddrüse dem Körper buchstäblich ein. Der Energiestoffwechsel der meisten Körperzellen wird gesteigert und damit auch Körperwärme, Kalorienverbrauch, Puls, Blutdruck, Blutzucker, Wachstum, Stressreaktionen und Hirnaktivität. Normalerweise steuert die Hirnanhangsdrüse (Hypophyse) über das Hormon TSH die Schilddrüsenaktivität in Abhängigkeit vom T3-/T4-Blutspiegel. Bei etwa einem Fünftel der Bevölkerung – mit dem Alter zunehmend – lassen sich allerdings Schilddrüsenanteile feststellen, die eigenmächtig Hormone produzieren. Doch bis zu einem gewissen Grad kann die Hypophyse durch Absenkung des stimulierenden TSH erfolgreich gegensteuern.

Sondern sich jedoch zu viele Drüsenanteile ab, die als sogenannte autonome oder heiße Knoten unkontrolliert T3 und T4 produzieren, steigt der Hormonspiegel an. Der Körper wird damit auf eine „höhere Drehzahl" gebracht, mit typischen Symptomen wie Schwitzen, Wärmeempfindlichkeit, erhöhtem

Grundumsatz (hoher Kalorienverbrauch), gesteigertem Appetit ohne Gewichtszunahme, Nervosität, evtl. Untergewicht, Reizmagen und -darm, Zyklus- und Potenzstörungen, Haarausfall und Müdigkeit. Durch das ungesund hohe energetische Niveau droht Körper und Geist bei fortgeschrittener, dauerhafter Überfunktion ein Burn-out, mit Erschöpfungszuständen, Arteriosklerose und Herzschwäche als möglichen Folgen. Bei 70–90 % der Menschen mit einer Schilddrüsenüberfunktion ist die Schilddrüse tastbar vergrößert. Man spricht von Kropf oder Struma.
Die Diagnose wird über Anamnese, körperliche Untersuchung, Ultraschall, Blutuntersuchung (niedriger TSH-, evtl. erhöhter T3-/T4-Spiegel), Gewebeuntersuchung und/oder Schilddrüsenszintigrafie (Gammastrahlen-Aufnahme mit Kontrastmittel) gestellt.
Beizeiten erkannt und behandelt, lässt sich die Schilddrüsenüberfunktion in den meisten Fällen beheben oder auf ein verträgliches Maß abmildern.

Schlaf ✓

Der Mensch verschläft etwa ein Drittel seines Lebens – aus gutem Grund. Denn in dieser Zeit regenerieren und wachsen Gewebe und Organe. Das Gehirn sortiert und speichert Erfahrungen, Erinnerungen und Gefühle. Entspannung, Entgiftung, Immunsystem und Stoffwechsel laufen auf Hochtouren. Dies erfordert jedoch die richtige Schlafqualität und -dauer. Wie steht es damit bei Ihnen?

Wie viele Stunden schlafen Sie pro Tag?

- ☐ weniger als 5 2
- ☐ 5–7 1
- ☐ 7–9 0
- ☐ 9–11 1
- ☐ mehr als 11 2

Wie lange sind Sie während der Schlafzeit bewusst wach (ohne Einschlafzeit)?

- ☐ 0–15 Minuten 0
- ☐ 15–45 Minuten 1
- ☐ 45–90 Minuten 2
- ☐ 1,5–3 Stunden 3
- ☐ länger 4

Wie lange brauchen Sie zum Einschlafen?

- ☐ weniger als 20 Minuten 0
- ☐ 20–45 Minuten 1
- ☐ länger 2

An wie vielen Tagen in der Woche fühlen Sie sich morgens ausgeschlafen?

- ☐ 0–1 2
- ☐ 2–4 1
- ☐ öfter 0

Leiden Sie unter Schlafapnoe (nächtlichen Atemaussetzern durch Zurückklappen des Gaumensegels)?

- ☐ ja, häufig 2
- ☐ manchmal 1
- ☐ nein 0
- ☐ weiß nicht 1

An wie vielen Wochentagen schlafen Sie zu regelmäßigen Zeiten?

- ☐ 0–2 2
- ☐ 3–5 1
- ☐ mehr als 5 0

Können Sie in freien Zeiten gut entspannen und abschalten?

- ☐ ja 0
- ☐ manchmal 1
- ☐ selten bis nie 2

Benutzen Sie Alkohol oder Tabletten (z. B. Schlaf- oder Beruhigungsmittel), um abends zu entspannen?

- ☐ selten bis nie 0
- ☐ manchmal 1
- ☐ meistens 2

Wie oft treiben Sie wöchentlich mindestens 45 Minuten Sport oder bewegen sich zwei Stunden intensiv (z. B. Radfahren, Wandern)?

- ☐ gar nicht 2
- ☐ 1–2 x 1
- ☐ öfter 0

Sie sind meistens ...

- ☐ zum Lachen aufgelegt 0
- ☐ ernst 1
- ☐ voller Gedanken oder Sorgen 2

Wie viele Stunden täglich widmen Sie sich im Schnitt der Entspannung, schönen Hobbys, dem Miteinander oder Genuss?

- ☐ 0–1 2
- ☐ 1–3 1
- ☐ mehr als 3 0

Ist Ihr Schlafplatz bequem, ruhig, dunkel, sauber, gut belüftet und strahlt Harmonie und Ruhe aus?

- ☐ ja 0
- ☐ teilweise 1
- ☐ nein 0

Wie viele verschiedene verschreibungspflichtige Medikamente nehmen Sie täglich ein?

- ☐ 0 0
- ☐ 1–2 1
- ☐ mehr als 2 2

Wie viele alkoholische Getränke (entsprechend je 0,4 l Bier, 0,2 l Wein oder drei Gläsern Schnaps) trinken Sie am Tag?

- ☐ 0–1 0
- ☐ 2–3 1
- ☐ mehr als 3 2

Wie oft stehen Sie unter Zeit- oder Leistungsdruck?

- ☐ meistens 2
- ☐ manchmal 1
- ☐ selten bis nie 0

Nachts (gewöhnlich zwischen 22 und 6 Uhr) werden Sie meistens geweckt oder wachgehalten durch (Mehrfachnennungen möglich) ...

- ☐ Schnarchen oder Unruhe des Partners 1
- ☐ andere Familienmitglieder 1
- ☐ Lärm 1

- ☐ Herzklopfen 1
- ☐ Angst oder Albträume 1
- ☐ Atemaussetzer 1
- ☐ Schwitzen 1
- ☐ intensive Gedanken 1

In die letzten beiden Stunden vor dem Schlafengehen fallen normalerweise (Mehrfachnennungen möglich) ...

- ☐ Koffeingenuss (z. B. Cola, Kaffee, grüner Tee, Schwarztee) 1
- ☐ Rauchen 1
- ☐ Essen 1
- ☐ Beruf 1
- ☐ familiäre Aufgaben, Hausarbeit 1
- ☐ anstrengende Gespräche 1
- ☐ Fernsehen/Videos 1
- ☐ Internetsurfen 1
- ☐ Computerspiele 1
- ☐ Nachrichten lesen oder schreiben 1
- ☐ Sport 1

Sie sorgen sich die meiste Zeit um ...

- ☐ Ihren Arbeitsplatz 1
- ☐ Finanzielles 1
- ☐ Partnerschaft 1
- ☐ Familie, Beziehungen 1
- ☐ Ihre Gesundheit 1

Sie leiden regelmäßig unter (Mehrfachnennungen möglich) ...

- ☐ Hormonschwankungen oder -störungen 1
- ☐ mehrfachem nächtlichem Wasserlassen 1
- ☐ Konzentrationsstörungen 1
- ☐ innerer Anspannung 1
- ☐ Depression 1
- ☐ Angst 1
- ☐ Stimmungsschwankungen 1
- ☐ Kopfschmerzen 1
- ☐ Magen-Darm-Problemen 1
- ☐ Schnupfen oder Husten 1

Aufgrund von Müdigkeit (Mehrfachnennungen möglich) ...

- ☐ brauchen Sie auch tagsüber Schlafzeiten 1
- ☐ funktionieren Sie nur mit Kaffee oder anderen Stimulanzien 1
- ☐ fühlen Sie sich häufig kraftlos oder überfordert 1
- ☐ nicken Sie öfter ein, z. B. am Schreibtisch 1
- ☐ können Sie sich nur schwer konzentrieren 1
- ☐ unterlaufen Ihnen regelmäßig Fehler 1

Auswertung

0–10 Punkte: Ihr Ergebnis spricht für einen guten, erholsamen Schlaf.

11–25 Punkte: Einige Belastungsfaktoren wirken sich auf Ihre Schlafqualität, geistige und körperliche Fitness aus. Bei welchen Fragen haben Sie Punkte gesammelt? Achten Sie vor allem auf regelmäßigen, ungestörten und ausreichenden Schlaf, Bewegung, frische Luft und Entspannung.

26–39 Punkte: Ihr Alltag ist von Unruhe geprägt, die auch den Schlaf beeinträchtigt – und damit Ihre Regeneration, Gelassenheit und Leistungsfähigkeit. Nutzen Sie deshalb Quellen der inneren Balance, darunter Bewegung, frische Luft, Entspannung, Suchtmittelverzicht (Alkohol, Medikamente), Stress- und Konfliktmanagement. Gehen Sie wenn möglich vor Mitternacht schlafen und stehen Sie vor 7 Uhr auf. Schließen Sie den Tag entspannt und ohne intensive und digitale Reize ab.

über 39 Punkte: In Ihrem Fall sprechen die meisten Kriterien für Schlafstörungen und -defizite, die Ihre Lebensqualität beeinträchtigen. Lassen Sie dies im Fall von Beschwerden ärztlich abklären. Nutzen Sie auch die wichtigsten Regeln der Schlafhygiene, die im Folgenden beschrieben sind.

Schlaf und Schlafhygiene

Als lebenswichtige Erholungsphase ist gesunder Schlaf die Voraussetzung für Wachstum, Entwicklung, Regeneration sowie ein gesundes Stoffwechsel- und Immunsystem. In dieser Zeit ordnen und sortieren sich auch Gefühle, Eindrücke und Erinnerungen. Neue Hirnbahnen werden angelegt und alte verworfen, Muskelzellen repariert, Abfallprodukte entsorgt, Erreger bekämpft und Knochen aufgebaut. Jeder kennt die Heilwirkung des Schlafs bei Grippe, Verletzungen, Verspannungen oder Stress. Dabei durchlaufen wir etwa im 90-Minuten-Rhythmus mehrfach fünf Schlafphasen, vom Leichtschlaf über den erholsamen Tiefschlaf bis hin zum REM-Schlaf, in dem wir intensiv träumen.

Die normale und gesunde Schlafdauer zwischen 18 und 64 Jahren liegt bei 7–9 Stunden. Deutlich weniger oder mehr führen zu einem erhöhten Risiko für Stress, Depression und Herz-Kreislauf-Erkrankungen. Im Schnitt schlafen wir heute eine Stunde zu kurz, denn allgemeine Unruhe und digitale Medien verlocken abends zum Aufbleiben.

Ursachen von Schlafstörungen

Ein Viertel der Menschen leidet regelmäßig, ein Zehntel täglich unter Schlafstörungen. Von Einschlafstörungen spricht man, wenn mehr als eine halbe Stunde bis zum Einschlafen vergeht, von Durchschlafstörungen bei nächtlichen Wachphasen über einer halben Stunde.

Neben seelischem Stress und Alkoholgenuss (Alkohol sorgt für bleiernen Schlaf, gefolgt von frühmorgendlichem Erwachen) können auch Lärm, Krankheiten, Hormonstörungen, Medikamente, Schmerzen und Schlafapnoe (häufig mit Schnarchen) den Schlaf stören.

Den Schlaf verbessern

Grundsätzlich vermindert die Seitlage nächtliche Atemprobleme, z. B. mit einem Nackenstütz- und/oder Seitschläferkissen und ausreichend weicher Matratze. Der Schlafplatz sollte kühl, gut belüftet und dunkel sein und Harmonie und Ruhe ausstrahlen. Die Textilien sollten gut ausgelüftet und regelmäßig gewaschen werden.

Verzichten Sie ab dem Nachmittag auf stimulierende Mittel wie Kaffee, Nikotin, Alkohol, Cola oder Schwarztee und essen Sie nach 19 Uhr nur noch leichte Kost. Auch intensive Bewegung sollte man ab dieser Zeit meiden.
Geben Sie sich in den letzten zwei Stunden vor dem Schlafengehen Raum, um zur Ruhe zu kommen. Alles Anregende oder Belastende bleibt hier außen vor. Dazu zählen TV, Videos, digitale Kommunikation, Internetsurfen usw. (blaues Displaylicht macht zusätzlich wach), aber auch Konflikte sowie Arbeit für Beruf, Familie oder Haushalt.

Was tun bei Schlafstörungen?

Gelegentliche Schlafstörungen sind normal. Wie oft sie auch auftreten: Ärgern Sie sich nicht darüber und strengen Sie sich nicht an, zu schlafen, denn dann klappt es erst recht nicht. Genießen Sie stattdessen das Ausruhen und lassen Sie Ihre Gedanken und Gefühle vorbeiziehen, ohne sie zu beurteilen. Wenn sich kein Schlaf einstellt, stehen Sie einfach auf und tun, worauf Sie Lust haben. Es gibt keine Schlafpflicht. Bauen Sie Regelmäßigkeit, Miteinander, Kreativität, Bewegung und meditative Pausen in Ihren Alltag ein. Behaupten Sie Ihre Grenzen, wo sie überschritten werden, und verlassen Sie Situationen, mit denen Sie sich auf Dauer unwohl fühlen.
Lassen Sie den Tag zurück, wenn Sie ins Bett gehen – es gibt nun nichts mehr zu tun und zu bedenken. Stehen Sie morgens früher auf, bis der Schlaf wieder tiefer und erholsamer wird. Liegen Sie nicht zu lange im Bett: Sechs Stunden Schlaf reichen vorübergehend problemlos aus. Schlafen Sie am Tageslicht orientiert und zu festen Zeiten, denn der Körper ist ein (Tages-)Rhythmuswesen. Stört ein schnarchender oder aktiver Schlafpartner, bieten sich getrennte Schlafplätze an. Auch Kinder sollten ab dem Kita-Alter im eigenen Bett schlafen.
Schlafmittel verursachen hingegen ab einer Einnahme von zwei Wochen selbst Schlafstörungen und Suchtverhalten und stören den natürlichen Schlafzyklus. Bedarfsweise helfen hier Hausmittel wie Baldrian (Tee oder Präparat), ein warmes Bad (max. 25 Minuten) oder ein Glas warme Milch vor dem Schlafengehen.

Schmerzen

Können manche Menschen auch eine Wurzelbehandlung ohne Betäubung gelassen hinnehmen, so fährt anderen bereits der Einstich beim Blutzuckermessen in alle Glieder. Während die einen Schmerz nur von Verletzungen kennen, hat er bei Schmerzpatienten in Rücken, Kopf, Bauch oder Gelenken seinen festen Platz. Dabei ist Schmerz nie eingebildet, sondern ein durch Botenstoffe und Nervenimpulse hervorgerufener Reiz. Eine erhöhte Entzündungsbereitschaft spielt hierbei ebenso eine Rolle wie überaktive Nervenbahnen, Fehlbelastungen, Schmerzgedächtnis und Stress. Wie steht es um Ihre Schmerzempfindlichkeit?

Frieren Sie leicht und neigen zu kalten Füßen oder Händen?

- ☐ häufig bis immer 2
- ☐ manchmal 1
- ☐ nein 0

Reagieren Sie empfindlich auf Licht, Lärm oder Gerüche?

- ☐ ja 2
- ☐ manchmal 1
- ☐ nein 0

Nehmen Sie regelmäßig Medikamente gegen Schmerzen, innere Unruhe oder Schlaflosigkeit ein?

- ☐ häufig bis immer 2
- ☐ manchmal 1
- ☐ nein 0

Traten chronische oder wiederkehrende Schmerzen bei einem Elternteil auf?

- ☐ ja 2
- ☐ nein 0

Stehen Sie beruflich oder privat unter Druck (z. B. Zeit- oder Leistungsdruck, Konflikte, Schulden)?

- ☐ ja 2
- ☐ manchmal 1
- ☐ nein 0

Wenn Ihre Schmerzen wiederholt oder regelmäßig auftreten:
Kreuzen Sie Zutreffendes zu Ihrer typischen Schmerzsymptomatik an:

Dauer

- ☐ unter 30 Minuten 1
- ☐ 1–4 Stunden 2
- ☐ über 4 Stunden 3

Häufigkeit

- ☐ seltener als 1 x wöchentlich 1
- ☐ 1–6 x wöchentlich 2
- ☐ mindestens 1 x täglich 3

Intensität/Beeinträchtigung während des Schmerzes

- ☐ mäßig, Alltagstätigkeiten nicht beeinträchtigt 1
- ☐ mittel, Alltagstätigkeiten manchmal beeinträchtigt 2
- ☐ intensiv, Alltagstätigkeiten erschwert bis unmöglich 3
- ☐ stärkster Schmerz (evtl. mit Erbrechen), Alltagstätigkeiten unmöglich 4

Auftreten

- ☐ seit Wochen 1
- ☐ seit Monaten 2
- ☐ seit Jahren 3

Körperregion (Mehrfachnennungen möglich)

- ☐ Kopf 1
- ☐ Rücken und/oder Nacken 1
- ☐ Gelenke 1
- ☐ Muskeln, Sehnen 1
- ☐ Bauch 1
- ☐ andere 1

Schmerzauslöser (Mehrfachnennungen möglich)

- ☐ körperliche Anstrengung, Bewegung 1
- ☐ langes Sitzen 1
- ☐ Stress 1
- ☐ mechanischer Druck, Anstoßen 1
- ☐ Wetterumschwung 1
- ☐ Kälte 1
- ☐ Genussmittel (Kaffee, Alkohol, Süßes) 1
- ☐ Nahrungsmittel 1
- ☐ ohne bestimmten Auslöser 1

ganztägiger (Arbeits-)Ausfall durch Schmerzen im Jahr

- ☐ weniger als 3 Tage 0
- ☐ 3–8 Tage 1
- ☐ mehr als 8 Tage 2

Rauchen Sie?

- ☐ ja, mehr als fünf Zigaretten täglich 2
- ☐ ja, höchstens fünf Zigaretten täglich 1
- ☐ nein 0

Sind Sie ...

- ☐ eine Frau? 2
- ☐ ein Mann? 0

Wie oft treiben Sie gewöhnlich pro Woche für mindestens 45 Minuten Sport?

- ☐ gar nicht 3
- ☐ 1 x 1
- ☐ 2 x oder öfter 0

Wie viele Kilometer legen Sie schätzungsweise jeden Tag zu Fuß zurück, inkl. Strecken in Räumen?

- ☐ unter 2 km (die meiste Zeit sitzend) 3
- ☐ 2–7 km (gemischte Bewegung, tägliche Fußstrecken) 1
- ☐ über 7 km (längere tägliche Fußstrecken und/oder ausgiebiger Sport) 0

Leiden Sie unter chronischen oder häufig wiederkehrenden Hauterkrankungen wie Psoriasis, Neurodermitis, Ekzeme oder Bindehautentzündung?

- ☐ ja 2
- ☐ nein 0

Wie oft essen Sie frisches Gemüse (z. B. gemischter Salat, gegartes Saisongemüse)?

- ☐ 2 x täglich oder öfter 0
- ☐ 1 x täglich 1
- ☐ weniger als 1 x täglich 2

Wie würden Sie Ihr durchschnittliches Wohlbefinden beschreiben, inkl. Appetit und Leistungsfähigkeit?

- ☐ gut bis sehr gut 0
- ☐ mittel 1
- ☐ eher schlecht 2

Schmerzt Ihre Hand bei einem kräftigen Händedruck?

- ☐ ja, häufig 2
- ☐ manchmal 1
- ☐ nein 0

Können Sie schmerzfrei Treppensteigen, einen Getränkekasten tragen oder ein Konservenglas öffnen?

- ☐ in der Regel ja 0
- ☐ möglicherweise 1
- ☐ nein 2

Schlafen Sie tief und erholsam?

- ☐ ja 0
- ☐ überwiegend 1
- ☐ meistens nicht 2

Fühlen Sie sich häufig niedergeschlagen oder überfordert?

- ☐ ja 2
- ☐ manchmal 1
- ☐ nein 0

Leiden Sie unter wiederholten oder ständigen Magen-Darm-Beschwerden wie Durchfälle, Blähungen, Bauchschmerzen oder Unverträglichkeiten?

- ☐ ja 2
- ☐ nein 0

Auswertung

0–10 Punkte: Die Wahrscheinlichkeit, dass bei Ihnen eine erhöhte Schmerzbereitschaft oder chronische Schmerzerkrankung vorliegt, ist sehr gering. Bleiben Sie bei Ihrer gesunden Lebensweise und betonen Sie insbesondere die zwanglose körperliche Bewegung.

11–25 Punkte: Schmerzen dominieren zwar nicht Ihr Leben, spielen aber darin eine wichtige Rolle. Zunächst wäre wichtig, durch eine (fach-)ärztliche Untersuchung zu klären, ob es sich um die Auswirkung einer bestimmten Ursache handelt, darunter entzündlich-rheumatische Erkrankungen, Fehlbelastungen, Arthrose, langwierige Infektionen oder emotionaler Stress. Besonders Fehlbelastungen sind durch Ausschalten der Ursachen (s. Infoteil) rasch vermeidbar durch gesundes Heben (aus den Beinen statt aus dem Rücken), Tragen (aufrecht beidhändig statt einhändig), Sitzen (z. B. physiologischer Bürostuhl, Bildschirmoberkante in Augenhöhe), Laufen (z. B. Walkingschuhe), Bewegen (Ganzkörpersport, „beweglich" arbeiten) und Schlafen (richtige Matratzenhärte und -dicke, Rücken- oder Seitlage).

26–40 Punkte: Im Hinblick auf Ihre Symptomatik ist es wahrscheinlich, dass Sie unter chronischen Schmerzen leiden, die Ihr Leben deutlich beeinträchtigen. Falls noch nicht geschehen, sollte baldmöglichst durch eine gründliche ärztliche Untersuchung festgestellt werden, ob dies auf eine konkrete Ursache wie Knochen- oder Knorpelabbau, Entzündungen (z. B. Rheuma) oder eine Infektion zurückzuführen ist. Möglicherweise haben Sie schon zahlreiche Arzt- und Physiotherapiepraxen besucht, diverse Mittel ausprobiert oder beißen einfach die Zähne zusammen? Die zwei wirksamsten Ansätze liegen jedoch im Alltagsverhalten und dem Umgang mit Schmerzen. Die häufigste Ursache chronischer Schmerzen ist nachweislich seelisch-emotionaler Stress: Wenn Ihnen Chef, Behörde oder Bank *im Nacken* sitzen, Konflikte auf *Ihrem Rücken* ausgetragen werden, Ihnen Aufgaben *im Magen* liegen, Sie sich den *Kopf zerbrechen* oder das Leben Sie *im Griff* hat statt umgekehrt – das tut weh und bedarf eines konsequenten Selbst-, Belastungs- und Entspannungsmanagements, u. a. mit Pausen zum Abschalten, Sortieren und Abgeben von Aufgaben und dem optimistischen und aktiven (statt widerwillig-resignierten) Einfinden in die reale Lebenssituation. Als zweithäufigste Schmerzursache lasten Fehlbelastungen auf dem Bewegungsapparat, die sich meist durch gezielte Verbesserungen in Sitzen, Liegen und Bewegen (s. u.) beseitigen lassen. Regelmäßiger Sport und vielfältige Bewegung am Arbeitsplatz verbessern die Schmerzsituation ebenso wie gemüsereiche und fleischarme Ernährung (1 x wöchentlich Fisch), Bauch- und Rückenmuskeltraining, Dehnungsübungen sowie Physiotherapie, Massagen und Arnikaeinreibungen. Entzündlichen Schmerzen ist häufig mit Kälteanwendungen (z. B. zehn Minuten Gelbeutel, Kaltwasser oder Quarkauflage), anderen mit Wärme (z. B. 20 Minuten warmes Kirschkernkissen, Heilerde, Heublumensack oder Sauna) beizukommen. Magnesiumtabletten (150–300 mg/Tag über vier bis sechs Wochen, 2–3 x jährlich) können zudem die schmerzhafte Muskelspannung wirksam herabsetzen. Auch eine Verhaltenstherapie und kurzzeitig (!) gegebene Schmerzmedikamente (z. B. ASS, NSAR, Opioide) können helfen, den Teufelskreis zwischen Schmerz und Schmerzgedächtnis zu durchbrechen. Ebenso hat sich Selbstsuggestion bewährt: Versuchen Sie, den Schmerz zunehmend loszulassen, aus dem Zentrum Ihrer Aufmerksamkeit zu rücken, und konzentrieren Sie sich immer stärker auf schmerzfreie Körperregionen und die damit verbundene angenehme Empfindung. Wenn andere Maßnahmen die Schmerzen nicht auf ein erträgliches Maß reduzieren, bietet sich eine Behandlung durch einen Schmerztherapeuten oder ein Schmerzzentrum an. Weitere Informationen erhalten Sie unter www.schmerzliga.de oder www.dgschmerztherapie.de.

41–66 Punkte: Fast alle Anzeichen einer chronischen Schmerzerkrankung treffen auf Sie zu. Damit sich der Schmerz nicht weiter einen Platz in Ihrem Körper und Leben erobert, sollten Sie ihn umgehend untersuchen und behandeln lassen. Hier gelten alle Hinweise des vorhergehenden Abschnitts! Im Vordergrund steht dabei, den Schmerz baldmöglichst zu unterbrechen, damit sich Körper und Bewusstsein nicht weiter darauf fixieren – eine natürliche Reaktion – und ihm damit ein „Nest" bereiten. Dazu sollten Sie u. a. einen Schmerztherapeuten oder ein Schmerzzentrum in Anspruch nehmen. Wichtig: Schmerzmittel können kurzfristig sinnvoll sein, sollten aber nicht über einen Zeitraum von vier Wochen hinaus angewandt werden, da sie sonst zu Abhängigkeit und sogar verstärkten Schmerzen führen können.

Vom Stress zum Schmerz

Mit zwei Mechanismen führt Stress zu Schmerzen: Zum einen signalisiert er dem Körper Angriff oder Flucht – alle Skelettmuskeln spannen und verkürzen sich für die vermeintlich bevorstehende Aktion. Wenn diese aber entfällt, bleibt ein Teil der Spannung bestehen, und die verkürzten Muskeln üben schmerzhaften Druck auf Gelenke, Nerven und Bandscheiben aus. Zum anderen unterdrückt Stress kurzzeitig Schmerz und Entzündung, was sich aber bei Dauerstress als sogenannter Rebound-Effekt ins Gegenteil umkehrt.

Fehlbelastungen als Schmerzursache

Nach emotionalem Stress sind Fehlbelastungen die häufigste Ursache chronischer Schmerzen, insbesondere durch:

- falsche Schuhe: Absatz, zu harte Sohle, schlechte Führung oder Dämpfung
- falsche (Büro-)Stühle: Rückwärtsneigung oder falsche Größe von Lehne und Sitzfläche, fehlende Wirbelsäulenanpassung, Arm- und Seitenstützen, zu weich

- unpassende Matratze: zu weich/hart/dünn, ausgelegen
- zu langes Sitzen, z. B. bei Bildschirmarbeit über fünf Stunden täglich oder Pkw-Vielfahren
- zu tief positionierter Bildschirm (z. B. Laptop statt separater Monitor)
- übermäßiges Stehen (z. B. im Verkauf)
- tägliches unnatürliches Heben und Tragen, z. B. Lasten aus dem Rücken statt aus den Beinen heben, Gewicht in einer Hand, täglicher Umgang mit Kleinkindern oder Pflegebedürftigen
- unbehandelter Rundrücken/Hohlkreuz/Skoliose
- einseitiger Sport, z. B. Ballsport, Tennis, Marathon

√ Sehkraft

Zu rund 40 % orientiert sich der Mensch über die Augen, die ihn durchs Leben navigieren. Lässt ihre Funktion nach, leidet die Lebensqualität. Doch ob Sie den Mond am Nachthimmel scharf, verwaschen oder doppelt sehen, wird auch von Ihrer Lebensweise beeinflusst. Sorgen Sie vor oder verlangen Sie Ihren Augen Höchstleistungen ab?

Wie lange blicken Sie täglich auf einen Bildschirm (Computer, TV)?

- ☐ 0–2 Stunden 0
- ☐ 2–5 Stunden 2
- ☐ länger 4

Wie viele Stunden pro Tag betrachten Sie konzentriert nahe Oberflächen oder Gegenstände (z. B. Lesen, Smartphone, Feinmechanik, Handarbeit)?

- ☐ 0–1 0
- ☐ 1–3 1
- ☐ länger 2

Wie lange sitzen Sie täglich am Steuer eines Fahrzeugs?

- ☐ 0–1 Stunde 0
- ☐ 1–3 Stunden 1
- ☐ länger 2

Tragen Sie bei Sonnenschein eine Sonnenbrille mit UV-Schutz?

- ☐ selten bis nie 2
- ☐ manchmal 1
- ☐ meistens 2

Ist Ihr Arbeitsbereich gut ausgeleuchtet?

- ☐ nein 2
- ☐ teilweise 1
- ☐ ja 0

Tragen Sie eine auf Ihre Fehlsichtigkeit (z. B. Kurzsichtigkeit) angepasste Sehhilfe (Brille/Kontaktlinsen)?

- ☐ ja 0
- ☐ Ich sehe auf die Nähe und Ferne scharf und brauche keine Sehhilfe. 0

- ☐ Ich bräuchte eine Sehhilfe, trage aber (meistens) keine. 2
- ☐ Ich trage eine Sehhilfe, mit der ich aber nicht einwandfrei sehe. 1

Wann ließen Sie Ihre Augen zuletzt auf das Vorliegen eines grünen Stars (Glaukom) untersuchen?

- ☐ im letzten Jahr 0
- ☐ in den letzten drei Jahren 1
- ☐ bislang nicht 2

Wann ließen Sie den letzten Sehtest durchführen?

- ☐ im letzten Jahr 0
- ☐ in den letzten drei Jahren 1
- ☐ länger zurückliegend 2

Wie oft blicken Sie, z. B. aufgrund von Arbeiten im Freien oder Vielfahren, in helles Sonnenlicht?

- ☐ selten bis nie 0
- ☐ manchmal 1
- ☐ häufig 2

Tragen Sie bei Sonne eine breitkrempige Kopfbedeckung, die Ihre Augen beschattet?

- ☐ selten bis nie 2
- ☐ manchmal 1
- ☐ meistens 0

Wie viele Zigaretten rauchen Sie täglich?

- ☐ 0, auch nicht in den letzten 15 Jahren 0
- ☐ 0 1
- ☐ 1–5 oder Passivrauchen 2
- ☐ 6–15 3
- ☐ mehr als 15 4

An wie vielen Tagen der Woche bewegen Sie sich länger als 90 Minuten (z. B. Fuß- oder Radstrecken, Beruf, intensive Haus- oder Gartenarbeit, Sport)?

- ☐ 0–1 0
- ☐ 2–3 1
- ☐ öfter 2

Sie sind ...

- ☐ untergewichtig 1
- ☐ normalgewichtig 0
- ☐ übergewichtig 1
- ☐ adipös 2

Leiden Sie an Diabetes mellitus (Zuckerkrankheit)?

- ☐ ja, aber eingestellt 2
- ☐ ja, mit schwankenden Zuckerwerten 3
- ☐ weiß nicht 1
- ☐ nein 0

Wie viele alkoholische Getränke trinken Sie pro Tag (entsprechend 0,4 l Bier, 0,2 l Wein oder drei Gläsern Schnaps)?

- ☐ 0–1 0
- ☐ 2–3 1
- ☐ mehr als 3 2

Wie oft essen Sie täglich frisches Gemüse (roh oder gegart) oder Obst?

- ☐ 0–1 x 2
- ☐ 2–3 x 1
- ☐ öfter 0

Wie oft essen Sie pro Woche rotes Fleisch (Rind, Schwein, Lamm) als Hauptmahlzeit?

- ☐ 0–2 x 0
- ☐ 3–4 x 1
- ☐ öfter 2

Wie viel Wasser oder Kräutertee trinken Sie pro Tag?

- ☐ 0–0,75 l 2
- ☐ 0,75–1,5 l 1
- ☐ mehr als 1,5 l 0

Sorgen Sie für eine ausreichende Versorgung mit Vitamin D?

- ☐ nein/weiß nicht 2
- ☐ teilweise 1
- ☐ ja 0

Wie oft essen Sie Seefisch (z. B. Lachs oder Hering) pro Monat?

- ☐ 0–2 x 2
- ☐ 3–4 x 1
- ☐ öfter 0

Wie oft essen Sie Grünkohl, Spinat oder Brokkoli?

- ☐ mehrmals pro Woche 0
- ☐ wöchentlich 1
- ☐ seltener 2

Wie oft halten Sie sich in stark beheizten oder klimatisierten Räumen auf?

- ☐ häufig 2
- ☐ manchmal 1
- ☐ selten bis nie 0

Im Bereich der Augen leiden Sie regelmäßig unter (Mehrfachnennungen möglich) …

- ☐ Brennen, Rötung 1
- ☐ Fremdkörpergefühl 1
- ☐ Trockenheit 1
- ☐ Bindehautentzündungen 1
- ☐ Hagelkörner 1
- ☐ Gerstenkörner 1
- ☐ Augentränen 1
- ☐ rasch ermüdenden Augen 1
- ☐ Juckreiz 1
- ☐ Druckgefühl 1
- ☐ Schwellung (z. B. der Augenlider) 1

Welche der folgenden Medikamente nehmen Sie regelmäßig ein (Mehrfachnennungen möglich)?

- ☐ Östrogene (z. B. Hormonersatztherapie) 1
- ☐ Antiallergika 1
- ☐ Azetylsalizylsäure (ASS) 1
- ☐ Beta-Blocker 1
- ☐ Antidepressiva 1
- ☐ Neuroleptika 1
- ☐ cortisonhaltige Augentropfen oder -salben 1
- ☐ andere cortisonhaltige Medikamente 1
- ☐ reizlindernde Augentropfen 1

Sie sind …

- ☐ älter als 60 Jahre 1
- ☐ blau- oder grünäugig 1

Sie haben nahe Angehörige mit (Mehrfachnennungen möglich) …

- ☐ Fehlsichtigkeit vor dem 40. Lebensjahr 1
- ☐ grauem Star 1
- ☐ grünem Star 1
- ☐ Makuladegeneration (Netzhautschaden in der Gesichtsfeldmitte) 1
- ☐ anderen Augenerkrankungen 1

Welche der folgenden Diagnosen trifft auf Sie zu (Mehrfachnennungen möglich)?

- ☐ Bluthochdruck 1
- ☐ Schilddrüsenunterfunktion 1
- ☐ Kalziummangel 1
- ☐ Dauerstress 1
- ☐ Schlafmangel 1
- ☐ rheumatische Erkrankung 1

- ☐ Arteriosklerose 1
- ☐ kalte Füße und Hände 1
- ☐ Schlafapnoe (nächtliche Atemaussetzer) 1
- ☐ ausgeprägte Allergie 1
- ☐ Zuckerverwertungsstörung 1
- ☐ Störung der Nierenfunktion 1
- ☐ erhöhte Blutfette (Triglyzeride) 1
- ☐ erhöhtes Cholesterin 1

Auswertung

0–14 Punkte: Ihr Ergebnis spricht für eine sehr gute Vorsorge in Sachen Augengesundheit. Diese wird Ihre Sehkraft in allen Lebensphasen unterstützen.

15–27 Punkte: Sie liegen mit dieser Punktzahl im Mittelfeld, verlangen Ihren Augen aber immer wieder zu viel ab. Senken Sie daher Belastungen wie monotones Nahfixieren (z. B. Bildschirm, Display), trockene Luft, Rauchen oder einseitiges Essen.

28–45 Punkte: Ihre Augen sollten baldmöglichst entlastet werden. Die besten Anhaltspunkte liefert Ihr Ergebnis: Welche Kriterien lassen sich sofort, welche langfristig verbessern? Denn ob Rauchen, Medikamente, einseitige Ernährung, Sonnenstrahlung, Dauerfernsehen, übermäßige Bildschirmarbeit oder trockene Luft: Die meisten Punkte lassen sich mit wenigen Maßnahmen verändern.

über 45 Punkte: Die meisten Kriterien weisen in Ihrem Fall auf ein hohes Risiko für Augenerkrankungen hin. Daher empfiehlt sich neben Allgemeinmaßnahmen wie Nichtrauchen, Bewegung, abwechslungsreicher Ernährung und Sehpausen eine ärztliche Untersuchung einschließlich eines Sehtests.

Vorsorge für die Augen

Trotz hoher Robustheit sind die Augen nicht unbegrenzt belastbar. Denn abhängig von der Lebensweise lassen die Elastizität der Linse, der Wasseranteil, die Sauerstoffversorgung, die Regeneration der Netzhaut und damit die Sehkraft etwa ab dem 25. Lebensjahr zunehmend nach.

Risikofaktoren

Zu den unveränderlichen Risikofaktoren für Augenerkrankungen zählen Anomalien des Augapfels (z. B. Abweichungen in der Form), genetische Veranlagung, Alter, rheumatische Erkrankungen, Schilddrüsenunterfunktion und Diabetes Typ 1. Die meisten belastenden Einflüsse entspringen jedoch der Lebensweise, darunter Rauchen, Diabetes Typ 2, Medikamenteneinnahme, Bluthochdruck, Schlaf- und Bewegungsmangel, Alkohol, einseitige Ernährung, Arteriosklerose, Stress sowie eine Erhöhung von Blutfetten und Cholesterin. Zu den wichtigsten Ursachen von Augenerkrankungen zählen außerdem eine Überforderung der Augen durch übermäßige Bildschirmarbeit, PC-Spiele, ausgiebiges Fixieren im Nahbereich (z. B. Viellesen, Smartphone, Feinmechanik) und Vielfahren sowie direkte Sonne auf ungeschützten Augen. Auch einige Medikamente wie Cortison, Beta-Blocker oder Antidepressiva können sich auf die Augen auswirken.

Vorsorge für die Augen

- Bildschirmarbeit und TV unter fünf Stunden täglich
- ergonomische Bildschirmeinstellung und -position
- Augen mit Kopfbedeckung und Sonnenbrille (UV-400-Schutz) vor direkter Sonne schützen
- gute Ausleuchtung von Arbeitsbereichen mit Halogenleuchten ab 50 W
- weniger Zeit am Steuer
- vielseitige, gemüsereiche Ernährung mit Seefisch (mindestens 1x pro Woche), Grünkohl, Spinat, Brokkoli (diese enthalten die Augenvitamine Lutein und Zeaxanthin), viel Wasser (1,5 l pro Tag oder mehr) und wenig rotem Fleisch
- eine gut angepasste Sehhilfe bei Fehlsichtigkeit
- ärztliche Sehtests und Glaukomuntersuchung (grüner Star) mindestens alle zwei Jahre
- Nichtrauchen
- Normalgewicht
- optimale Vitamin-D-Versorgung, evtl. auch durch ergänzende Präparate (auch Vitamin C, E, A, B2 und B3 sind an der Augenfunktion beteiligt)
- Vermeidung von Zugluft sowie trockener Luft durch überheizte oder klimatisierte Räume
- Bewegung für 90 Minuten mindestens alle zwei Tage
- regelmäßiger Diabetes-Test (z. B. im Check-up 35) ab 35 Jahren
- optimale Blutzuckereinstellung bei Diabetes

Regelmäßiges Augentraining

- Befeuchtung: Blinzeln – erst langsam, dann immer schneller – und dabei den Kopf von rechts nach links drehen; gähnen und danach die Augen für 20 Sekunden schließen
- Erholung: 2–3x am Tag beide Hände schalenförmig für zehn Minuten über die geschlossenen Augen legen
- Akkommodation: Fixieren Sie Ihren Daumen fünf Sekunden lang auf halber Armlänge und richten Sie den Blick daraufhin ebenso lang in die Ferne. 10x wiederholen.

Die fünf häufigsten Augenerkrankungen

- grauer Star (Katarakt): operativ gut behandelbare, meist altersbedingte Linsentrübung
- grüner Star (Glaukom): Augendruckerhöhung mit Gesichtsfeldeinschränkung und der Gefahr einer Sehnervschädigung und Erblindung (Sonderformen ohne erhöhten Druck)
- Makuladegeneration: irreversibler Schärfe- und Sehverlust in der Gesichtsfeldmitte durch zentrale Netzhautschädigung
- Kurzsichtigkeit: Unscharfsehen in der Ferne, meist durch zu langen Augapfel oder zu starke Brechung, z. B. durch Hornhautanomalien
- Weitsichtigkeit: Unscharfsehen in der Nähe (häufig im Alter), meist durch zu kurzen Augapfel oder zu schwache Brechung

Selbstbewusstsein ✓

Weder Reichtum, noch Erfolg, sondern vor allem die Haltung zu sich selbst bestimmt über unser Lebensglück: Wie stehe ich zu meinen Bedürfnissen und Grenzen? Spüre ich mich, kann ich mit Lust, Innovation und Neugier die Bühne betreten, Position beziehen, Netzwerke knüpfen, mich und andere annehmen, kurz: selbstbewusst sein?

Ihre Beziehungen gestalten sich überwiegend erfüllend und befriedigend.
- ☐ ja 2
- ☐ teilweise 1
- ☐ eher nicht 0

Ihnen ist sehr wichtig, was andere über Sie denken.
- ☐ meistens bis immer 0
- ☐ immer wieder 1
- ☐ eher selten 2

Sie können sich gut abgrenzen, z. B. wenn jemand etwas von Ihnen verlangt, das Sie nicht leisten möchten oder können.
- ☐ ja 2
- ☐ teilweise 1
- ☐ eher nicht 0

Auf Kritik oder Misserfolge reagieren Sie mit Wut, Angst oder Frustration.
- ☐ meistens bis immer 0
- ☐ immer wieder 1
- ☐ eher selten 2

Sie wären gerne jemand anders.
- ☐ ja 0
- ☐ teilweise 1
- ☐ nein 2

Ihr Auftreten (z. B. Kleidung, Verhalten) drückt Ihre Person aus.
- ☐ ja 2
- ☐ teilweise 1
- ☐ nein 0

Sie haben als Kind ausreichend Wertschätzung und Geborgenheit erfahren.

- ☐ ja 2
- ☐ teilweise 1
- ☐ nein 0

Sie fühlen sich zurückgewiesen, verlassen oder verraten.

- ☐ häufig 0
- ☐ manchmal 1
- ☐ selten bis nie 2

Fehler und Misserfolge wollen Sie unbedingt vermeiden.

- ☐ ja 0
- ☐ teilweise 1
- ☐ nein 2

Sie fühlen sich gekränkt, enttäuscht oder schuldig.

- ☐ häufig 0
- ☐ manchmal 1
- ☐ eher selten 2

Sie haben das Gefühl, dass Ihnen etwas fehlt.

- ☐ meistens bis immer 0
- ☐ immer wieder 1
- ☐ selten bis nie 2

Ihre Konflikte führen zu Kränkungen und dauern lange an.

- ☐ meistens bis immer 0
- ☐ immer wieder 1
- ☐ selten bis nie 2

Sie verschaffen sich so viel Bestätigung, wie Sie brauchen.

- ☐ ja 2
- ☐ teilweise 1
- ☐ eher nicht 0

Sie tun oft Dinge, die Sie eigentlich nicht wollen.

- ☐ ja 0
- ☐ teilweise 1
- ☐ eher nicht 2

Ihr Restaurantmenü ist nahezu ungenießbar. Sie ...

- ☐ essen es trotzdem und beschweren sich danach 1
- ☐ essen es und loben es danach 0
- ☐ lassen das Essen direkt zurückgehen 2

Sie betreten einen Warteraum, worauf die einzige dort anwesende Person umgehend den Raum verlässt. Sie ...

- ☐ glauben, dass Sie der Auslöser sind 0
- ☐ werden nachdenklich 1
- ☐ schenken dem Vorgang keine weitere Beachtung 2

Sie haben ein großes Verlangen nach Suchtmitteln wie Alkohol, Rauchen, Medikamente, Sexualität, Kaufen, Computerspiele oder Internet.

- ☐ meistens bis immer 0
- ☐ immer wieder 1
- ☐ selten bis nie 2

Sie haben vieles im Leben nicht verwirklicht, was Sie sich erträumt haben.

- ☐ ja 0
- ☐ teilweise 1
- ☐ nein 2

Sie (Mehrfachnennungen möglich) ...

- ☐ lieben sich 1
- ☐ akzeptieren, dass manche Menschen Sie oder Ihre Meinung nicht mögen 1

- ☐ reden und kommunizieren gerne 1
- ☐ haben überwiegend positive und entspannte Begegnungen 1
- ☐ haben viele Pläne 1
- ☐ wirken auf Bildern und Videos natürlich 1
- ☐ leben überwiegend so, wie Sie es sich wünschen 1
- ☐ stehen zu Ihren Bedürfnissen und Eigenarten 1
- ☐ äußern eine Meinung auch dann, wenn andere sie nicht teilen 1
- ☐ können sich angemessen durchsetzen 1
- ☐ begegnen anderen mit Offenheit und Neugier 1
- ☐ nehmen gerne Lob und Erfolge an 1
- ☐ entscheiden und gestalten gerne 1
- ☐ schlafen und erholen sich ausreichend 1
- ☐ lachen und genießen gerne 1
- ☐ sind für Ihr Leben dankbar 1
- ☐ erledigen Ihre täglichen Aufgaben gerne 1
- ☐ sehen Widerstände und Talstrecken als Herausforderung 1
- ☐ pflegen sich und Ihren Körper 1
- ☐ fühlen sich sicher 1
- ☐ kommen auch mit sich allein gut zurecht 1
- ☐ sind mit dem jeweiligen Tag meist zufrieden 1
- ☐ schlafen tief und erholsam 1
- ☐ können Schwächen zeigen 1
- ☐ tun sich regelmäßig etwas Gutes 1
- ☐ schützen sich ausreichend vor Stressquellen 1
- ☐ fühlen sich vital 1
- ☐ lernen gerne neue Menschen kennen 1

Sie sind (Mehrfachnennungen möglich) …

- ☐ humorvoll 1
- ☐ engagiert 1
- ☐ offen 1
- ☐ optimistisch 1
- ☐ leidenschaftlich 1
- ☐ mitfühlend 1
- ☐ spontan 1
- ☐ kompromissbereit 1
- ☐ ausgeglichen 1
- ☐ neugierig 1
- ☐ tolerant 1

Sie können gut (Mehrfachnennungen möglich) …

- ☐ vertrauen 1
- ☐ verzeihen 1
- ☐ Verantwortung und Kontrolle abgeben 1
- ☐ loslassen 1
- ☐ sich auf Ihre Intuition verlassen 1
- ☐ Veränderungen meistern 1
- ☐ Komplimente machen 1
- ☐ um einen Gefallen bitten 1
- ☐ Unzufriedenheit äußern 1
- ☐ verhandeln 1
- ☐ im Mittelpunkt stehen 1
- ☐ über sich selbst lachen 1

Auswertung

0–30 Punkte: Sie sind der vermeintlich angepasste, evtl. aber auch besonders engagierte, perfektionistische Typ, was Sie zwar bei manchen Menschen beliebt macht, Sie jedoch dauerhaft unter Stress setzt. Denn Sie tun nicht das, was Sie gerne würden, und erreichen damit keines Ihrer persönlichen Ziele. Zudem kann Sie niemand so annehmen und würdigen, wie Sie sind, da Sie sich anders darstellen. Setzen Sie sich daher Wegmarken zu einem authentischen Leben, in dem Sie sich selbst spielen. Fragen und Infoteil liefern dazu wichtige Hinweise.

31–52 Punkte: Ihre Antworten haben Qualitäten bestätigt, die Sie vielleicht nicht vermutet hätten. Doch sollten Sie diese mehr nutzen. Denn Ihr Ergebnis deutet auf ein eher angespanntes, von vermeintlich unverrückbaren Umständen dominiertes Leben hin. Damit dieses selbstbestimmt, ausgeglichen und authentisch werden kann, müssten Sie mehr von sich preisgeben. Erst wenn Sie sich zeigen, können Sie Ihre Bedürfnisse und Grenzen verwirklichen und als der Mensch geschätzt und respektiert werden, der Sie sind. Dies schließt auch die Achtsamkeit gegenüber anderen ein.

53–68 Punkte: Sie stehen in einem gesunden Verhältnis zu sich selbst, zweifeln jedoch noch zu oft daran. Daher befolgen Sie in vorauseilendem Gehorsam manchmal Vorschriften, die es nicht gibt, stecken zurück, wo andere evtl. gerade auf Ihre Ideen und Ihr Engagement angewiesen wären. Nutzen Sie Ihr Potenzial, um sich noch mehr zu spüren und vom Neben- zum Hauptdarsteller in Ihrem Leben zu werden. Dies schließt ein offenes, aufmerksames Zugehen auf andere nicht aus, sondern bedingt es sogar.

über 68 Punkte: Ihr Ergebnis zeigt eine hohe Kompetenz und Authentizität im Umgang mit sich und anderen – und spricht für ein rundum gesundes Selbstbewusstsein.

Sich seiner selbst bewusst sein

Selbstbewusstsein setzt sich aus zwei Aspekten zusammen: dem Erkennen der eigenen Person und der Gewissheit hinsichtlich der eigenen Qualitäten und Wertigkeit.

Harmoniefallen: Hat's geschmeckt?

Vielen Menschen sind jedoch ganz andere Aspekte vertraut: Das Essen im Restaurant schmeckt nicht, aber sie bestätigen der Bedienung die gute Qualität. Wenn man sie wieder einmal übergeht, schweigen sie geflissentlich oder sogar lächelnd. Sie verfahren sich lieber einmal mehr, als nach dem Weg zu fragen. Einen guten Preis zu verhandeln, fällt ihnen ebenso schwer, wie in einer Runde eine unpopuläre Meinung zu vertreten oder jemandem ihre Gefühle zu gestehen. In Anwesenheit von Fremden und Autoritätspersonen fühlen sie sich besonders unsicher. Setzen sie sich einmal durch, entwickeln sie Ängste oder Schuldgefühle. Und auf keinen Fall wollen sie im Mittelpunkt stehen.

Oft haben diese Menschen daher nach Begegnungen ein ungutes Gefühl, weil sie wichtige Dinge nicht angesprochen und sich aus Harmoniebedürfnis verstellt haben. Dies vermeidet zwar manchen Konflikt, macht sie jedoch unzufrieden. Denn es läuft nur selten so, wie sie es sich vorstellen. Sie ziehen im Gegenteil fast immer den Kürzeren und scheinen für manche Menschen sogar unsichtbar zu sein. Um dies auszugleichen, versuchen sie mit Leistung zu punkten, doch niemand scheint dies anzuerkennen. Oft würden sie sich am liebsten verkriechen – oder tun dies bereits, indem sie Kontakte möglichst meiden, sich an Ersatzschauplätze wie die Arbeit flüchten oder scheinbar reibungslos funktionieren. Vielleicht haben sie den Eindruck, nur nach den Vorgaben anderer zu handeln, nicht mehr ihr eigenes Leben zu leben. So schafft ihr Harmoniebedürfnis keine Harmonie, sondern Stress, Enttäuschung, Distanz und Einsamkeit. Dies gilt auch für nahestehende Mitmenschen, die auf ihre Offenheit, Kreativität und Courage angewiesen wären.

Wandel von innen: Bühne betreten und Farbe bekennen

Die Bühne zu betreten, mehr von sich preiszugeben, Farbe zu bekennen und manchen Konflikt auszufechten, fällt zunächst schwerer, als sich in das selbst errichtete Rückzugs- oder Pflichten-Gefängnis zurückzuziehen. Doch genau darum geht es: innere Freiheit, um letztlich auch im Äußeren das eigene Leben zu gestalten und das anderer zu bereichern.

So widrig die Umstände scheinen mögen, kommt innerer Druck nur von innen. Dort muss auch die Veränderung beginnen. Jeder Mensch stößt dabei auf Hindernisse oder Altlasten wie Missachtung in der Kindheit, Krankheit, Verluste oder vermeintliche Pflichten. Doch gerade diese eröffnen die Chance, sich selbst – und hierdurch auch andere – besser kennenzulernen.

Dabei geht es nicht darum, die eigenen Bedürfnisse gegen die anderer durchzusetzen, sondern eine innere Haltung der Authentizität und Öffnung aufzubauen. Wer sich selbst dabei als wertvoll begreift, wird auch andere eher wertschätzen, als sie als Bedrohung zu erfahren. Denn Selbstbewusstsein bedeutet keine erfolgreiche Laufbahn oder ein schillerndes, vielleicht sogar querulantisches, arrogantes oder rücksichtsloses Auftreten: Ein ausgeprägtes Verlangen nach Aufmerksamkeit, Geltung und Bestätigung spricht eher für eine narzisstische, unsichere Persönlichkeit. Vielmehr bedeutet Selbstbewusstsein, in Achtsamkeit und Akzeptanz die Person zu werden, die man ist.

Stoffwechsel

Ob Verdauung, Energieproduktion oder Zuckerregulation: Chemische Umbauprozesse im Körper bezeichnet man in ihrer Gesamtheit als Stoffwechsel. Weicht dieser vom Sollwert ab, kann er den Körper damit vor sich hertreiben, ihm Energie entziehen oder Blutwerte in ungesunde Höhen steigen lassen. Dies hat auch mit dem persönlichen Typ und Aktivitätsniveau zu tun. Wie steht es um Ihren Metabolismus?

Welches Grundgefühl prägt Ihren Alltag am ehesten?

- ☐ abwartend, ängstlich oder deprimiert 2
- ☐ aufmerksam, gestaltend 1
- ☐ angeregt, angespannt oder gereizt 0

Was tun Sie spontan, wenn Sie Zeit haben?

- ☐ in Ruhe anstehende Alltagsaufgaben erledigen 1
- ☐ Sport, Unternehmungen oder arbeiten 0
- ☐ ausruhen 2

Durch kalorienreiche Nahrung ...

- ☐ nehmen Sie sehr schnell zu 2
- ☐ nehmen Sie erwartungsgemäß zu 1
- ☐ nehmen Sie wenig oder gar nicht zu 0

Sie neigen zu ...

- ☐ Verstopfung oder seltenem, eher unregelmäßigem Stuhlgang 2
- ☐ normalem Stuhl 1
- ☐ Durchfall oder häufigem Stuhlgang (mehr als 2 x täglich) 0

Ihnen ist sehr häufig ...

- ☐ warm 0
- ☐ kalt 2
- ☐ weder noch 1

Ihr Appetit ist meistens ...

- ☐ groß 0
- ☐ normal 1
- ☐ gering 2

Wo hoch ist Ihr Ruhepuls (Herzschläge pro Minute) nach mindestens fünfminütigem Sitzen (gemessen mit Pulsuhr oder Tasten seitlich des Kehlkopfs)?

- ☐ unter 60 2
- ☐ 60–80 1
- ☐ über 80 0

Welchen BMI haben Sie (Körpergewicht dividiert durch das Quadrat der Körpergröße, z. B. $78 : (1{,}79)^2 = 24{,}3$)?

- ☐ über 26 2
- ☐ 19–26 1
- ☐ unter 19 0

Ihr Blutdruck ist meistens ...

- ☐ zu hoch 0
- ☐ normal 1
- ☐ zu niedrig 2
- ☐ weiß nicht 1

Wie stufen Sie Ihre sexuelle Lust ein?

- ☐ hoch 0
- ☐ normal 1
- ☐ niedrig 2

Wie viele Stunden nach einer normal portionierten Hauptmahlzeit haben Sie gewöhnlich wieder Lust auf Essen?

- ☐ 0–3 0
- ☐ 3–6 1
- ☐ mehr als 6 2

Vertragen Sie deftige, fettreiche Mahlzeiten (z. B. Schnitzel mit Soße und Pommes frites oder Lasagne) gut?

- ☐ ja, ich mag solche Mahlzeiten 0
- ☐ teilweise, manchmal bin ich aber danach müde oder fühle mich voll 1
- ☐ nein, danach fühle ich mich meistens müde oder habe Magen-Darm-Beschwerden wie Sodbrennen oder Völlegefühl 2

Wie oft treiben Sie wöchentlich mindestens 45 Minuten Sport oder bewegen sich mindestens 90 Minuten intensiv (z. B. Wandern, Gartenarbeit, Handwerk)?

- ☐ bis 1 x 2
- ☐ bis 4 x 1
- ☐ mehr als 4 x 0

Wenn Sie sich intensiv bewegen, …

- ☐ fühlen Sie sich durchweg wohl 0
- ☐ müssen Sie sich am Anfang oft dazu überwinden 1
- ☐ fühlen Sie sich meistens unwohl 2

Fühlen Sie sich auch bei ausreichender Schlafdauer (6–8 Stunden) müde?

- ☐ ja 2
- ☐ teilweise 1
- ☐ selten bis nie 0

Neigen Sie zu Muskelzittern, -zucken und -krämpfen?

- ☐ ja 0
- ☐ teilweise 1
- ☐ selten bis nie 2

Sind Magen, Galle oder Darm schnell gereizt?

- ☐ ja 0
- ☐ teilweise 1
- ☐ selten bis nie 2

Neigen Sie zu Unruhe und Überaktivität?

- ☐ ja 0
- ☐ in normalem Umfang 1
- ☐ selten bis nie 2

Als Kind waren Sie hinsichtlich Ihres Temperaments eher …

- ☐ lebhaft, unangepasst 0
- ☐ normal 1
- ☐ ruhig, angepasst 2

Wie viele Stunden sitzen Sie im Alltag?

- ☐ 0–3 (bewegungsintensiv) 0
- ☐ 4–7 1
- ☐ über 7 (überwiegend sitzend) 2

Welche Kriterien treffen auf Sie zu (Mehrfachnennungen möglich)?

- ☐ eher passiv 1
- ☐ zurückgezogen 1
- ☐ lustlos 1
- ☐ schlafbedürftig 1
- ☐ trockener Mund 1
- ☐ häufig krank 1
- ☐ blass 1
- ☐ kühle, trockene Haut 1
- ☐ erhöhter Körperfettanteil 1
- ☐ Kreislaufschwäche 1
- ☐ meistens kalte Hände 1
- ☐ brüchige Haare und Nägel 1
- ☐ Zyklusstörungen 1
- ☐ Fruchtbarkeitsstörungen 1

Welche der folgenden Blutwerte sind erhöht oder werden behandelt (Mehrfachnennungen möglich)?

- ☐ Fette 1
- ☐ Cholesterin 1
- ☐ Zucker 1
- ☐ Harnsäure 1

Sie nehmen folgende Medikamente ein (Mehrfachnennungen möglich):

- ☐ Abführmittel 1
- ☐ Antidepressiva 1
- ☐ Antidiabetika/Insulin 1
- ☐ Fett- oder Cholesterinsenker 1
- ☐ Mittel gehen Blähungen oder Völlegefühl 1

Auswertung

0–14 Punkte: Ihr Stoffwechsel ist vital und aktiv – jedoch offenbar *zu* aktiv. Daher sollten Sie im Alltag für Körper und Seele immer wieder Ruhezonen einbauen und alles etwas ruhiger angehen. Dazu gehören Entspannungsverfahren wie Meditation oder Yoga, ebenso wie ausreichender Schlaf, gemüse- und ballaststoffreiche Nahrung, viel Wasser und Suchtmittelreduktion (z. B. Alkohol, Nikotin, Medienverhalten, Koffein, Tabletten). Ihr aktiver Alltag sollte durch einen festen Rhythmus und (Zwangs-)Pausen eingehegt werden. Nehmen Sie sich Zeit und Raum zum Ankommen, auch wenn Ihnen das nächste Vorhaben schon unter den Nägeln brennt. Dann können Sie Ihre hohe Energie nutzen, ohne überaktiv zu werden.

15–26 Punkte: Ihr Ergebnis deutet auf einen optimalen Stoffwechsel und Aktivitätsmodus hin.

27–40 Punkte: Viele Kriterien sprechen in Ihrem Fall für einen reduzierten Stoffwechsel, der Sie immer wieder bremst. Machen Sie ihm daher mehr Dampf. Kältereize (z. B. kalte Güsse, kalte Luft) zählen ebenso dazu wie scharfe Gewürze, frühes Aufstehen und vor allem viel Bewegung, wenn möglich im Freien. Falls noch nicht geschehen, sollten Sie gelegentlich Ihre Schilddrüsen- und Eisenwerte testen lassen.

über 40 Punkte: Ihr Ergebnis weist auf einen deutlich reduzierten Stoffwechsel hin. Da dies auch an einer Schilddrüsenunterfunktion liegen kann, sollten Sie dies ärztlich abklären und auch die Schilddrüsenwerte im Blut bestimmen lassen. Dies gilt auch für die allgemeinen Blutwerte – denn auch ein Eisenmangel könnte u. a. beteiligt sein. Ansonsten sollten Sie Ihrem Körper buchstäblich einheizen: Bewegen Sie sich täglich im Freien und gönnen Sie sich alle zwei Tage Sport, bei dem Sie richtig ins Schwitzen kommen. Würzen Sie Ihre Speisen mit kräftigen Kräutern sowie Meerrettich, Ingwer und Chili. Auch tägliche kalte Güsse auf Arme, Beine oder auch den ganzen Körper bringen den Stoffwechsel in Schwung. Räume, Decken und Kleidung sollten nicht zu warm sein – denn der Körper soll wieder selbst mehr Wärme produzieren.

Den Stoffwechsel aktiv unterstützen

Alle chemischen Umbauprozesse im Körper werden insgesamt als Stoffwechsel bezeichnet. Darunter fällt z. B. die Aufspaltung großer Moleküle wie Fette oder Eiweiße aus der Nahrung in Fettsäuren und Aminosäuren, aber auch wiederum der Aufbau neuer Fette und Eiweiße aus diesen Bausteinen. Ständig werden Stoffe und Gewebe auf- und abgebaut. Im Energiestoffwechsel wird mithilfe energiereicher Moleküle, insbesondere Glukose, der Energieträger ATP produziert, der für fast alle Aktionen des Körpers verantwortlich und damit der Kraftstoff des Lebens ist. Voraussetzung dafür ist ein gesunder Zuckerstoffwechsel. Kohlenhydrate aus der Nahrung werden dabei in Magen und Darm zu Glukose (Traubenzucker) aufgespalten, in den Blutkreislauf aufgenommen und im Körper verbrannt, in die Zellen geschleust oder zu Fett oder dem Speicherzucker Glykogen umgebaut.

Je nach Typ und Lebensweise läuft der (Energie-)Stoffwechsel mehr oder weniger schnell und vollständig ab. Dies regeln insbesondere Hormone wie

Cortisol, Melatonin oder Testosteron, vor allem aber das Schilddrüsenhormon T3 (Trijodthyronin) und seine Vorstufe T4 (Thyroxin). Daher bezeichnet man die Schilddrüse auch als „Peitsche des Körpers".
Für einen gesteigerten Stoffwechsel sprechen Zeichen wie warme Haut, Schwitzen, ausbleibende oder geringe Gewichtszunahme auch bei kalorienreichem Essen und eine allgemein hohe Aktivität und Unruhe. Daher sind hier ausgleichende und regenerierende Maßnahmen für Körper und Geist angezeigt, von Entspannungsverfahren über Tagesrhythmus, Suchtmittelverzicht und ausreichend Schlaf bis hin zu häufigeren, aber leichteren Mahlzeiten, mehr Gemüse und Ballaststoffen, reichlich Wasser und kalten Güssen.
Noch häufiger ist der Stoffwechsel jedoch reduziert. Dann stellen sich Frösteln, Müdigkeit, rasche Gewichtszunahme, Kreislaufschwäche und Lustlosigkeit ein, bis hin zu einer depressiven Stimmungslage. Hier ist körperliche Aktivität angesagt: alle zwei Tage mindestens 45 Minuten intensive Bewegung, ob Fitness-, Ball-, Kampf- oder Ausdauersport. Leichte, möglichst vegetarische Ernährung mit viel Gemüse und Ballaststoffen wirkt dem Fettaufbau entgegen. Kräftige oder scharfe Gewürze, inkl. Meerrettich, Kapuzinerkresse, Ingwer, Kurkuma und Chili machen dem Körper hingegen Dampf und erhöhen den Energieumsatz, ebenso Kältereize wie Eiswasser, frische Luft und kalte Güsse.

Stress

Wie Studien gezeigt haben, gehen und reden die Menschen heute schneller und pausieren und schlafen kürzer als noch vor einigen Jahrzehnten. Denn digitale Medien, Individualisierung und allgemeine Aufregung schrauben das Stresslevel nach oben. Eine zentrale Rolle spielen daher Maßnahmen des Stressmanagements und der Lebensbalance. Wie hoch ist Ihr Stresslevel?

Haben Sie das Gefühl, Ihr Leben überwiegend selbst aktiv zu gestalten und auch schwierige Situationen aus eigener Kraft bewältigen zu können?

- ☐ ja 2
- ☐ teilweise 1
- ☐ nein 0

Ist es Ihnen sehr wichtig, keinen Anstoß zu erregen und bei anderen einen guten Eindruck zu hinterlassen?

- ☐ ja 0
- ☐ teilweise 1
- ☐ nein 2

Fühlen Sie sich in Ihrem Beziehungsnetz gut eingebunden und pflegen ein angenehmes und lebendiges Miteinander?

- ☐ ja 2
- ☐ teilweise 1
- ☐ nein 0

Pflegen Sie einen regelmäßigen Tagesrhythmus (Schlafen, Essen, Arbeit, Freizeit)?

- ☐ nein 0
- ☐ teilweise 1
- ☐ ja 2

Geraten Sie in Aufruhr, wenn Dinge anders laufen als gedacht?

- ☐ selten 2
- ☐ manchmal 1
- ☐ häufig 0

Wie oft nehmen Sie am Tag im Schnitt Ihr Smartphone in die Hand?

- ☐ bis 10 x 2
- ☐ 11–50 x 1
- ☐ öfter 0

Wie lange sind Sie täglich außerhalb des Berufs online (Hinweis: Smartphone- und Internetnutzung werden meist unterschätzt, daher kommt es hier auf eine ehrliche Selbstreflexion an)?

- ☐ 0–30 Minuten 2
- ☐ 30–90 Minuten 1
- ☐ länger 0

Sind Sie bei Konflikten oder Kritik schnell verletzt oder aufgebracht?

- ☐ nein 2
- ☐ teilweise 1
- ☐ ja 0

Leiden Sie unter Bauch-, Rücken- oder Kopfschmerzen?

- ☐ selten bis nie 2
- ☐ manchmal 1
- ☐ häufig 0

Spüren Sie Schuldgefühle, Groll oder Rachewünsche?

- ☐ ja 0
- ☐ teilweise 1
- ☐ nein 2

Fühlen Sie sich überfordert oder unter starkem Zeitdruck?

- ☐ selten bis nie 2
- ☐ manchmal 1
- ☐ häufig 0

Fühlen Sie sich manchmal hilflos oder ausgeliefert?

- ☐ selten bis nie 2
- ☐ manchmal 1
- ☐ häufig 0

Fallen Ihnen spontan zehn Dinge ein, die Ihr Leben außerordentlich wertvoll machen?

- ☐ ja 2
- ☐ mit etwas Überlegung 1
- ☐ nein 0

Ist es Ihnen wichtig, von anderen gebraucht zu werden, und gestalten Sie Ihr Leben möglichst so, dass immer jemand auf Sie angewiesen ist?

- ☐ ja 0
- ☐ teilweise 1
- ☐ nein 2

Sorgen Sie liebevoll für sich selbst?

- ☐ ja 2
- ☐ teilweise 1
- ☐ nein 0

Wie oft empfinden Sie Angst, Zynismus oder Widerwillen?

- ☐ selten 2
- ☐ immer wieder 1
- ☐ häufig 0

Sind Sie in Ihrer Aufgaben- und Zeitplanung gut organisiert?

- ☐ ja 2
- ☐ teilweise 1
- ☐ nein 0

Gebrauchen Sie Alkohol oder Tabletten zum Entspannen (z. B. abends oder zur Nacht)?

- ☐ ja, meistens 0
- ☐ manchmal 1
- ☐ selten bis nie 0

Sie fühlen sich überwiegend (Mehrfachnennungen möglich) ...

- ☐ dankbar 1
- ☐ zufrieden 1
- ☐ stabil 1
- ☐ zuversichtlich 1
- ☐ zum Lachen aufgelegt 1
- ☐ neugierig 1
- ☐ voller Vertrauen 1
- ☐ geborgen 1
- ☐ mit allen Widersachern in Ihrem Leben innerlich versöhnt 1
- ☐ am richtigen Ort 1
- ☐ gesehen und respektiert 1
- ☐ altersentsprechend attraktiv 1
- ☐ mit sinnvollen Aufgaben betraut 1
- ☐ in Ihrer Mitte 1
- ☐ wertvoll 1
- ☐ selbstbestimmt 1
- ☐ aufgeräumt 1
- ☐ als Gestalter Ihres Lebens 1
- ☐ wach und ausgeruht 1
- ☐ lebendig und kreativ 1

Sie können gut abschalten (Mehrfachnennungen möglich) ...

- ☐ in der Mittagspause 1
- ☐ unterwegs 1
- ☐ abends 1
- ☐ nachts 1
- ☐ beim Sporttreiben 1

- ☐ am Wochenende 1
- ☐ im Urlaub 1

Sie (Mehrfachnennungen möglich) …

- ☐ gestalten gerne 1
- ☐ grübeln nicht über Dinge, die im Moment nicht anstehen 1
- ☐ schlafen tief und erholsam 1
- ☐ pflegen regelmäßig Hobbys und Leidenschaften 1
- ☐ erlauben sich auch, Fehler zu machen, ratlos oder traurig zu sein 1
- ☐ empfinden tiefe Liebe 1
- ☐ können Hilfe gut annehmen 1
- ☐ leben körperliche Zärtlichkeit 1
- ☐ nehmen Lob und Zuneigung gerne an 1
- ☐ haben schnell ein Ja auf den Lippen, können aber auch gut Nein sagen 1
- ☐ bewegen sich gerne und häufig 1
- ☐ sind gerne für andere da, wenn diese fragen 1
- ☐ schlafen täglich zwischen sieben und neun Stunden 1
- ☐ nehmen sich die Pausen, die Sie brauchen 1
- ☐ können Kontrolle und Aufgaben gut abgeben 1
- ☐ wissen, worum es im Leben für Sie geht 1
- ☐ haben als Kind die nötige Geborgenheit erfahren 1
- ☐ sind glücklich in einer stabilen Beziehung 1
- ☐ sind finanziell abgesichert 1
- ☐ finden es normal, dass es manchmal Rückschläge oder Ärger gibt 1
- ☐ singen oder tanzen gerne 1
- ☐ können tiefe Trauer, Freude und Bezauberung empfinden 1
- ☐ gönnen anderen ihre Erfolge und Vorteile 1
- ☐ finden es in Ordnung, wenn andere anderer Meinung sind 1
- ☐ genießen regelmäßig die Natur 1
- ☐ gönnen sich häufig etwas Gutes 1
- ☐ zeigen sich so, wie Sie wirklich sind 1
- ☐ beginnen und beenden den Tag entspannt und harmonisch 1
- ☐ nehmen Neues und Veränderungen gerne an 1
- ☐ halten das Kind in sich lebendig 1

Auswertung

0–25 Punkte: Ihr Ergebnis deutet auf ein hohes Stresslevel und geringe Ausgleichsmöglichkeiten hin, was chronische Krankheiten begünstigt. Stellen Sie daher die drei Anker der Lebensbalance in den Mittelpunkt: Selbstliebe, Lebenskunst und Entspannung. Dazu gehört auch ein kluges Zeitmanagement, Authentizität, Selbst- und Beziehungspflege.

26–44 Punkte: Ihre Antworten sprechen für ein stress- und aktivitätsbetontes Leben, das zwar in dieser Form funktionieren kann, aber für Sie unnötig anstrengend ist und die Beziehungen belastet. Wenn Sie innen wie außen alles stärker sortieren, erreichen Sie dieselben Erfolge mit weniger Reibungsverlust. Dazu zählen z. B. Tagesrhythmus, Beziehungshygiene, Kreativität, Regeneration, Selbstfürsorge und Grundvertrauen.

45–60 Punkte: Sie sind auf einem guten Weg zu einem entspannteren Leben, weil Sie Ihr Leben aktiv gestalten und in seiner Gesamtheit annehmen. Setzen Sie sich nicht unter Druck, sich entspannen zu müssen, denn dies stellt selbst eine Stressquelle dar. Ein Blick auf Ihre Antworten weist den Weg zu einigen Knoten, die noch gelöst werden können.

61–76 Punkte: Sie verfügen über eine wirksame Resilienz und Mittel der Entspannung. Dies ermöglicht Ihnen eine gute Regeneration, Lebens- und Beziehungsgestaltung. Einige Schritte können Sie darin noch weiter unterstützen. Die entsprechenden Stellschrauben finden Sie in Ihren Antworten.

über 76 Punkte: Ihr Ergebnis spricht für ein ausgezeichnetes Selbst-, Beziehungs- und Stressmanagement.

Leben unter Strom?

Vier Größen wirken heute als ständige Stressquellen. Zum einen sorgen digitale Medien für nie gekannte psychische Herausforderungen. Denn sie simulieren reale Erfahrungswelt, jedoch ohne reale Erfahrungen. Sie wirken somit wie ein berauschendes Versprechen, das aber nie eingelöst wird und ständig erneuert werden muss. Das Suchtzentrum – mit Dopamin als Schlüsselbotenstoff – versetzt das Gehirn in Dauererregung. Der durchschnittliche Nutzer blickt täglich 88x auf sein Smartphone, Kinder und Jugendliche 135x. Dies versetzt den Körper in die ständige Erwartung des nächsten Dopaminkicks. Eine ungestörte Tätigkeit (inkl. Schlafen) oder gar ein Flow-Erlebnis sind hierdurch kaum noch möglich.

Eine weitere Stressquelle liegt in der Individualisierung: Der Einzelne begreift sich zunehmend als Zentrum seines Glücksbestrebens. Der Einzelne lebt in ständiger Sorge um die Erfüllung seiner Bedürfnisse. Dies fordert nicht nur Konsum im großen Stil – von Reisen über Ausbildungen bis hin zu Wohnraum, Mobilität, Ernährung und Unterhaltung –, sondern auch Sicherheit. Denn die Suche nach dem eigenen Glück wird ständig von den Bedürfnissen anderer, der Realität und letztlich von der Vergänglichkeit aller Dinge bedroht.

Damit verbunden ist eine ständige allgemeine Aufregung. Noch nie verfügten so viele Menschen über sauberes Wasser und ausreichend Nahrung, überlebten so viele Kinder, gab es so wenig Gewalt und Krieg wie heute. Und noch nie profitierten so viele Menschen von Sicherheit, Gerechtigkeit, Gleichbehandlung, Gesundheitsversorgung und Wohlstand. Doch Medien und Hörensagen vermitteln absurderweise den Eindruck einer sich laufend verschlimmernden Dauerkrise mit drohender Apokalypse: Stress pur.

Auch die Prägung in der Kindheit beeinflusst das Stressniveau. Denn wer als Kind in einem Raum der Liebe und Geborgenheit verweilen durfte, geht entspannter durch sein Leben als mit Leistungsdruck, Liebesentzug und Gewalt.

Wer als Kind nie richtig war oder ständig auf der Hut sein musste, wird diesen Druck wahrscheinlich auch als Erwachsener empfinden.
Somit liegen die ersten Schritte zur Entspannung in der Emanzipation von eigenen Bedürftigkeiten und Ängsten und der liebevollen, authentischen und integrierenden Begegnung mit sich selbst und anderen. Dann greifen auch bewährte Strategien wie Arbeits- und Zeitmanagement (z. B. unwichtige Aufgaben streichen), Beziehungspflege, Tagesrhythmus, Schlafhygiene, Meditation, Bewegung oder Entspannungsverfahren. Wer also typische Stresszeichen an sich entdeckt – darunter steigender Alkohol- und Tablettenkonsum, Schlafstörungen, Müdigkeit, Schmerzen, Verdauungsprobleme, Unruhe oder Angst –, hat mächtige Instrumente zur Hand, damit sich wieder Freude, Offenheit, Miteinander, Humor, Zuversicht und Gelassenheit einstellen.

√ Sucht

Sucht wird häufig mit mehr oder weniger dramatischen Multiproblembiografien am Rande der Gesellschaft assoziiert. Tatsächlich zieht sie sich ebenso unscheinbar wie salonfähig auf breiter Basis durch alle sozialen Gruppen. Abhängig sind wir dann, wenn wir ohne wirkliche Willenskontrolle immer wieder ein dringendes Verlangen nach etwas verspüren. Dies schließt im medizinischen Kontext neben berauschenden Substanzen beispielsweise auch Essverhalten, Internetnutzung, Sexualität oder Glücksspiel mit ein. Handlungsbedarf besteht dann, wenn Lebensqualität oder Gesundheit beeinträchtigt werden. Testen Sie, ob Abhängigkeiten in Ihrem Alltag bereits eine Rolle spielen.

Suchtmittel (Auswahl)	Suchtrelevante Verhaltensbereiche
– Alkohol – Tabak/Nikotin – Koffein – süße Nahrungsmittel – Cannabinoide (Haschisch, Marihuana) – härtere Drogen (z. B. Morphin, Heroin, LSD etc.) – Beruhigungsmittel (z. B Valium) – Schlafmittel – Schmerzmittel – Psychopharmaka (z. B. Beruhigungsmittel und Antidepressiva) – Muskelrelaxanzien	– Arbeit – Internetnutzung – Computerspiele – mobile Kommunikatio – Fernsehen – Essstörungen – exzessives Sexualverhalten – Kaufen – exzessiver Sport – Glücksspiel

Hinweis: Der Test bezieht sich vorwiegend auf unauffällige Abhängigkeiten und eine mögliche Suchtentwicklung. Er ist nicht zur Bewertung schwerer chronischer Suchtkrankheiten oder des Gesundheitsrisikos einzelner Suchtmittel geeignet und kann auch keine Ausschlussdiagnose liefern.

Wie viele der in beiden Tabellen aufgeführten Bereiche haben einen festen täglichen Platz in Ihrem Leben, in der Regel sieben Tage die Woche?

- ☐ mehr als 5 0
- ☐ 3–5 1
- ☐ weniger als 3 2

Schaffen Sie es (unabhängig von äußeren Erfordernissen), das nächste Wochenende auf alle in den Tabellen genannten möglichen Suchtmittel zu verzichten?

- ☐ nein 0
- ☐ ja, bis auf einen genannten Bereich 1
- ☐ ja 2

Belohnen oder trösten Sie sich mit bestimmten wiederkehrenden Verhaltens- oder Konsumgewohnheiten?

- ☐ häufig bis täglich 0
- ☐ manchmal 1
- ☐ selten 2

Sind ein oder mehrere Mittel oder Gewohnheiten ständiger und selbstverständlicher Bestandteil Ihres Denkens und Empfindens (z. B. der Gedanke an den abendlichen Alkohol oder an die Zahl der mitgeführten Zigaretten)?

- ☐ meistens bis immer 0
- ☐ manchmal 1
- ☐ selten bis nie 2

Verspüren Sie Unbehagen oder Angst, wenn ein Entzug des Suchtmittels droht (z. B. defekter PC, aufgebrauchte Alkohol- oder Medikamentenvorräte oder Abstinenz im Urlaub)?

- ☐ ja, deutlich 0
- ☐ ein bisschen 1
- ☐ nein 2

Benötigen Sie ein oder mehrere bestimmte Mittel (z. B. Alkohol, Tabak, Medikamente), um ein- oder durchschlafen zu können?

- ☐ meistens bis immer 0
- ☐ manchmal 1
- ☐ nein 2

Ist Ihre Freizeitaktivität von einer oder mehreren der in den Tabellen aufgeführten Mittel oder Verhaltensweisen geprägt (z. B. Alkoholtrinken, Internetsurfen)?

- ☐ meistens bis immer 0
- ☐ häufig 1
- ☐ manchmal bis nie 2

Spielen im Kontakt zu Ihren Bezugspersonen (Angehörige, Freunde, Bekannte) eine oder mehrere der aufgeführten Suchtmittel eine zentrale Rolle (z. B. exzessiver Sport, Alkohol)?

- ☐ überwiegend 0
- ☐ zum Teil 1
- ☐ nein 2

Benötigen Sie eines oder mehrere der aufgeführten Suchtmittel oder Verhaltensweisen, um sich glücklich oder entspannt zu fühlen?

- ☐ in der Regel ja 0
- ☐ manchmal 1
- ☐ nein 2

Sind Sie wirtschaftlich abgesichert?

- ☐ nein 0
- ☐ minimal 1
- ☐ ja, ausreichend 2

Fühlen Sie sich mit Ihrem Leben und Ihren Beziehungen im Moment zufrieden?

- ☐ nein 0
- ☐ weiß nicht 1
- ☐ ja 2

Mussten Sie in den letzten Jahren Schicksalsschläge (z. B. Verlust nahestehender Menschen oder des Arbeitsplatzes) hinnehmen?

- ☐ ja, mit massiven Folgen 0
- ☐ ja, aber ohne einschneidende Folgen 1
- ☐ nein 2

Rauchen Sie?

- ☐ ja, regelmäßig 0
- ☐ selten 2
- ☐ nein 1

Wie viel alkoholische Getränke (entsprechend 0,4 l Bier, 0,2 l Wein oder drei Gläsern Schnaps) trinken Sie im Durchschnitt täglich?

- ☐ mehr als 2 0
- ☐ 1–2 2
- ☐ weniger als 1 4

Seit wann stellen Sie bei sich regelmäßige, „automatische" Verhaltensweisen fest?

- ☐ seit Jahren 0
- ☐ seit Wochen/Monaten 1
- ☐ gar nicht 2

Ist in Ihrer Familie bereits Suchtverhalten (inkl. Rauchen) auffällig geworden?

- ☐ ja, mit massiven Folgen 0
- ☐ ja, ohne sichtbare Folgen 1
- ☐ nein 2

Auswertung

0–8 Punkte: Achtung: In Ihrem Fall besteht bereits ein deutlich suchtbetontes Verhalten mit möglichen gesundheitlichen und sozialen Folgen – auch wenn alles zu funktionieren scheint. Lassen Sie daher, sofern Sie nicht aus eigener Kraft die entsprechenden Suchtmittel über längere Zeit meiden können, durch einen spezialisierten Therapeuten oder eine örtliche Suchtberatungsstelle (Kontaktdaten über Allgemeinen Sozialen Dienst von Stadt/Landkreis oder Caritas/Diakonisches Werk) abklären, ob Handlungsbedarf besteht. Scheuen Sie dabei nicht den Kontakt zu entsprechenden Beratern oder Therapeuten: Diese sind gut ausgebildet sowie diskret und unkompliziert im Kontakt und vermitteln bei Bedarf weitere Schritte.

9–16 Punkte: Gehen Sie sehr bewusst mit dem Thema Abhängigkeit um, denn sie spielt in Ihrem Leben eine Rolle, sei es in Form suchtfördernder Lebensbereiche oder bereits einem manifestierten Suchtverhalten, welches Ihren Alltag mehr oder weniger prägt. Vor allem anderen sollte nun, wenn möglich durch einen Suchtberater oder spezialisierten Therapeuten, die Sucht- und Gesundheitsgefährdung geklärt werden. Auch Selbsthilfeorganisationen verfügen über ausgezeichnete Informationen in diesem Bereich (Kontakte z. B. über die Selbsthilfezentrale www.nakos.de).

17–25 Punkte: In Ihrem Alltag haben sich zwar einige automatisierte Gewohnheiten bzw. suchtfördernde Umstände angesiedelt, die ihn jedoch nicht maßgeblich prägen. Daher besteht höchstwahrscheinlich kein akuter Handlungsbedarf. Prüfen Sie jedoch nochmals alle Fragen darauf, was noch zu verbessern wäre: Alles, was Sie nicht willentlich steuern können, worauf Sie also nicht über längere Zeit freiwillig verzichten können, stellt ein Suchtverhalten dar und sollte genau beleuchtet werden.

26–36 Punkte: Eine Abhängigkeit ist in Ihrem Fall sehr unwahrscheinlich, da Sie in Ihrem Wollen weitgehend unabhängig sind und Entscheidungen – auch im Alltag – bewusst treffen. Achten Sie dennoch darauf, ob sich in den letzten Monaten Verhaltensweisen geändert oder verselbständigt haben – und gehen Sie bewusst damit um.

Warum werden wir süchtig?

Suchtverhalten ist in Bezug auf die Evolution des Menschen überlebenswichtig: Der Botenstoff Dopamin im Gehirn belohnt biologische Erfolge und damit positive Reize wie Essen, Gemeinschaftserleben, Beziehung, Sexualität oder Fürsorge mit Euphorie und positiver emotionaler Erregung. In der Folge entwickelt der Mensch unermüdlich und hochkreativ Strategien, um diese Belohnung wiederzuerlangen, und erweitert damit ständig seine Ressourcen – er „sucht" nach Lebens- und Gemeinschaftspflege. Allerdings waren von der Natur weder Unterhaltungselektronik noch Brauereien vorgesehen: Nahezu alle heute verbreiteten Suchtmittel und lustorientierten Verhaltensweisen simulieren dem Menschen bei ständiger Zugriffsmöglichkeit biologische Erfolge und Befriedigung, die tatsächlich aber gerade hierdurch verhindert werden – eine mitunter emotional und sozial lähmende Ersatzhandlung oder gar Parallelwelt. Ein Dopaminmangel im Gehirn begünstigt hierbei die Suchtentwicklung ebenso wie brüchige Beziehungen, seelische Traumata, psychische Krankheiten oder ein suchtbetontes Umfeld.

Sucht vollzieht sich schrittweise und unauffällig. Lebensbereiche, Vernunft und Beziehungen werden ihr untergeordnet und das Verhalten darauf ausgerichtet, während freie Entscheidungen und Kontrolle zunehmend schwinden. Viele Abhängigkeiten sind in ihrer kompensierten Form gesellschaftlich akzeptiert, darunter Alkohol-, Zucker-, Nikotin-, Koffein-, Arbeits- oder Internetsucht. In allen Fällen ist es jedoch nicht mehr die freie Entscheidung der Betroffenen, mit dem Verhalten aufzuhören bzw. treten in diesem Fall massive, meist psychische, Entzugsbeschwerden auf.

Letztlich zerstört eine Abhängigkeit in ihrem Vollbild die Eigenständigkeit, Ressourcen und das soziale Gefüge der Betroffenen und führt früher oder später zu einem seelischen, sozialen oder körperlichen Kollaps. Daher gilt es, frühzeitig und vor allem bewusst und ehrlich mit Symptomen umzugehen und, falls eine Kursänderung aus eigener Kraft nicht mehr möglich ist, Hilfe von Therapeuten und Beratungsstellen wahrzunehmen.

Vitamine

Als Vitamine bezeichnet man Hilfsstoffe, die der Körper von außen benötigt, z. B. für Zellbildung, Muskelfunktion, Energie- oder Eiweißstoffwechsel. Untersuchungen sprechen dafür, dass immer mehr Menschen unter einem – häufig unerkannten – Vitaminmangel leiden. Wie steht es um Ihre Versorgung?

Welcher Anteil Ihrer Nahrung wurde in höchstens 15 km Umkreis hergestellt?

- ☐ weniger als 10 % 0
- ☐ 10–30 % 1
- ☐ 30–60 % 2
- ☐ mehr als 60 % 3
- ☐ weiß nicht 1

Wie oft essen Sie frisches Gemüse (roh oder gegart)?

- ☐ weniger als 1 x täglich 0
- ☐ 1–2 x täglich 2
- ☐ öfter als 2 x täglich 3

Wie oft essen Sie frisches Obst?

- ☐ weniger als 1 x täglich 0
- ☐ 1–2 x täglich 1
- ☐ öfter als 2 x täglich 2

Wie ist Ihre größte tägliche Mahlzeit normalerweise gegart?

- ☐ gar nicht 1
- ☐ mit kurzen Kochzeiten 2
- ☐ Kochzeit über 15 Minuten 1
- ☐ braten, frittieren oder backen 0

Wie garen Sie normalerweise Gemüse?

- ☐ in viel Wasser 0
- ☐ in wenig Wasser 1
- ☐ in Dampf 2

Welchen Anteil machen industriell verarbeitete Nahrungsmittel (z. B. Schnellgerichte, Snacks, Konserven, Wurst) in Ihrer Ernährung aus?

- ☐ weniger als 25 % 2
- ☐ 25–50 % 1
- ☐ mehr als 50 % 0

Wie lange lagern Sie frisches Gemüse und Obst bis zum Verbrauch?

- ☐ 0–1 Tag 2
- ☐ 2–3 Tage 1
- ☐ länger 0

Ernähren Sie sich mit Saisonprodukten (z. B. Kürbis und Wurzelgemüse im Herbst, Kohl, Kartoffel und Feldsalat im Winter, Spargel und Blattgemüse im Frühjahr, Bohnen, Fenchel, Brokkoli und Obst im Sommer)?

- ☐ häufig 2
- ☐ manchmal 1
- ☐ selten 0

Wie oft verzehren Sie pro Woche Milch(-produkte) und andere tierische Lebensmittel (z. B. Ei, Fleisch, Fisch)?

- ☐ weniger als 1 x 0
- ☐ 1 x 1
- ☐ 2–6 x 2
- ☐ öfter 1

Wie oft pro Woche essen Sie warmgehaltene oder aufgewärmte Mahlzeiten?

- ☐ 0–1 x 2
- ☐ 2–4 x 1
- ☐ öfter 0

Wie lange halten Sie sich täglich im Durchschnitt tagsüber unter freiem Himmel auf?

- ☐ 0–30 Minuten 0
- ☐ 0,5–2 Stunden 1
- ☐ länger als 2 Stunden 2

Rauchen Sie?

- ☐ nein bzw. nur gelegentlich 3
- ☐ 1–5 Zigaretten täglich 2
- ☐ 6–15 Zigaretten 1
- ☐ mehr als 15 Zigaretten 0

Betreiben Sie mehrmals wöchentlich leistungsorientierten Sport?

- ☐ nein 2
- ☐ ja, mit intensiven, ergebnisorientierten Einheiten (Punkte, Zeit, Menge etc.) 1
- ☐ ja, regelmäßiger Leistungssport mit Wettkämpfen und Leistungszielen 2

Wie viele alkoholische Getränke trinken Sie pro Tag (entsprechend je 0,4 l Bier, 0,2 l Wein oder drei Gläsern Schnaps)?

- ☐ weniger als 1 2
- ☐ 1–2 1
- ☐ mehr als 2 0

Wie viel Kaffee, Schwarztee oder Colagetränke trinken Sie täglich?

- ☐ 0–0,2 l 2
- ☐ 0,2–0,5 l 1
- ☐ mehr als 0,5 l 0

Über welchen Zeitraum im Jahr führen Sie Diäten durch?

- ☐ weniger als 3 Wochen 2
- ☐ 3–8 Wochen 1
- ☐ länger als 8 Wochen 0

Sind Sie schwanger oder im Klimakterium?

- ☐ ja 0
- ☐ nein 2

Leiden Sie unter einer chronischen Krankheit?

- ☐ nein 3
- ☐ leichtgradig 2
- ☐ mittelgradig 1
- ☐ schwer 0

Wie oft nehmen Sie verschreibungspflichtige Medikamente ein?

- ☐ 0–3 x pro Woche 2
- ☐ täglich 1
- ☐ mehrmals täglich 0

Wie alt sind Sie?

- ☐ unter 18 Jahre 0
- ☐ 18–65 Jahre 2
- ☐ über 65 Jahre 0

Leiden Sie unter Durchfall/sehr weichem Stuhl oder Erbrechen?

- ☐ selten 3
- ☐ gelegentlich 2
- ☐ häufig 1
- ☐ meistens bis immer 0

Wie oft leiden Sie unter Erkältungen oder Entzündungen?

- ☐ selten 2
- ☐ manchmal 1
- ☐ häufig 0

Bestehen ohne erkennbare Ursache Konzentrationsstörungen, Müdigkeit oder Unwohlsein?

- ☐ selten bis nie 2
- ☐ manchmal 1
- ☐ meistens 0

Treten Muskelschwäche oder Verstopfung auf?

- ☐ selten bis nie 2
- ☐ manchmal 1
- ☐ meistens 0

Haben Sie Hautprobleme (z. B. Reizung, Schuppung, Risse, Trockenheit, Mundwinkeleinrisse)?

- ☐ selten bis nie 2
- ☐ manchmal 1
- ☐ meistens 0

Haben Sie brüchige Haare oder Nägel oder vorzeitigen Haarausfall?

- ☐ nein 2
- ☐ geringfügig 1
- ☐ ausgeprägt 0

Sind an Ihren Nägeln Rillen, Dellen oder weiße Flecken zu sehen?

- ☐ ja 0
- ☐ geringfügig 1
- ☐ nein 2

Sind Sie auffallend blass, z. B. Lippen oder Gesicht?

- ☐ ja 0
- ☐ geringfügig 1
- ☐ nein 2

Leiden Sie unter Nachtblindheit, die noch nicht Ihr ganzes Leben besteht?

- ☐ ja 0
- ☐ geringfügig 1
- ☐ nein 2

Heilen Wunden verzögert oder mit übermäßiger Narbenbildung ab?

- ☐ selten 2
- ☐ manchmal 1
- ☐ häufig 2

Sie essen in der jeweiligen Erntesaison wöchentlich (Mehrfachnennungen möglich) …

- ☐ Grünkohl 1
- ☐ Rosenkohl 1
- ☐ Fenchel 1
- ☐ Spargel 1
- ☐ Brokkoli 1
- ☐ Feldsalat 1
- ☐ Orangen 1
- ☐ Beeren 1

Sie essen mindestens wöchentlich (Mehrfachnennungen möglich) …

- ☐ Kichererbsen 1
- ☐ Kartoffeln 1
- ☐ Linsen 1
- ☐ Bohnen 1
- ☐ Möhren 1
- ☐ Erbsen 1
- ☐ Paprika 1
- ☐ kaltgepresstes Pflanzenöl 1
- ☐ Hirse 1
- ☐ Fisch 1
- ☐ Haferflocken 1
- ☐ Vollkornprodukte 1
- ☐ Reis 1
- ☐ Pilze 1
- ☐ Haselnuss 1
- ☐ Walnuss 1

Auswertung

0–30 Punkte: Die Wahrscheinlichkeit eines Vitaminmangels liegt in Ihrem Fall hoch. Daher sollten Sie ärztlich ein Blutbild – z. B. im Rahmen eines Gesundheits-Check-ups – erstellen lassen. Dieses gibt zwar nicht die Vitaminversorgung an, lässt aber z. B. über die Menge und Größe der roten Blutkörperchen Rückschlüsse darauf zu. Außerdem sollten Sie reichlich frische Kost, insbesondere Gemüse, essen und Vitaminräuber wie Rauchen, Alkohol, Medikamente und übertriebenen Sport reduzieren – wobei regelmäßige Bewegung förderlich ist. Über einige Wochen kann auch die Einnahme von Vitaminpräparaten (z. B. Folsäure, Vitamin C, D, B1, B6 und B12) sinnvoll sein.

31–50 Punkte: Ihre Vitaminversorgung reicht auf Dauer wahrscheinlich nicht aus, um den Bedarf zu decken. Nutzen Sie daher noch mehr natürliche Vitaminquellen wie frisches Gemüse (roh oder gegart) und Obst, und reduzieren Sie Belastungen wie Stress, Rauchen, Alkohol oder Übergewicht. Die Vitamine Folsäure, Vitamin C, D, B1, B6 und B12 können auch vorübergehend (4–6 Wochen) eingenommen werden.

51–70 Punkte: Sie liegen in Sachen Vitaminen im mittleren Bereich und können daher von einer ausreichenden Versorgung ausgehen. Lassen sich noch weitere Vitaminquellen nutzen oder Vitaminräuber wie Rauchen, Alkohol, Stress, Lichtmangel oder Verdauungsprobleme reduzieren?

über 70 Punkte: Ihr Ergebnis spricht für eine sehr gute Vitaminversorgung.

Vitamine: unersetzliche Stoffwechselhelfer

Vitamine finden sich vor allem in frischem Gemüse – ob roh oder gegart. So enthalten gekochte Kartoffeln mehr Vitamin C als Äpfel. Doch zum einen enthält lange erwärmte, transportierte oder gelagerte Nahrung deutlich weniger Vitamine als frische Kost, zum anderen sorgen Stressoren wie Rauchen, Alkohol, seelischer Stress, chronische Krankheiten oder Hormonumstellungen für einen erhöhten Verbrauch. Dies gilt auch für Wachstum, Schwangerschaft, Stillzeit, chronischen oder wiederkehrenden Durchfall oder häufiges Erbrechen.

Vitamin C (Ascorbinsäure) ist an der Bildung von Knochen, Knorpel und Bindegewebe, aber auch der Immunabwehr beteiligt und besonders in frischem Gemüse enthalten, z. B. in Rosenkohl (112 mg/100 g), Grünkohl (105 mg), Fenchel (95 mg), Kohlrabi (63 mg) oder Brokkoli (115 mg). Auch Paprika (120 mg) und schwarze Johannisbeeren (177 mg) enthalten große Mengen, Orangen mit 50 mg etwas weniger. Da sich das Vitamin beim Kochen abbaut, sollte Gemüse nicht verkocht, sondern lediglich – möglichst in Dampf oder wenig Flüssigkeit – bissfest gegart werden.

Vitamin D kann der Körper in sonnenlichtbestrahlter Haut selbst herstellen. Durch die Steigerung der Kalziumaufnahme sorgt es nicht nur für gesunde Knochen, Muskeln und Nerven, sondern spielt auch in der Vorbeugung von Herz-Kreislauf-Erkrankungen, Depression, Rheuma, Allergien, Diabetes und einigen Tumorarten (z. B. Dickdarm, Brust, Haut) eine Rolle. Auch tierische Nahrung liefert Vitamin D, z. B. Hering (25 µg/100 g), Lachs (16 µg), Pilze (3 µg), Käse, Sahne, Butter oder Hühnchen (je 1 µg). Ein Mangel droht vor allem bei Kindern unter drei Jahren, Älteren, Schwangeren, Dunkelhäutigen, Veganern, chronisch Kranken, Bewohnern von Alten- und Pflegeheimen sowie Menschen, die sich ganzjährig lang kleiden oder selten ins Freie gehen. Hier kann mit Präparaten ergänzt werden (z. B. 10–20 µg pro Tag über 4–6 Wochen).

Vitamin A, das der Körper für Zellwachstum, Immunabwehr und Sehkraft benötigt, findet sich ausreichend in gemüsereicher Kost. Grünkohl (0,8 mg/100 g), Fenchel (0,6 mg) und Möhren (1,6 mg) liegen dabei vorne und decken meist problemlos den Tagesbedarf von 0,9 mg. Leber, Eier und Milchprodukte enthalten noch größere Mengen.

B-Vitamine sind vor allem an der Nervenfunktion beteiligt: Vitamin B1 (Tagesbedarf ca. 1 mg) wird zudem für den Kohlenhydrat- und Zellstoffwechsel benötigt. Lieferanten sind Sojabohnen (1 mg/100 g), Vollkornbrot (0,8 mg), Haferflocken (0,7 mg), Naturreis (0,4 mg), Chinakohl, Nüsse, Erbsen und Linsen (je bis 0,8 mg). Sie liefern zugleich auch Vitamin B6 (Tagesbedarf ca. 1,5 mg), das Nervensystem, Eiweißstoffwechsel, Blutbildung und -gerinnung unterstützt. Folsäure (Vitamin B9, Tagesbedarf ca. 0,4 mg) spielt bei der Bildung aller Zellen einschließlich des Blutes eine zentrale Rolle und ist z. B. in Kichererbsen (0,34 mg/100 g), Sojabohnen (0,24 mg), Grünkohl, Erbsen, Brokkoli und Feldsalat enthalten. Vitamin B12 (Tagesbedarf ca. 3 µg) stellt das wichtigste Nerven- und Gehirnvitamin dar und ist ebenfalls Voraussetzung für die Zell- und Blutbildung. Es kommt praktisch nur in tierischer Nahrung wie Fisch (3–12 µg/100 g), Fleisch (3,0 µg), Ei (2,5 µg) und Milchprodukten (0,6–1,5 µg) vor.

Vitamin E (Tagesbedarf ca. 13 mg) neutralisiert freie Radikale und ist an der Eiweißbildung beteiligt. Zu den Lieferanten zählen u. a. Weizenkeimöl (215 mg/100 g), Olivenöl (12,0 mg), Fenchel (4,1 mg), Getreide (1,5–2 mg), Spargel (2,0 mg), Brokkoli und Tomaten (je 0,9 mg).

Neben diesen Beispielen existieren weniger bedeutsame Vitamine mit eng begrenzten Wirkbereichen. Wichtig: Insbesondere die fettlöslichen Vitamine A, D und E sollten nicht durch eine unkontrollierte Einnahme oder künstliche Nahrungszusätze (z. B. in Fruchtsaft) überdosiert werden, da sie sich im Körper einlagern und zu Beeinträchtigungen wie Herz-, Gefäß- und Nervenschäden führen können.

Wechseljahresbeschwerden

Wechseljahre stehen keineswegs für Krisenphasen, sondern gehören zu jedem gesunden Leben dazu. So existiert in vielen Sprachen nicht einmal ein Wort für diese Zeit seelischer und körperlicher Veränderungen. Doch wer als Frau die körperlichen Zeichen richtig deutet, kann sich darauf einstellen, sich besser verstehen und dies zu einer persönlichen Neuorientierung nutzen.

Sind Sie zwischen 42 und 55 Jahren alt?

- ☐ ja 3
- ☐ nein 0

Haben Sie immer wieder Herzklopfen, -schmerzen oder -stolpern?

- ☐ selten bis nie 0
- ☐ manchmal 1
- ☐ häufig 2
- ☐ häufig, besonders in den letzten Monaten bis Jahren 3

Kreuzen Sie Zutreffendes an (Mehrfachnennungen möglich): Ihre Periode ist im Vergleich zu früher ...

- ☐ unregelmäßiger 2
- ☐ stärker oder schwächer 2
- ☐ mit anderen Begleiterscheinungen (z. B. Schmerzen, Allgemeinbeschwerden) verbunden 2

Treten Hitzewallungen oder plötzliche Schweißausbrüche auf?

- ☐ selten bis nie 0
- ☐ manchmal 1
- ☐ häufig 2
- ☐ häufig, besonders in den letzten Monaten bis Jahren 3

Verspüren Sie Harndrang mit häufigerem Wasserlassen?

- ☐ selten bis nie 0
- ☐ manchmal 1
- ☐ häufig 2
- ☐ häufig, besonders in den letzten Monaten bis Jahren 3

Kommt es beim Lachen oder Niesen zu ungewolltem Harnverlust?

- ☐ selten bis nie 0
- ☐ manchmal 1
- ☐ häufig 2
- ☐ häufig, besonders in den letzten Monaten bis Jahren 3

Sind in den letzten Monaten bis Jahren Schmerzen in Gelenken und Muskeln (in Ruhe oder bei Bewegung) neu aufgetreten?

- ☐ selten bis nie 0
- ☐ manchmal 1
- ☐ häufig 2

Ist Ihre Haut trockener als früher?

- ☐ nein 0
- ☐ geringfügig/zum Teil 1
- ☐ deutlich 2

Ist die Scheide trocken und empfindlich?

- ☐ nein 0
- ☐ geringfügig 1
- ☐ ja 2
- ☐ ja, besonders in den letzten Monaten bis Jahren 3

Treten zunehmende Schmerzen beim Geschlechtsverkehr auf?

- ☐ nein 0
- ☐ geringfügig/zum Teil 1
- ☐ deutlich 2

Ermüden Sie bei körperlichen Belastungen wesentlich schneller als noch vor zwei Jahren?

- ☐ ja, deutlich 2
- ☐ geringfügig 1
- ☐ nein 0

Haben Sie in den letzten Monaten bis Jahren psychische Veränderungen bemerkt? Kreuzen Sie Zutreffendes an (Mehrfachnennungen möglich):

- ☐ depressive Verstimmungen 2
- ☐ Pessimismus 1
- ☐ Rückzugswunsch 1
- ☐ Stimmungsschwankungen 1
- ☐ Aggression 1
- ☐ Ängste, z. B. vor Alleinsein, Krankheit, Gewalt, Armut 2
- ☐ gehäuftes Weinen/Weindrang 1
- ☐ Unruhe, Nervosität oder Anspannung 2
- ☐ Reizbarkeit 1
- ☐ Schreckhaftigkeit (z. B. bei Geräuschen) 1
- ☐ Selbstmordgedanken 1
- ☐ Grübeln, Sorgen 1

Haben Sie in den letzten Monaten bis Jahren psychosomatische Veränderungen bemerkt? Kreuzen Sie Zutreffendes an (Mehrfachnennungen möglich):

- ☐ Übelkeit 1
- ☐ Magen-Darm-Beschwerden 1
- ☐ Händezittern 1
- ☐ trockener Mund 1
- ☐ Atemnot 1
- ☐ Kraftlosigkeit oder Erschöpfung 1
- ☐ Konzentrationsprobleme 1
- ☐ Gedächtnisprobleme, Vergesslichkeit 1
- ☐ Engegefühl in der Brust 1
- ☐ Schwindel 2
- ☐ Ein- oder Durchschlafprobleme 2
- ☐ rasche Ermüdbarkeit bei Aufgaben 1
- ☐ Kopfschmerzen 1

Haben Sie in den letzten Monaten bis Jahren ohne Änderung der Essgewohnheiten verstärkt zugenommen?

- ☐ nein 0
- ☐ geringfügig 1
- ☐ ja, deutlich 2

Haben Sie sexuelle Veränderungen bemerkt wie zurückgehendes sexuelles Verlangen oder eine Veränderung der Art der Befriedigung?

- ☐ nein 0
- ☐ ja, geringfügig 1
- ☐ ja, deutlich 2

Ist Ihr Haar lichter als früher?

- ☐ nein 0
- ☐ ja, geringfügig 1
- ☐ ja, deutlich 2

Auswertung

0–10 Punkte: In Ihrem Fall deutet nichts auf eine Wechseljahressymptomatik hin. Ihre Alltagsbeschwerden liegen unter dem Durchschnitt.

11–20 Punkte: Sie zeigen einige unklare Beschwerden, die jedoch sehr verbreitet sind und nicht speziell auf Wechseljahre hinweisen. Falls die Symptome deutlich zunehmen oder Ihren Alltag beeinträchtigen, sollten Sie sie ärztlich untersuchen lassen.

21–34 Punkte: Viele Ihrer Symptome weisen auf Wechseljahresbeschwerden hin, können allerdings auch auf einer massiven Stresssituation beruhen. Hier empfiehlt sich eine ärztliche Untersuchung, um hormonelle und andere mögliche Ursachen abzuklären. In jedem Fall sollten Sie Ihren Lebensstil stärker an Ihren körperlichen und seelischen Bedürfnissen orientieren (s. Infoteil).

über 35 Punkte: In Ihrem Fall liegen die meisten typischen Wechseljahresbeschwerden vor. Dies ist noch kein Beweis, sollte aber Anlass für eine baldige ärztliche Abklärung der Ursachen sein. Denn neben körperlichen Symptomen stehen Sie auch unter erheblicher seelischer Anspannung, die Sie durch eine bewusste Lebensweise (siehe Infoteil) abmildern und schließlich auflösen sollten, damit aus der Belastungssituation ein neues Selbstverständnis erwächst.

Hintergrund Wechseljahre

Bei den Wechseljahren handelt es sich um das Ende der fruchtbaren Phase des Menschen, das durch einen Rückgang wichtiger Sexualhormone eingeleitet wird, bei der Frau insbesondere Östrogen, aber auch FSH, LH, Östradiol, Progesteron und Testosteron. Nachdem die Eierstöcke über etwa 35 Jahre 300–500 reife Eizellen gebildet haben, senken sie ihre Aktivität nun ab.
Dies geschieht nicht plötzlich: Im Alter von durchschnittlich 47 Jahren werden die Regelblutungen in Rhythmus und Stärke unregelmäßiger. Blutungen können ausbleiben oder auch Dauerblutungen auftreten. Man spricht von Prämenopause. Die letzte Regelblutung (Menopause) tritt mit etwa 52 Jahren ein. Diese gilt dann als gesichert, wenn weitere Blutungen über ein Jahr ganz ausgeblieben sind. Die Wechseljahre selbst dauern jedoch noch einige Jahre an.

Symptome: Gestresste Seele, leicht ermüdbarer Körper

Frauen reagieren unterschiedlich auf die Wechseljahre: Ein Drittel verspürt keine Symptome, viele weitere nur Ansätze davon. Andere wiederum geraten auf eine Berg-und-Tal-Fahrt der Stimmungen und Körperfunktionen. Typische Beschwerden sind:

- Depressionen
- Kopfschmerzen
- Leistungsabfall
- Lustlosigkeit
- Schlaflosigkeit
- Schwindel
- Tinnitus (Ohrgeräusche)
- Unruhe, Nervosität, Reizbarkeit

- wiederkehrende Hitzeschübe über etwa drei Minuten, mit Herzklopfen und Schweißausbrüchen
- erhöhtes Risiko für Bluthochdruck, Arthrose, Osteoporose, Rheuma (chronische Polyarthritis) sowie Tumoren von Brust, Gebärmutter(hals) und Eierstöcken
- Hauttrockenheit (auch der Genitalschleimhaut)
- Harndrang, evtl. mit Belastungsinkontinenz
- lichter werdendes Haar

Gebärmutter und Brustdrüsen bilden sich zurück, der Wassergehalt des Körpers nimmt ab. Die Haut der Scheide und Harnröhre wird dünner und trockener, weshalb es zu Jucken sowie Brennen beim Wasserlassen kommen kann. Beim Geschlechtsverkehr können Behinderungen oder Schmerzen auftreten, was sich mit einer Gleitcreme meist einfach beheben lässt. Diagnostiziert werden die Wechseljahre in der Regel durch den Gynäkologen über die Symptomatik und eine Blutuntersuchung auf Sexualhormone.

Behandlung: Der Körper als Therapeut

Wechseljahre muss man normalerweise nicht behandeln, da mit einer Anpassung des Lebensstils und des Umgangs mit sich selbst Beschwerden meist verschwinden. Wenn die Lebensqualität jedoch deutlich beeinträchtigt ist, sollte gezielt, auch ärztlich, behandelt werden.
Bis vor etwa zehn Jahren wurden Frauen vorwiegend mit Östrogenen (Hormonersatztherapie) behandelt, was jedoch aufgrund des erhöhten Brustkrebs-, Thrombose- und Herzinfarktrisikos eingeschränkt wurde. Heute setzt man verstärkt auf die körpereigene Regulation, die Veränderung des Lebensstils und natürliche Hormonlieferanten wie Soja(produkte) und Heilpflanzen, insbesondere die Traubensilberkerze (Cimicifuga racemosa) und Mönchspfeffer (Agnus castus), jeweils als Präparate. Allerdings sollen auch diese nicht zu ausgiebig zum Einsatz kommen, da auch sie – durchaus gewollt – in den Hormonhaushalt eingreifen. Auch Rotklee (Trifolium pratense, als Tee möglich) besitzt eine ähnliche Wirkung. Salbei hilft als wirksamstes Mittel gegen Hitzeschübe und Schwitzen (1 TL in einer Tasse kochend aufgießen, lauwarm trinken).

Die Lebensweise als Schlüssel

Entscheidend für den Verlauf der Wechseljahre ist die Lebensweise: Regelmäßige intensive Bewegung mindestens dreimal pro Woche über 60 Minuten reguliert Stoffwechsel, Wärmehaushalt und Hormonsystem und steigert die körperliche Leistungsfähigkeit, Lust und Aktivität. Die Bewegungsform spielt dabei keine Rolle, solange Sie richtig ins Schwitzen kommen. So eignen sich Ausdauerlaufen, Radfahren, Kampfsport und Fitnesstraining ebenso wie Skilanglauf, Nordic Walking, Bergwandern oder Schwimmen.

Eine gemüsereiche, überwiegend vegetarische Ernährung mit vielen frischen Zutaten, bunten Salaten und Gemüsegerichten sowie 1,5 l Wasser oder Kräutertee pro Tag stabilisiert ebenfalls Stoffwechsel und Hormonsystem. Sojabohnen und Leinsamen (auch als Leinöl) liefern große Mengen pflanzliche Östrogene, in kleinerem Maßstab auch Erbsen und Linsen. In Japan, wo Frauen traditionell reichlich Soja essen, gibt es kein Wort für Hitzewallungen.
Auch seelisch sollten Sie nicht zur Tagesordnung übergehen, sondern Körper und Seele besonders pfleglich behandeln. Dazu zählen:

- fester Tagesrhythmus (Essen, Schlafen, Freizeit, Aufgaben)
- sinnerfüllte Aufgaben
- ausreichend Schlaf (5–8 Stunden) und Regenerationszeiten
- Pflege aller zentralen Lebensbereiche wie Kultur, Partnerschaft, Kunst, Sport, Religion, Natur, Freundschaft, Familie, Erholung und Arbeit
- viel Tageslicht und frische Luft
- häufiges Lachen und Versöhnen

Sehen Sie Wechseljahre nicht als Problem, denn sie bedeuten ein Plus an Identität, Lust, Reife und Lebensqualität, wenn Sie sich bewusst darauf einlassen.

Zähne

Während sich die Zahngesundheit bei Kindern und Jugendlichen immer weiter verbessert, lässt sie bei Erwachsenen zu wünschen übrig: Nur etwa 1 % von ihnen ist kariesfrei. Viele schätzen ihre Zahngesundheit zu optimistisch ein. Wie steht es mit Ihrem Gebiss?

Schmerzen Ihre Zähne bei Kontakt mit Wärme, Kälte oder Zucker?

- ☐ stark und häufig 0
- ☐ häufig 1
- ☐ manchmal 2
- ☐ selten bis nie 3

Haben Sie Zahnschmerzen, wenn Sie kräftig kauen oder zubeißen?

- ☐ ja, meistens 0
- ☐ manchmal 1
- ☐ selten bis nie 2

Wie oft besuchen Sie jährlich eine zahnärztliche Kontrolluntersuchung?

- ☐ weniger als 1 x 0
- ☐ 1 x 1
- ☐ 2 x oder öfter 2

Wie treffen Ihre Gebissreihen aufeinander, wenn Sie mit den Zähnen klappern?

- ☐ angenehm und mit einem klaren „Klack" 2
- ☐ mit einem unklaren Ton 1
- ☐ unangenehm, gleitend oder mit ungleich belasteten Kontaktpunkten 0

Wie oft putzen Sie am Tag Ihre Zähne?
- ☐ 1 x 1
- ☐ weniger als 1 x 0
- ☐ 2 x oder öfter 2

Wie putzen Sie Ihre Zähne (Mehrfachnennungen möglich)?
- ☐ mit kleinen rüttelnden bis kreisenden Bewegungen 1
- ☐ Zahnbelag und Essensreste (nach dem Lösen) vom Zahnfleisch zum Zahn hin abwischend 1
- ☐ mit sanftem Druck 1
- ☐ mindestens zwei Minuten 1
- ☐ im 45-Grad-Winkel zum Zahnfleisch 1
- ☐ in Ruhe 1
- ☐ mit einer weichen oder mittelharten Zahnbürste 1
- ☐ mit einer Zahnbürste mit abgerundeten Borsten 1
- ☐ mit einer Zahnbürste mit kürzerem Kopf 1
- ☐ ergänzend mit einem Zungenschaber 1

Wie oft wechseln Sie Ihre Zahnbürste?
- ☐ mindestens alle sechs Wochen 2
- ☐ mindestens vierteljährlich 1
- ☐ seltener 0

Benutzen Sie Zahnseide oder Minibürsten zur Reinigung der Zahnzwischenräume?
- ☐ täglich 3
- ☐ mehrmals wöchentlich 2
- ☐ manchmal 1
- ☐ selten bis nie 0

Wie oft trinken Sie Fruchtsaft, gesüßten Tee oder Kaffee, Wein oder Fertiggetränke wie Eistee oder Limonade?
- ☐ mehrmals täglich 0
- ☐ 1 x täglich 1
- ☐ manchmal 2
- ☐ selten bis nie 3

Essen Sie gesüßten Joghurt, Honig, süße Backwaren oder süßen Brotaufstrich?
- ☐ mehrmals täglich 0
- ☐ 1 x täglich 1
- ☐ manchmal 2
- ☐ selten bis nie 3

Essen Sie Süßigkeiten wie Schokolade, Fruchtgummis oder Bonbons?
- ☐ mehrmals täglich 0
- ☐ 1 x täglich 1
- ☐ manchmal 2
- ☐ selten bis nie 3

Lassen Sie zwischen sauren Speisen oder Getränken (z. B. Obst, Wein, Limonaden) und dem Zähneputzen mindestens 30 Minuten Abstand?
- ☐ ja, meistens 2
- ☐ selten bis manchmal 0
- ☐ ich esse und trinke vor dem Zähneputzen nichts Säurehaltiges 1

Ist Ihr Zahnfleisch entzündet?
- ☐ ja, stark und an mehreren Stellen 0
- ☐ an mehreren Stellen 1
- ☐ an einer Stelle 2
- ☐ nein 3

Hat sich Ihr Zahnfleisch bereits zurückgezogen?
- ☐ ja, an mehr als zehn Zähnen 0
- ☐ an mehr als fünf Zähnen 1
- ☐ an ein bis vier Zähnen 2
- ☐ nein 3

Blutet Ihr Zahnfleisch?

- ☐ ja, auch ohne Berührung 0
- ☐ sehr leicht bei Berührung 1
- ☐ manchmal 2
- ☐ selten bis nie 3

Rauchen Sie täglich?

- ☐ ja, mehr als 15 Zigaretten 0
- ☐ mehr als fünf Zigaretten 1
- ☐ weniger als fünf Zigaretten 2
- ☐ nein, aber in den letzten zwei Jahren 3
- ☐ nein 4

Knirschen Sie nachts mit den Zähnen?

- ☐ ja, stark 0
- ☐ ja, mäßig 1
- ☐ weiß nicht 2
- ☐ nein 3

Wie häufig mussten Sie sich in den letzten Monaten übergeben?

- ☐ mehrmals wöchentlich 0
- ☐ mehrmals monatlich 1
- ☐ seltener 2

Gelangen Sie mit dünner Zahnseide zwischen Ihre Zähne?

- ☐ ja, mühelos 3
- ☐ mit etwas Druck 2
- ☐ nur mit Mühe 1
- ☐ gar nicht 0

Wie viele Ihrer Zähne (ausgenommen Weisheitszähne) sind noch unversehrt?

- ☐ 0–7 0
- ☐ 8–15 1
- ☐ 16–21 2
- ☐ 22–25 3
- ☐ mehr als 25 4

Wie oft essen Sie harte Nahrungsmittel wie trockenes Brot oder knackige Rohkost?

- ☐ täglich 2
- ☐ manchmal 1
- ☐ selten bis nie 0

Wie oft kauen Sie zuckerfreien Kaugummi?

- ☐ täglich 2
- ☐ manchmal 1
- ☐ selten bis nie 0

Wie oft nehmen Sie eine professionelle Zahnreinigung beim Zahnarzt wahr?

- ☐ 2 x jährlich 3
- ☐ jährlich 2
- ☐ alle zwei Jahre 1
- ☐ seltener 0

Leiden Sie unter Mundgeruch?

- ☐ ja 0
- ☐ manchmal 1
- ☐ weiß nicht 1
- ☐ nein 2

Punktabzug: Haben Sie (Mehrfachnennungen möglich) …

- ☐ auffallend dunkle Zähne 1
- ☐ regelmäßig Kiefergelenkschmerzen 1
- ☐ Knochenschwund im Kiefer 1
- ☐ einzelne dunkel verfärbte Zähne 1
- ☐ Kronen 1
- ☐ Stiftzähne 1
- ☐ Brücken 1
- ☐ Prothesen 1
- ☐ abgesplitterte Zähne 1

Auswertung

0–25 Punkte: Achtung: Der Zustand und die Pflege Ihres Gebisses erfordern rasche Änderungen, damit nicht weitere Zähne ihren schützenden Zahnschmelz verlieren, kariös werden, ausfallen oder entfernt werden müssen und Sie die noch gesunde Zahnsubstanz erhalten. Denn diese benötigen Sie nicht nur für die Ästhetik, sondern auch für eine gesunde Verwertung Ihrer Nahrung. Zu den wichtigsten Maßnahmen zählen zahnärztliche Kontrolluntersuchungen, professionelle Zahnreinigung, die Reduzierung von süßen und sauren Nahrungsmitteln sowie die richtige Putztechnik (s. Infoteil).

25–40 Punkte: Sie tun einiges für Ihre Zähne, doch reicht dies noch nicht aus, um Ihr Gebiss gesund zu erhalten. Achten Sie daher noch mehr auf Ihre Zähne: Nehmen Sie Kontrolluntersuchungen und professionelle Zahnreinigung wahr, gehen Sie sparsam mit Zucker und Säuren um und verbessern Sie Ihre Putztechnik (siehe Infoteil).

41–55 Punkte: Mit Ihrer Zahngesundheit liegen Sie in der guten Mitte und tun damit schon viel für einen gesunden Biss. Welche Kriterien lassen sich noch verbessern? Welche Anregungen kann Ihnen der folgende Infoteil noch geben?

über 55 Punkte: Sehr gut – in Sachen Zahngesundheit liegen Sie voll im grünen Bereich.

Meilensteine für gesunde Zähne

Gesunde Zähne ermöglichen nicht nur ein strahlendes Lächeln, sondern auch einen herzhaften Biss, eine gesunde Mundflora und die richtige Nahrungsverwertung. Besonders in Vertiefungen und Zwischenzahnräumen befinden sich – besonders bei schlechter Zahnpflege oder Ernährung – säurebildende Essensreste, die auf Dauer Löcher in den wertvollen Zahnschmelz (die äußere harte Zahnschicht) ätzen. Durch diese können dann normalerweise harmlose Bakterien mühelos eindringen und den Zahn faulen lassen. Man spricht von Karies. Bald darauf werden meist das Zahnfleisch und der damit direkt verbundene Zahnhalteapparat angegriffen: Das Zahnfleisch entzündet sich, blutet stärker und weicht zunehmend zurück, der Zahn lockert sich.

Wesentlich entscheidet das Zähneputzen über die Zukunft eines Gebisses: 95 % der Menschen in Deutschland putzen sich 1 x täglich die Zähne, nur 40 % allerdings 2 x und mehr. Zahnbürsten werden dabei häufig zu lange verwendet, sodass sie verkeimen und kaum noch reinigen. Auch die Putztechnik weicht meist weit von den Empfehlungen ab, ebenso wie die Ernährung: Der häufige Genuss saurer Nahrungsmittel wie Fruchtsaft, Obst, Limonade oder Eistee greift die Zahnsubstanz ebenso an wie zuckerhaltige Essensreste, die stundenlang an den Zähnen haften. An einem einzigen Tag kann auf diese Weise Karies entstehen. Harte Nahrung wie trockenes Brot oder knackige Rohkost stärkt und reinigt hingegen die Zähne.

Empfehlungen zum Zähneputzen

- Mit rüttelnden Bewegungen Beläge vom Zahn lösen, dann vom Zahnfleisch zum Zahn hin kreisend abwischen („Rot-Weiß-Technik"), nicht hin- und herschrubben.
- Nicht zu kräftig drücken, um den Zahn nicht zu schädigen.
- Zahnbürste im 45-Grad-Winkel zum Zahnfleisch gewandt halten.
- Mindestens 30 Minuten Abstand nach dem Genuss säurehaltiger Lebensmittel wie Obst oder Fruchtsaft einhalten, da der Zahnschmelz vorübergehend weich wird und abgebürstet werden kann.
- Mindestens 2 x täglich für mindestens zwei Minuten Zähne mit Zahnpasta putzen.
- Zahnfleisch mit der Bürste, besonders in Richtung Zahn, mitmassieren.
- Zahnzwischenräume täglich mit Minibürste und/oder Zahnseide reinigen.
- Zungenschaber 1 x täglich verwenden (löst Keime und Beläge von der Zunge).

Tipps für die richtige Zahnbürste

- alle sechs Wochen wechseln, spätestens wenn die Borsten schon leicht verbogen sind
- abgerundete, dicht stehende Kunststoffborsten (senkrecht oder x-förmig)
- Härtegrad: weich oder mittelhart
- stabiler Griff
- kurzer, abgewinkelter Bürstenkopf (nicht über 3 cm)
- Je nach Vorlieben können Handzahnbürsten oder elektrische Zahnbürsten verwendet werden.
- Nach einer Infektion oder Entzündung (z. B. Erkältung, Mundschleimhautentzündung) austauschen.
- Nach Verwendung gut trocknen lassen (ggf. dazu zwei Zahnbürsten verwenden), um eine Verkeimung zu vermeiden.

Zudem sollten Sie zwei jährliche Kontrolluntersuchungen beim Zahnarzt wahrnehmen, da früh erkannte Zahnschäden deutlich besser behandelt werden können. Nächtliches Zähneknirschen sollte durch Entspannung und eine Bissschiene unterbunden werden. Eine professionelle Zahnreinigung (2 x jährlich) entfernt zudem fest haftende Beläge.

Zeitmanagement

Am Ende eines Tages, Monats oder Jahres fragen sich viele Menschen, wo ihre Zeit geblieben ist. Doch obwohl wir immer schneller durch den Tag eilen, scheinen wir nicht effizienter zu werden: Unterbrechungen, Aufgabenstaus, ergebnislose Gespräche, Dauerhektik und tägliches Chaos halten uns von konzentrierter Arbeit und unseren eigentlichen Aufgaben ab. Warum eigentlich? Testen Sie, wie es mit Ihrem Zeitmanagement aussieht.

Welchen Zeitanteil nehmen ungeplante Aufgaben (z. B. spontane Gespräche oder Aufträge) in Ihrem (Arbeits-)Alltag ein, für die Sie kein Zeitbudget vorgesehen hatten?

- ☐ unter 20 % 0
- ☐ 20–40 % 1
- ☐ 40–60 % 2
- ☐ über 60 % 3

Wie viel Prozent der geplanten Aufgaben haben Sie am Tagesende im Schnitt erledigt?

- ☐ unter 50 % 3
- ☐ 50–70 % 2
- ☐ 70–90 % 1
- ☐ über 90 % 0

Setzen Sie sich für Ihre täglichen Aufgaben Zeiten und Ziele?

- ☐ selten bis nie 3
- ☐ manchmal 2
- ☐ häufig 1
- ☐ meistens bis immer 0

Erfassen Sie Aufgaben, die über die vorgesehene Alltagsroutine hinausgehen, in Ihrem Kalender?

- ☐ nein 3
- ☐ teilweise 2
- ☐ meistens 1
- ☐ meistens, mit Zeitbudget 0

Für welchen Teil Ihrer Aufgaben benötigen Sie mehr Zeit als von Ihnen geplant?

- ☐ weniger als 10 % 0
- ☐ 10–30 % 1
- ☐ 30–60 % 2
- ☐ mehr als 60 % 3

Legen Sie für Gespräche zuvor Notwendigkeit, Ziele, Inhalte und maximale Dauer fest?

- ☐ selten bis nie 3
- ☐ manchmal 2
- ☐ häufig 1
- ☐ meistens bis immer 0

Wie viele unerledigte Nachrichten (Mails, Briefe, Anrufe etc.) müssen Sie im Moment noch bearbeiten?

- ☐ weniger als 5 0
- ☐ 5–10 1
- ☐ 11–20 2
- ☐ mehr als 20 3

Welche Aussagen treffen überwiegend zu (Mehrfachnennungen möglich)?

- ☐ Auf Ihrem Schreibtisch herrscht ein Durcheinander von Nachrichten, Unterlagen und Arbeitsmaterial. 1
- ☐ Ihrer Ablage werden Sie nicht Herr. 1
- ☐ Sie kümmern sich nur dann um Systemwartung, neue Hard- oder Software, wenn etwas nicht funktioniert. 1
- ☐ Das meiste Material an Ihrem Arbeitsplatz benötigen Sie im Alltag nicht. 1
- ☐ Viele Gegenstände, die in Ihren Wohn- und Arbeitsräumen Platz oder Stauraum beanspruchen, haben Sie über ein Jahr nicht benötigt. 1
- ☐ Ihnen gehen immer wieder Daten oder Unterlagen verloren. 1
- ☐ Sie schlafen zu wenig. 1
- ☐ Als Perfektionist erledigen Sie Aufgaben häufig besser als erforderlich. 1
- ☐ Ihre täglichen Aufgaben überlagern alle Lebensbereiche. 1
- ☐ Ihr Tagesrhythmus variiert von Tag zu Tag. 1
- ☐ Die meisten Gespräche dauern länger als erforderlich. 1
- ☐ Im Alltag stolpern Sie häufig über fehlende Informationen oder Missverständnisse. 1

Wie oft am Tag werden Sie bei wichtigen Aufgaben unterbrochen (z. B. durch Telefonanrufe, Zusteller, Besucher, Chef, Mitarbeiter)?

- ☐ 0–3 x 0
- ☐ 4–8 x 1
- ☐ öfter 2

Fehlt Ihnen die Konzentration oder Disziplin, um Aufgaben zügig und kompakt auszuführen?

- ☐ selten 0
- ☐ manchmal 1
- ☐ häufig 2
- ☐ täglich 3

Wie lange bräuchten Sie, um alle unerledigten Aufgaben, die heute ausgeführt sein sollten, abzuarbeiten (inkl. private Aufgaben wie Haushalt oder Formalitäten)?

- ☐ weniger als einen Tag 0
- ☐ 1–3 Tage 1
- ☐ 4–8 Tage 2
- ☐ mehr als 8 Tage 3

Setzen Sie sich Ziele und kontrollieren Sie am Ende eines Tages, einer Woche und eines Monats, ob Sie diese erreicht haben?

- ☐ selten bis nie 3
- ☐ manchmal 2
- ☐ häufig 1
- ☐ meistens bis immer 0

Welche Aussagen treffen zu (Mehrfachnennungen möglich)? Sie ...

- ☐ fühlen sich häufig überfordert 1
- ☐ verspäten sich häufig 1
- ☐ sagen nur selten Nein 1
- ☐ stehen meistens unter Zeitdruck 1
- ☐ lassen sich leicht ablenken 1
- ☐ verzetteln sich häufig 1
- ☐ übernehmen oft Aufgaben, für die Sie eigentlich keine Zeit haben 1
- ☐ nehmen sich oft Arbeit mit nach Hause 1
- ☐ finden zu wenig Zeit für Erholung und Sport 1
- ☐ können auch in der freien Zeit schlecht abschalten 1
- ☐ geraten häufig in Konflikt mit Abgabeterminen und Fristen 1
- ☐ schieben unangenehme Aufgaben hinaus 1
- ☐ arbeiten lieber spontan als strukturiert 1
- ☐ arbeiten abends immer länger und kommen morgens immer schlechter in die Gänge 1
- ☐ arbeiten häufig unter Lärmeinwirkung 1

Planen und erledigen Sie Aufgaben nach Prioritäten und Dauer, also die wichtigsten, dringendsten und zeitaufwendigsten zuerst?

- ☐ selten bis nie 3
- ☐ manchmal 2
- ☐ häufig 1
- ☐ meistens bis immer 0

Planen Sie Aufgaben, die über das Tagesgeschäft hinausgehen, in Etappen bis zum terminierten Ziel?

- ☐ selten bis nie 3
- ☐ manchmal 2
- ☐ häufig 1
- ☐ meistens bis immer 0

Welchen Teil Ihrer Arbeitszeit sind Sie unterwegs (inkl. Weg zur Arbeit)?

- ☐ 0–15 % 0
- ☐ 15–30 % 1
- ☐ 30–45 % 2
- ☐ mehr als 45 % 3

Wie viele Tage in der Woche arbeiten Sie länger als geplant?

- ☐ 0–1 x 0
- ☐ 2–3 x 1
- ☐ 4–5 x 2
- ☐ öfter 3

Geben Sie Aufgaben ab, die Sie nicht selbst erledigen müssen?

- ☐ selten bis nie 2
- ☐ manchmal 1
- ☐ meistens bis immer 0

Berücksichtigen Sie in der Tagesplanung Ihre Leistungskurve, legen also wichtige oder komplexe Aufgaben auf Ihre starken Zeiten?

- ☐ selten bis nie 2
- ☐ manchmal 1
- ☐ meistens bis immer 0

Auswertung

0–12 Punkte: Sie beherrschen das Handwerk des Zeitmanagements ausgezeichnet und können damit Ihren Alltag optimal gestalten.

13–25 Punkte: Sie können Ihre täglichen Aufgaben in der Regel gut bewältigen, stolpern aber immer wieder über Zeitfallen, die Ihnen das Leben schwer machen und unnötige Kraft kosten. Dazu zählen Unterbrechungen ebenso wie langwierige Gespräche oder das Aufschieben unangenehmer Aufgaben. Achten Sie daher auf die Qualität Ihrer Zeit, nach dem Motto „Konzentriert arbeiten und genüsslich erholen".

25–40 Punkte: Sie kommen zwar meist an Ihr Ziel, aber nur unter erhöhtem Aufwand, manchmal durch Schlaglöcher, auf Umwegen oder sogar mit angezogener Handbremse. Zeitdruck, Verspätungen und Stress können leicht daraus folgen. Entlasten, planen, ordnen, strukturieren und durchforsten Sie daher Ihre täglichen Aufgaben (s. Infoteil).

über 40 Punkte: Sand im Getriebe! Was Sie evtl. noch als kreatives Chaos einstufen, ist ein hochgradiger Stressfaktor. Die meisten Zeichen eines kollabierten Alltags treffen in Ihrem Fall zu. Hier heißt es, von Grund auf strukturieren, ggf. gemeinsam mit einem Coach oder Supervisor. Erstellen Sie Tages-, Wochen- und Monatspläne mit Inhalten, Zielen und Zeitbudgets für alle Aufgaben und ordnen Sie alle Tätigkeiten nach Priorität. Streichen oder delegieren Sie alles Unwichtige, führen Sie Ordnungssysteme ein, die für Sie die Arbeit erledigen. Nehmen Sie sich Erholungs-, Schlaf- und Bewegungszeiten. Wenn sich bereits eine Stress- oder Burn-out-Symptomatik abzeichnet: Legen Sie besser eine mehrwöchige Pause mit anschließendem Neustart ein, anstatt unter Mühen weiterzuspinnen, was bereits zuvor nicht funktioniert hat. Es fehlt nicht an Zeit oder Energie, sondern an Entspannung und System (s. Infoteil).

Zeitmanagement: System statt Chaos

Tatsächlich gibt es Genies, die erst im Chaos zur Hochform auflaufen. Doch bis auf solche seltenen Einzelfälle erfordert der Arbeitsalltag Planung und Struktur, um uns nicht in Zeitfallen zu locken. Denn nicht die Menge, sondern meist die Organisation von Aufgaben entscheidet darüber, ob wir am Ende eines Tages entnervt oder zufrieden sind. Denn „Aufschieberitis", Perfektionismus, Verspätungen oder Verzetteln im Unwichtigen sind Zeitdiebe. Dies bedeutet keineswegs, dass Sie jede Tätigkeit kontrollieren müssen, im Gegenteil: Durch Struktur wird Zeitdruck abgebaut und Klarheit geschaffen. Auch wird dann tatsächliche Aufgabenüberlastung (an-)greifbar. Nach dem sogenannten Paretoprinzip verwirklichen wir 80 % unserer Aufgaben bereits in 20 % der Arbeitszeit, benötigen jedoch für das verbliebene Fünftel 80 % unserer Zeit. Den Großteil eines Tages verbringen wir also mit eher unwichtigen Tätigkeiten.
Erfassen Sie schriftlich Ihre täglichen Aufgaben. Verplanen Sie dabei 60 % Ihrer Arbeitszeit (realistisches Zeitbudget!) und lassen Sie 40 % für Unvorhergesehenes frei. Ordnen Sie Aufgaben nach Priorität – Wichtiges und Unangenehmes zuerst. Unterteilen Sie Ihre Zeit dazu in 30-Minuten-Einheiten und denken Sie an Pausen.
Wer aus Zeitgründen regelmäßig auf Erholungszeiten verzichtet, leistet in der Summe weniger. Kurzzeitstress steigert, Dauerstress senkt hingegen Konzentration, Leistungsfähigkeit und Lebensqualität.
Nehmen Sie sich für jede Einheit das vor, was Sie sicher erledigen können, und stellen Sie Blöcke ähnlicher Aufgaben zusammen. Berücksichtigen Sie dabei auch Wegstrecken, Vor- und Nachbereitung. Arbeiten Sie konzentriert, aber nicht hektisch und möglichst ohne Unterbrechungen. Legen Sie für jeden Tag, jede Woche und jeden Monat Ziele fest – bei größeren Aufgaben mit entsprechenden Etappenzielen. Ist Ihr Terminplan voll, heißt es: delegieren, ablehnen oder einen neuen Termin festlegen.
Bestimmen Sie für Gespräche zuvor Inhalte, Ziele und einen zeitlichen Rahmen. Die meisten Besprechungen dauern zu lang, sind wenig effektiv, von Monologen geprägt und häufig entbehrlich. Legen Sie wichtige und anspruchsvolle Aufgaben auf Ihre starken Tageszeiten, z.B. 9–11 Uhr. Beschränken Sie Ihre Wegstrecken auf das Nötigste und bevorzugen Sie den öffentlichen Nah- und Fernverkehr, statt Ihre Konzentration hinter dem Pkw-Steuer zu investieren.
Elektronische Systeme sind häufig überdimensioniert, fehleranfällig oder umständlich und daher typische Zeitdiebe. Je einfacher, desto besser. Tägliche Sicherungskopien Ihrer gesamten Daten können Ihnen Wochen an Arbeit ersparen.

Entrümpeln Sie Ihren Wohn- und Arbeitsbereich sowie Ihre Daten. Schaffen Sie Ablagen, Zettel, Anrufbeantworter, unwichtige Informationen und volle Postfächer einfach ab. Lassen Sie nur aktuelle und wichtige Vorgänge offen liegen. Erledigen Sie Wichtiges ohne Störungen und Unterbrechungen (ggf. Telefon umstellen oder Bürotür schließen). Schaffen Sie Ordnungssysteme: Wichtiges muss sofort greifbar sein, Unwichtiges verschwinden. Lassen Sie sich nicht treiben.
Unterbrechen Sie eine Tätigkeit, aber auch Ihre Erholung, möglichst nicht durch Privatmails, soziale Netzwerke, Netzsurfen oder PC-Spiele, sondern reservieren Sie für diese bewusst – begrenzte – Zeitblocks. Achten Sie aber auch auf Zeiten und Aufgaben, die Ihnen guttun, und belohnen Sie sich jeden Tag mindestens einmal.

Zwänge

Gerade als Sie das Haus verlassen wollen, machen Sie auf dem Absatz kehrt und vergewissern sich ein zweites Mal: Sind alle Herdplatten und Geräte wirklich abgeschaltet, Fenster und Türen geschlossen? Solche und ähnliche Erfahrungen sind fast jedem bekannt. Doch wann geht Ordnungsliebe in Zwang über?

Bringt es Sie leicht in Rage, wenn Ihre Ordnung (z. B. Kleidung, Lebensmittel) durcheinandergerät?

- ☐ meistens bis immer 2
- ☐ manchmal 1
- ☐ selten bis nie 0

Kommt Ihnen manchmal gegen Ihren Willen der Gedanke, etwas Unerhörtes oder Zerstörerisches zu tun?

- ☐ meistens bis immer 2
- ☐ manchmal 1
- ☐ selten bis nie 0

Wie oft waschen Sie am Tag Ihre Hände (ausgenommen bei beruflicher Vorschrift, z. B. bei Gesundheitsberufen)?

- ☐ seltener als 10 x 0
- ☐ 10–15 x 2
- ☐ häufiger als 15 x 4

Wie viel Zeit wenden Sie täglich zur Körperpflege auf?

- ☐ weniger als 45 Minuten 0
- ☐ 45–90 Minuten 2
- ☐ häufiger als 90 Minuten 4

Wie viel Zeit wenden Sie wöchentlich zur Pflege Ihrer Wäsche (z. B. Waschen, Bügeln, Zusammenlegen) und Wohnräume (Putzen etc.) auf?

☐ weniger als 5 Stunden 0
☐ 5–10 Stunden 2
☐ häufiger als 10 Stunden 4

Haben Sie Tics, z. B. ständiges Kratzen, Hüsteln, Räuspern, Nasebohren, Stimulieren, Lippen- oder Nägelkauen?

☐ selten bis nie 0
☐ in geringer Ausprägung 1
☐ in deutlicher Ausprägung 3

Versuch: Tun und denken Sie sofort zwei Minuten lang nichts.
Ist es Ihnen gelungen?

☐ ja 0
☐ größtenteils 1
☐ nein 2

Haben Sie Angst vor (0 = nein, 1 = manchmal/teilweise, 3 = häufig/stark ausgeprägt, Mehrfachnennungen möglich) ...

__ Schmutz?
__ unreinen Händen oder Oberflächen?
__ Krankheitserregern wie Bakterien, Viren oder Pilzen?
__ Chemikalien?
__ Strahlen?
__ schweren Krankheiten?
__ Verletzungen?
__ Gewalt?
__ Existenzverlust, Insolvenz?
__ Naturkatastrophen?
__ Kontrollverlust?
__ dem Verlieren von Gegenständen (z. B. Schlüssel, Geldbeutel)

(Hinweis: Im Unterschied zur normalen Umsicht geht Angst im Alltag deutlich über eine dem Risiko entsprechende Reaktion hinaus.

Müssen Sie immer wieder (0 = nein, 2 = manchmal/teilweise, 4 = häufig/stark ausgeprägt, Mehrfachnennungen möglich) ...

__ Gegenstände (z. B. Büromaterial, Kleidung, Lebensmittel, Werkzeug) genau nach einem bestimmten System (an-)ordnen?
__ Ihr Handy kontrollieren?
__ Ihren Posteingang überprüfen?
__ gegen Ihren Willen an Worte, Bilder, Lieder oder Vorstellungen (z. B. Tod, Gewalt, Krankheit) denken?
__ Ihre Wohnung beim Verlassen gründlich absichern?

__ bestimmte Menschen oder Gegenstände berühren?
__ kontrollieren, ob Sie Telefon und Türklingel auch wirklich hören?
__ mehr als einmal elektrische Geräte, Lichtschalter, Wasserhähne oder Türschlösser kontrollieren, bevor Sie das Haus verlassen?
__ unterwegs immer wieder überprüfen, ob Sie noch Schlüssel oder Geldbeutel bei sich tragen?
__ regelmäßig Dinge wie Bodenfließen, Bäume, Treppenstufen, Schritte, Worte, Buchstaben oder Menschen abzählen?
__ Hände waschen, wenn Sie etwas „Unreines" angefasst haben (z. B. Türklinken)?
__ nicht benötigte Dinge aufheben, z. B. nicht mehr passende Kleidung, Zeitschriften, Geräte?
__ bestimmte Rituale (Bewegungen, Sprüche, Handlungsabfolgen) durchführen?
__ bestimmte Gegenstände sammeln (z. B. Uhren, Aufkleber, Briefmarken, Zeitungen, Spielzeug)?
__ festgelegte Abläufe (z. B. beim Arbeiten, Essen, Schlafen) befolgen?
__ sich in unwichtige Details vertiefen?
__ bestimmte Gegenstände, Zahlen, Farben oder Worte meiden?
__ Oberflächen oder Gegenstände waschen oder putzen, auch wenn keine Verunreinigung erkennbar ist?
__ sich versichern, dass Sie richtig gehandelt haben?

(Hinweis: In einer Muss-Situation kann man eine Handlung nicht mehr aus freien Stücken, sondern nur unter innerem Druck unterlassen.)

Welche der folgenden Tätigkeiten gestalten sich bei Ihnen spürbar aufwendiger als bei anderen (0 = nein, 1 = manchmal/teilweise, 3 = häufig/stark ausgeprägt, Mehrfachnennungen möglich)?

__ Wohnung verlassen
__ Wege zurücklegen (z. B. zur Arbeit)
__ Hände waschen
__ Haarpflege
__ an- und ausziehen
__ duschen oder baden
__ Wäsche waschen
__ Betten machen
__ putzen
__ „Unreines" berühren (Boden, Türklinken, Gegenstände, Abfall)
__ Toilettenbenutzung (ausgenommen organische Gründe wie Harnabfluss-störung)
__ andere Menschen berühren
__ Sexualität
__ aufräumen
__ sortieren

Welche Eigenschaften treffen auf Sie zu (0 = nein, 1 = ja, Mehrfachnennungen möglich)?

__ perfektionistisch
__ abergläubisch
__ ordnungsliebend
__ sehr reinlich
__ gewohnheitsliebend
__ unsicher
__ verschlossen
__ aufopfernd
__ gewissenhaft
__ ernst
__ alleinstehend
__ feinfühlig
__ pessimistisch
__ nervös

Kommen Sie wegen Handlungen zu spät, die aus der Sicht anderer eigenartig oder unnötig sind?

☐ häufig 2
☐ manchmal 1
☐ selten bis nie 0

Können Sie unverfälscht Trauer, Freude oder Wut äußern?

☐ meistens bis immer 0
☐ manchmal 1
☐ selten bis nie 2

Macht es Sie wütend oder frustriert, wenn Dinge anders laufen als geplant?

☐ meistens bis immer 2
☐ manchmal 1
☐ selten bis nie 0

Wirken Sie auf Bildern in Ihrer Mimik und Köperhaltung unsicher oder verkrampft?

☐ meistens bis immer 2
☐ manchmal 1
☐ selten bis nie 0

Gehen Sie bestimmten Menschen oder Situationen aus dem Weg?

☐ häufig 2
☐ manchmal 1
☐ selten bis nie 0

Auswertung

0–13 Punkte: Durch eine Mischung aus Toleranz, Erfahrung, Kompetenz und Gelassenheit meistern Sie Ihre Aufgaben unverkrampft und zielsicher. In Ihrem Fall deutet nichts auf eine Zwangsneigung hin.

14–35 Punkte: Überwiegend bewältigen Sie Ihr Leben souverän, doch lassen Sie sich immer wieder durch Details aus dem Konzept bringen und halten sich mit Kontrollhandlungen auf, die Ihnen weniger Zeit und Aufmerksamkeit für wirklich Wichtiges lassen. Nehmen Sie anhand Ihrer Antworten gezielt diese Zeit- und Energieräuber ins Visier. „Gelassenheit statt Kontrolle" sollte Ihr Motto sein. Sport, Musik, Kunst und gemeinsame Aktivitäten sind hervorragende Mittel, um hierbei Spannungen abzubauen.

36–60 Punkte: Das Ergebnis deutet darauf hin, dass Zwänge in Ihrem Alltag eine wichtige Rolle spielen und Sauberkeit, Sicherheit oder Ordnung eine Eigendynamik entwickelt haben. Lösen Sie sich daher gezielt von eingefahrenen Abläufen und einem zu ausgeprägten Sicherheitsbedürfnis. Denn hohe Sicherheit gibt es nur auf Kosten von Spontanität und sozialen Kontakten. Verzichten Sie zunehmend auf Kontrolle, auch wenn dies schwerfällt. Sie werden feststellen, dass hierdurch Raum für Lebensfreude, Aufmerksamkeit und Beziehungen frei wird. Wählen Sie für Ihre hohe Grundanspannung – wenn nötig mit psychotherapeutischer Unterstützung – neue Ventile wie körperliche Bewegung,

Tanzen, Entspannung, Meditation, kreatives Gestalten oder soziales Engagement und suchen Sie das Ungewisse.

61–99 Punkte: Ihr „Zwangslevel" liegt weit über dem Durchschnitt und lässt darauf schließen, dass die meisten Lebensbereiche von Zwängen geprägt sind. Welche Themen herrschen dabei vor? Sauberkeit, Gewohnheit, Ordnung? Oder Gedanken, Sicherheit, Körperlichkeit oder ganze Regelwerke für Handlungsabläufe und Begegnungen? Falls, was nahe liegt, Ihre Lebensqualität hierdurch wesentlich beeinträchtigt ist – z. B. soziale Kontakte, Ängste bei Unterlassen der Handlungen – und sich dies nicht aus eigener Kraft beheben lässt, sollten Sie psychotherapeutische Hilfe in Anspruch nehmen. Denn die Chancen für eine Besserung stehen gut, wenn es eine Bereitschaft gibt, sich von den Zwängen zu lösen. Neben einer Therapie bei einem spezialisierten Psychotherapeuten (z. B. über den Hausarzt, www.therapie.de oder www.psychotherapiesuche.de) verbessert alles, was Freude macht und Aktivität fördert, die Situation: von Sport über Wandern, Radfahren, Schwimmen, Musik bis hin zu jedweder gemeinsamen Unternehmung. Denken Sie daran, dass man alles, was man erlernt hat, auch wieder verlernen kann – so auch Zwänge.

über 99 Punkte: Die meisten Kriterien für ausgeprägte Zwangsstörungen, die den Alltag massiv beeinträchtigen, treffen in Ihrem Fall zu. Daher sollten Sie zunächst eine gründliche Diagnostik und evtl. auch Therapie durch einen niedergelassenen Psychotherapeuten vornehmen lassen. Eine Vorauswahl an Therapeuten finden Sie z. B. unter www.therapie.de oder www.psychotherapiesuche.de. Auch Hausärzte und Krankenkassen können hierzu Kontakte nennen. Mit einer ärztlichen Überweisung und wenn Sie sich nach einem oder mehreren Terminen entschieden haben, können Sie eine längerfristige Therapie in Anspruch nehmen. Psychologische Beratungsstellen (von kommunalen oder kirchlichen Trägern) beraten unbürokratisch nach Terminvereinbarung.

Was sind Zwangsstörungen?

Durch Erziehung und Biografie erlernen wir, dass bestimmte Handlungen oder Gedanken unbedingt notwendig oder aber zu vermeiden sind. Ob Ess- und Hygienegewohnheiten, Kommunikation, Kleidung oder das Angurten im Auto: Ein tief verankerter Imperativ gibt uns ein Grundmuster vor, über das wir nicht ständig neu entscheiden müssen – und können. Wir werden für uns selbst und andere berechenbar. Bei einem Verstoß – z. B. dem Verzicht auf Händewaschen, Toilettenbenutzung, Höflichkeit oder feste Gewohnheiten – entwickeln sich Ängste und innerer Druck.

So bedeutet auch der zwanghafte Gedanke an Herdplatte, Fenster und Schlüssel beim Verlassen des Hauses schlicht eine Vereinfachung, sofern er sich mit der einmaligen Kontrolle beheben lässt. Zwänge entlasten uns damit von ständigen individuellen Überlegungen und Entscheidungen und verleihen unserem Handeln eine einfache Logik und Klarheit. Sie vermeiden andererseits auch unsere kreativen, anarchistischen und leidenschaftlichen Bestrebungen – dies spielt auch bei Zwangsstörungen eine zentrale Rolle: Rund 3 %

der Bevölkerung leiden unter ständig wiederkehrenden zwanghaften Gedanken oder Handlungen, die ein normales Leben und Miteinander belasten oder sogar unmöglich machen. Alles wird getan, um die vermeintlich nötige Sauberkeit, Ordnung oder Sicherheit zu erreichen, auch wenn die Handlungen weit über ihr Ziel hinausschießen.
Ganze Regelwerke können dabei im Kopf entstehen. Nicht selten werden ganze Familien von einem Zwangsverhalten geprägt und befolgen zum Teil abstruse Regeln beim Essen oder der Hygiene. Denn bei „Verstößen" kommt es zu – meist harmlosen, aber dramatisch anmutenden – Angst- oder Wutausbrüchen. Zwar leiden Betroffene unter der sozialen Ausgrenzung und dem äußeren Druck (z. B. pünktlich zu kommen), pflegen und suchen jedoch das Zwangsverhalten nicht selten als „geheimen Garten", in dem sie kurzfristig Entlastung und Sicherheit finden. Meist werden die Regeln der Gemeinschaft hierbei als störend empfunden. Daher kann eine Therapie erst dann Erfolge bringen, wenn der Betroffene die „Ehe" mit den Zwängen aufkündigt. Dann stehen die Chancen für eine Besserung gut.

Meist stehen zwanghafte Ängste hinter der Störung, verbunden mit sich daraus ableitenden Handlungsegeln. Man unterscheidet hierbei insbesondere die Angst vor:

- eigenen Fehlern
- Gewalt, Unfall, Krankheit Tod bei sich und anderen
- eigenen zerstörerischen Handlungen, z. B. Verletzen, Töten, Missbrauch oder Brüskieren anderer
- „Schmutz", z. B. Oberflächen, andere Menschen, Exkremente, Körperflüssigkeiten
- Krankheitserregern, Chemikalien, Strahlen, Wellen, Feldern
- Gott, Teufel, magische Kräfte
- Katastrophen
- Existenzverlust
- Unordnung
- Kontrollverlust
- Verlust von Gegenständen

REGISTER

Schlank im Job!

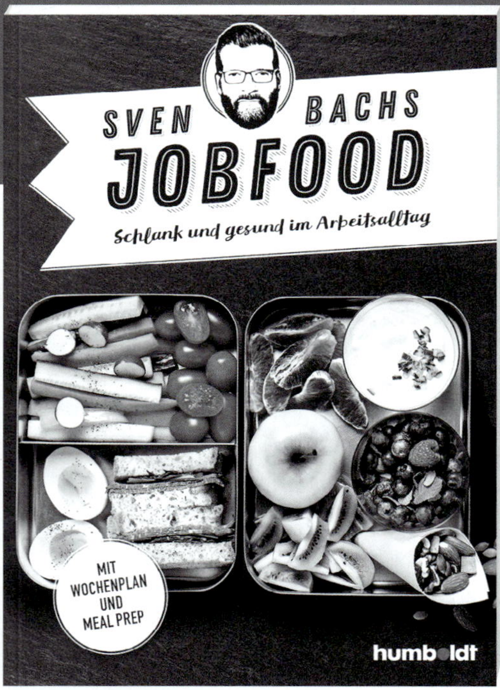

Sven Bachs

Jobfood

- Mehr als ein Kochbuch für Berufstätige: Alles rund um gesundes Essen im Beruf und zuhause
- Stress, Naschen und zu Fettiges: viele Berufstätige kämpfen mit ihrem Gewicht und dem Mittagstief
- Viele leckere, schnelle Rezepte für den Abend und als Meal Prep zum Mitnehmen

148 Seiten, 54 Abbildungen
15,5 x 21,0 cm, Softcover
ISBN 978-3-86910-332-7
€ 19,99 [D] / € 20,60 [A]

Dieser Ratgeber ist auch als eBook erhältlich.

Bibliografische Information der Deutschen Nationalbibliothek
Die Deutsche Nationalbibliothek verzeichnet diese Publikation in der Deutschen Nationalbibliografie; detaillierte bibliografische Daten sind im Internet über http://dnb.ddb.de abrufbar.

ISBN 978-3-8426-2919-6 (Print)
ISBN 978-3-8426-2920-2 (PDF)
ISBN 978-3-8426-2921-9 (EPUB)

Originalausgabe

Eine Marke der Schlüterschen Verlagsgesellschaft mbH & Co. KG,
Hans-Böckler-Allee 7, 30173 Hannover
www.schluetersche.de
www.humboldt.de

Hinweis: Aus Gründen der Lesbarkeit wurde im Text die männliche Form gewählt, nichtsdestoweniger beziehen sich die Angaben selbstverständlich auf Angehörige beider Geschlechter.

Autor und Verlag haben dieses Buch sorgfältig erstellt und geprüft. Für eventuelle Fehler kann dennoch keine Gewähr übernommen werden. Weder die Autor noch der Verlag können für eventuelle Nachteile oder Schäden, die aus den im Buch vorgestellten Bewertungen, Behandlungsmöglichkeiten und praktischen Hinweisen resultieren, eine Haftung übernehmen.

Lektorat: wort & tat, Linda Strehl, München
Covergestaltung: ZERO, München
Coverfoto: Shutterstock/PureSolution, voyata, Shmizla
Satz: PER MEDIEN & MARKETING GmbH, Braunschweig
Druck und Bindung: gutenberg beuys feindruckerei GmbH, Langenhagen